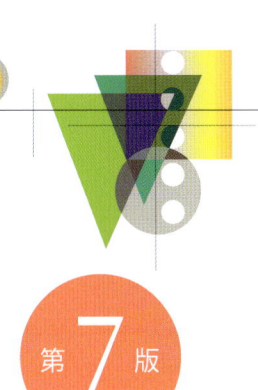

# 歯学生の
# パーシャルデンチャー

第7版

Removable Partial Denture Prosthodontics
for Dental Students

**編集**

志賀　博

横山敦郎

前川賢治

**執筆**（執筆順）

広島大学名誉教授
赤川安正

北海道大学名誉教授
横山敦郎

大阪歯科大学歯学部教授
前川賢治

大阪歯科大学歯学部講師
山本さつき

日本歯科大学名誉教授
志賀　博

日本歯科大学生命歯学部教授
隅田由香

神奈川歯科大学特任教授
玉置勝司

徳島大学名誉教授
市川哲雄

徳島大学病院講師
渡邉　恵

北海道大学大学院歯学研究院教授
坂口　究

松本歯科大学教授
黒岩昭弘

大阪大学大学院歯学研究科教授
西村正宏

鹿児島大学病院講師
村上　格

東北大学名誉教授
佐々木啓一

東北大学大学院歯学研究科教授
依田信裕

福岡歯科大学教授
都築　尊

九州大学大学院歯学研究院教授
鮎川保則

九州大学名誉教授
古谷野　潔

長崎大学大学院医歯薬学総合研究科教授
村田比呂司

明海大学名誉教授
大川周治

明海大学歯学部教授
岡本和彦

日本歯科大学新潟生命歯学部教授
水橋　史

朝日大学歯学部教授
都尾元宣

日本大学特任教授
河相安彦

日本大学松戸歯学部教授
伊藤誠康

奥羽大学歯学部附属病院教授
山森徹雄

岡山大学名誉教授
皆木省吾

岡山大学病院講師
兒玉直紀

大阪大学大学院歯学研究科教授
池邉一典

大阪大学歯学部附属病院講師
権田知也

明海大学歯学部准教授
曽根峰世

愛知学院大学歯学部教授
武部　純

大阪歯科大学歯学部教授
小野高裕

新潟大学大学院医歯学総合研究科教授
堀　一浩

広島大学大学院医系科学研究科教授
津賀一弘

広島大学大学院医系科学研究科准教授
吉川峰加

医歯薬出版株式会社

# 第 7 版　序

　本書は 1979 年，大阪歯科大学の三谷春保教授（当時，故人）が可撤性局部床義歯（パーシャルデンチャー）の講義内容を骨子としてまとめられたのが最初（第 1 版）で，1988 年に第 2 版，1999 年に第 3 版，2004 年に第 4 版，2009 年に第 5 版，2018 年に第 6 版が発刊されています．第 1 版から第 4 版までは三谷先生が編者として，第 5 版では代表編者として編集作業をされました．

　先生は第 1 版の序において，専門的内容の正確さとバランスのみでなく，その意義と動向についての示唆を含めなければ，学生の心に生涯燃え続けるモチベーションとはならないこと，学問や技術はたえず進歩していくので，それを貫くフィロソフィとコンセプトが必要であることを述べられています．また，基礎編と臨床編に分け，基礎編は歯科補綴学を学ぶ前の心構え（フィロソフィ）を中心とした基盤になる部分であり，人類発達の歴史や近世の歯科医療の発達過程を含め，歯科補綴学全般の根底をなす頭頸局所の解剖学と生理学をやや詳細に，しかも実際の歯科補綴臨床に直結させた形でまとめられています．臨床編はパーシャルデンチャーに関する術式を主としていますが，すべてクラウンブリッジや総義歯（全部床義歯）にも通ずる内容とされています．さらに，常に病者と歯科医師との人間関係を基礎にしていることに留意して学んでほしいと述べられています．

　第 7 版の改訂に際し，まずは重複する内容をできる限り少なくすることに努め，基礎編の前半部分を整理しました．次いで，新しい臨床術式を追加するとともに，学生にとって学びやすいように章の入れ替えと統合を行い，「支台装置」と「連結子，義歯床，人工歯」を基礎編に，「義歯の動き」を臨床編に移動しました．また，これらの改訂に際しては，三谷先生が編者である第 5 版までを常に参考とし，三谷先生の歯科補綴学教育への情熱を今日に伝え，ご遺志に沿うように編集作業を行わせていただきました．編集委員会の無理なお願いに対し，ご多忙中にもかかわらずご対応いただきました執筆者各位に心から感謝申し上げます．

　最後に，本書を手にする読者が歯科補綴学の基礎的知識を踏まえ，パーシャルデンチャー治療のすべてを習得されることを願っております．

2024 年 12 月

志賀　博
横山敦郎
前川賢治

# 第6版　序

　本書のスタートである第1版は，40年前の1979年，大阪歯科大学を中心に，岐阜歯科大学（現朝日大学歯学部），城西歯科大学（現明海大学歯学部）で行われていた可撤性局部床義歯（パーシャルデンチャー）の講義内容を，大阪歯科大学の三谷春保教授（当時，故人）が渾身の熱意でまとめられたものです．その書名でもある「パーシャルデンチャー」は，当時から「partial denture」の日本語訳がまちまちだったことから，そのままカタカナ表記にしたもので，この第6版でも『歯学生のパーシャルデンチャー』の書名を引き継ぎました．

　その理由は明らかです．三谷教授の歯科補綴学教育にかけられた情熱を今日に伝えたい，私たち臨床歯学教育に携わるものは先生のご遺志を受け継ぐ責務があると考えたからです．と同時に，時代が超高齢社会であることをふまえ，読者の大半と思われる歯学生や臨床研修医の諸君がより読みやすく，取り巻く状況に正面から向き合えるよう，より明確に，よりわかりやすくすることに細心の注意を払いました．そのため第6版では，三谷教授のフィロソフィーを尊重しつつ，章の入れ替えや統合を含めて大幅に改訂することとし，全国の「パーシャルデンチャー」教育現場で責任を担っておられる先生方に執筆を依頼しました．ご多忙のなか，献身的に作業いただいた執筆者各位に心から感謝申し上げます．

　本書は他の教科書と異なり，基礎編と臨床編から構成されています．基礎編では，「パーシャルデンチャー」治療を行うために必須の顎口腔系，咬合，咬合器，義歯の動きなどの基礎知識を獲得でき，臨床編の第14章からは「パーシャルデンチャー」の設計・製作・装着・予後などを学びます．歯学生は基礎編から順に，臨床研修医や若手歯科医師は臨床編から入り基礎編に返るスイッチバックで，それぞれ学ぶこともよいでしょう．これらの学修により，読者は「パーシャルデンチャー」治療のすべてを習得することができます．

　私たち編集委員は，本書を手にする読者がここに書かれたすべてを，みずからの知識と技術として身につけ，患者が満足する「パーシャルデンチャー」治療を実行してくれることを強く願っています．この実行によってこそ，患者のもつ歯の欠損から生じた困難な問題を解決し，「食べる喜び」や「生きる喜び」を提供できるものと信じています．本書が，読者の心に「パーシャルデンチャー」治療に対する生涯燃え続けるモチベーションを植えつけられるとしたら，それこそが三谷教授の本懐であり，本書のもつ40年にわたる揺るぎない価値であり，編集委員の最も喜びとするものであります．

2018年7月

赤川安正
岡崎定司
志賀　博
横山敦郎

# 第 5 版　序

　歯科医学の進歩と医療内容の充実への寄与を重要な責務とする私たちは，とくに新進気鋭の歯学生諸氏の向学心に応えるため，本書の改訂を重ねてきた．多くの歯科大学教授のご支援を得て，本書刊行以来，ほぼ 10 年ごとに版を改め，刷を重ね，ときにはご退任による著者交替も経験しつつ，早や 30 年の年月を閲した．今日まで，学務ご繁忙のなか多大なるご支援を賜った著者諸先生方に対し，紙上を借りて衷心より謝意を表したい．

　さて，このたびの改訂にあたり，最大の課題であった編者の選定（前版は三谷の 1 人編集であった）に際しては，第 1 要件として時代をリードする優れた現役指導者であること，かつ複数の先生にお願いする必要を感じた．結果，小林，赤川両先生を編者に迎えたことの意義は大きく，このうえない幸せと感謝している．

　さて，大まかにみて，いまの時代は世紀の移行期ともいえよう．患者中心の医療システムへの医療体制転換期（DOS から POS へ）にあたり，インフォームド・コンセント，セカンドオピニオン，EBM などに象徴される新しい医療の流れに戸惑うこともある．また，国家試験の制度も様変わりし，コンピュータを用いた客観試験（CBT）や客観的臨床能力試験（OSCE）の導入など根本的な改変が行われた（2007 年）．卒直後研修として歯科医師臨床研修制度も導入されたが，いまだ改革の過程であり，歯学生や若手歯科医師を取り巻く情勢がめまぐるしく急速に進歩し続けているのが現状であろう．

　さて，第 5 版の出版基準であるが，用語は，基本的に『歯科補綴学専門用語集 第 2 版（日本補綴歯科学会編，2004 年)』に準拠した．類語の用法は，文中に定めた一定のルールに従い，外国語は原則カナとし併記を避け簡明な記載にした．

　最初の 6 章は歯科補綴学総論ともいうべき章が続き，歯科補綴学を学ぶ前の心構え（フィロソフィ）を中心にまとめており，基盤になる部分である．人類発達の歴史や近世の歯科医療の発達過程を含め，歯科補綴学全般の根底をなす頭頸局所の解剖学と生理学をやや詳細に，しかも実際の歯科補綴臨床に直結させた形で述べられている．本書を読み進めていくうちに，この基礎的な知識がだんだん重みを増して効いてくる点が，本書の特徴の 1 つである．基礎医学の知識と臨床の医術とが，表裏一体の関係にあることはいうまでもない．

　限られた紙面であるため略述するが，「30 章：暫間義歯，即時義歯，移行義歯，診断用義歯，ならびに治療用義歯」と「31 章：インプラント補綴」は他書に比類ない貴重な内容であり，まさに基礎医学と歯科補綴臨床との通底（底面での繋がり）が実感される章である．歯学生諸氏に有用な紙面になるよう努めた本書の構成意図と，章ごとの特徴の一部を記すことで，巻頭の言葉に代えたい．

　2009 年 2 月

編者を代表して　三谷春保

# 第 1 版　序

　本書は，大阪，岐阜，城西の 3 歯科大学で従来おこなわれてきた可撤性局部義歯学の講義内容を骨子としてまとめたものである．表紙の書名に"パーシャル　デンチャー"の語を用いたのは，その邦訳がまちまちだからで，本書では章の見出しなどフォーマルなところでは"可撤性局部義歯"とし，文中では便宜上使いなれた"局部床義歯"に統一した．

　この種の本はまず簡明ですじが通ってまとまっていることが必要であろうが，それにつけても，臨床歯学教育の一環に携わるものの一人としてつねづね思い悩むことは，なにを教え，なにを教えざるべきかということである．専門的内容の正確さとバランスのみでなく，その意義と動向についての示唆を含めなければ，学生諸君の心に生涯燃えつづけるモチベーションとはならないからである．彼ら一人ひとりの手によってそれが多数の患者に施され，学問や技術はたえず進歩していく，それを貫くフィロソフィーとコンセプトが必要なのである．

　そこで本書では，基礎編と臨床編に分け，基礎編ではまず咬合をとりあげて，補綴処置に対する咀嚼系の反応を重視し，可撤性局部義歯の占めるシチュエーションと特徴を明らかにしたうえで，そのメリットをたかめ，デメリットをなくして用途をひろげるという動向を強調した．

　臨床編は，当然ながら常に病者と歯科医師との人間関係を基礎にしていることに留意して学んでほしい．記載は，可撤性局部義歯に関する術式を主とするようにつとめたが，すべてブリッジや総義歯（全部床義歯）にも通ずると考えてよい．

　各章の末尾に掲載した関連問題は，最近 4 ヵ年間の厚生省の歯科医師国家試験問題が主体になっているから，学生諸君の参考となれば幸いである．ただし，まだ数も少ないために，その内容はたまたまその出題者の教育上のコンセプトのレベルを反映したにすぎないという見方もできるだろう．それらが学問の正しい趨向を示すところまでリファインされることが望まれるゆえんである．

　最後に，本書の出版にあたって，岐阜歯科大学 川野襄二教授と城西歯科大学 柳生嘉博教授の適切なご助言と，山下敦助教授，奥田貫之講師をはじめ教室員全員の積極的な協力に対して深甚の謝意を表します．また，虫本栄子助手の図版原画のトレース，本文の起稿から最終校正にいたるまでの一貫した助力と，医歯薬出版株式会社の最大限のご理解と協力に対し，感謝します．

1979 年 9 月

三谷春保

**第 12 章　支台装置** ……………………………… 横山敦郎・坂口　究 ● 83

**第 13 章　連結子，義歯床，人工歯** …………………………… 黒岩昭弘 ● 94

**第 2 編　臨床編**

**第 14 章　局部床義歯（部分床義歯）治療の臨床ステップ**

# 第1編　基礎編

# 医療のなかの歯科補綴学

1 医療（一般）の目的を端的に説明できる.
2 歯科補綴学の定義を説明できる.
3 歯科医師としての態度と責任の要点を説明できる.

医療は人類愛をもとにして，人の健康の維持，増進に奉仕することを目的としている（日本医師会倫理綱領参照）.「歯科補綴学」は，「歯・口腔・顎・その関連組織の先天性欠如，後天的欠損，喪失や異常を人工装置を用いて修復し，喪失した形態または障害された機能を回復するとともに，継発疾病の予防を図るために必要な理論と技術を考究する学問」（日本補綴歯科学会編：歯科補綴学専門用語集 第 6 版, 2023. 以下，歯科補綴学専門用語集, 2023）と定義される. 歯科補綴学を基盤として行う歯科医療を補綴歯科治療という.

補綴歯科治療のなかの局部床義歯（部分床義歯，パーシャルデンチャー，removable partial denture；RPD）による補綴の特徴は，「歯列の部分欠損とそれに伴って生じた歯周組織や歯槽突起の実質欠損の補綴を目的として，残存歯またはインプラントを支台とする可撤性の有床義歯を装着すること」である. 少数歯欠損から 1 歯残存に至る多様な欠損の症例に適用され，口腔機能や審美性の回復・改善を達成し，患者の健康や QOL の維持・増進に寄与する.

# I ── 医の原則

## ❶ 患者の尊厳と医の倫理 （表）

伝統的な医の倫理は，「Hippocrates の誓い」である①善行（患者の生命と健康を守り，患者の利益を促進する）と②無危害（患者に害を与えない）の 2 つからなっていた. ここでは，患者の健康保持や疾病の診断と治療を行う医師は，みずからの知識と技術を最大限に発揮することが倫理規範の大原則とされ，医療は医師の良心や義務感に基づく判断により行われてきた.「ジュネーブ宣言（1948 年）」や「医の倫理に関する国際規程（1949 年）」でも，医師には患者の健康を第一とし，みずからの職業に対して良心と真摯な気持ちを持続し生命の尊厳を守ることを求めている.

しかし，人権意識の高まりや医療に関する知識の普及に伴い，患者みずからが受ける医療の内容を知ること，あるいはみずからがその方法を選択することを求める声が高まった.

**表**　医師の義務と患者の権利に関する代表的規範（第二次世界大戦以後）

1948年　**ジュネーブ宣言**（第2回世界医師会総会）
医師の職業上の自己規範として，患者の健康を第一とし，患者に対していかなる差別も行わないなどが謳われた．

1949年　**医の論理に関する国際規定**（第3回世界医師会総会）
常に人命保護の責務を銘記し，患者に対して自己の全技能を注ぐこと，患者の秘密を守ることなど，医師の義務を規定した．

1964年　**ヘルシンキ宣言**（第18回世界医師会総会）
ヒトを対象とした医学研究に携わる医師への勧告として，被験者の最大利益の考慮やプライバシーの尊重とともに，研究の実施には被験者に対する十分な説明と被験者の自由意思による選択を求めた（2000年までに5回の修正が加えられている）．

1973年　**患者の権利章典**（米国病院協会）
患者には，病名・治療法あるいはその予後に関する情報を，起こりうる危険性やほかの医療上の選択肢を含めて告げられる権利があり，法律の許す範囲で治療を拒否する権利があることを明記した．

1981年　**リスボン宣言**（第34回世界医師会総会）
医師が承認し推進する患者の主要な権利を述べたもの．良質な医療を受ける権利，選択の自由の権利，自己決定の権利，情報に対する権利などが明記されている．患者の権利宣言ともいわれる．

　1964年に世界医師会総会で採択された「ヘルシンキ宣言」は，ヒトを対象とする医学研究に携わる医師に対する勧告として，「被験者に対して十分な説明を行い，研究の実施は被験者の自由意思によって決定されるべきであること」を初めて明記した．この流れは，1973年に米国病院協会がまとめた「患者の権利章典」へとつながり，ここでは患者は自分の病名，治療法と起こりうる危険性，あるいはほかに取りうる選択肢についての情報を知る権利があり，法律の許す範囲で治療を拒否する権利があること，などが述べられている．1981年の「リスボン宣言」から現在に至るまで，患者には，知る権利，良質な医療を受ける権利，自己決定権などが認められており，患者は医療を受ける前に診断・治療・予後に関して理解できる言葉で説明を受け，複数の方法から自分に適した方法を選択し，適さないものを拒否する権利がある．

　これらにみられるように，医師の義務と患者の権利に関する代表的規範の変遷は，医師のパターナリズム（医師が医師自身の判断によって診断と治療を行う）が批判されたことによる．最近みられる課題，すなわち医療事故の発生，多職種連携によるチーム医療への変化，次々と開発される新しい医療の応用などに対して，先の伝統的な医の倫理だけでは対応できなくなり，新たな医療倫理が求められるようになってきた．これが医療倫理あるいは生命倫理（バイオエシックス）とよばれているものである．この倫理規範は，先の①善行と②無危害に，③自律尊重（患者の自己決定権を尊重する）と④正義（医療の公正，公平を尊重する）が加わった4つの原則から成り立っている．

　この現在の医療倫理に基づいて，医療者側は，医療を実施するうえで患者に対して診断・治療・予後に関する情報を漏れなくわかりやすく説明し，患者が説明を理解したうえで同意を得る義務（説明義務）がある．患者の同意を得られない医療行為は，たとえ医術上の必要があってもこれを実施することは許されず，十分な説明に基づく同意（説明と同意，イン

フォームドコンセント）を基本としなければならない．患者本人に，自分自身に生じた病的状態を理解する能力や合理的な判断を下す能力がないとされる場合には，家族など周囲の関係者に説明して同意を得る必要がある．

### ❷ 歯科医師の責務

患者の自己決定権の確立は，医療の内容に患者の人格あるいは価値観を反映させることにつながり，患者の選ぶ医療は必ずしも医師の最善と考える医療と一致しない．近年，回復の見込みのない延命処置を拒否し尊厳死を求める動きもあるように，みずからの価値観にあった生命の終わりを迎える権利も一般的になっている．

したがって，我々歯科医師は，疾病の治療や障害の除去のみではなく，患者自身が自覚する身体的問題の解決に視点を移す必要がある．併せて，患者の抱える心理的問題あるいは社会的問題をも把握し，これを治療計画の立案に反映させることが必要である．このようなアプローチは，問題解決志向システム（problem-oriented system；POS）の医療とよばれ，「病をみて人をみない」ではなく，社会的背景や心理的背景の異なる患者個々の問題解決に適合させた個別の対処法を探る方向を意味する．

そのためには，患者との良好なコミュニケーションを保ち，患者の価値観や治療に対する希望などが把握できていることが前提になる．

### ❸ 歯科医療における安全性への配慮と危機管理

口腔内は，唾液で湿潤した狭い作業環境であるとともに，咽頭や喉頭の入口でもある．また，口腔内には舌や頬粘膜などの可動組織もある．補綴歯科治療ではこのような環境下で，小さな器具・装置の出し入れや鋭利な器具での歯の切削を行うことが多く，小器具や修復・補綴装置の誤飲・誤嚥，あるいは周囲組織の損傷などの事故が発生する危険がある．歯科医師は医療事故を防止するための注意を怠ってはならない．

## Ⅱ — 歯科医師としての基本的態度と責任

局部床義歯治療の目的を達成するためには，必要な知識と診断能力を身につけ，適切な治療計画と設計に基づいて優れた診療技術により義歯を製作・装着することが重要である．このことにより失われた口腔器官の形態と機能を回復し，維持できることを歯科医師みずからが十分に認識しなければならない．

### ❶ 生涯学習

医療技術の進歩は目覚ましく，我々は常に情報収集と自己研鑽を行い，現在の医療水準に合う知識と技術を身につけねばならない．それゆえ，生涯にわたって学習を続けていく必要がある．

学術雑誌，メディア，インターネットなどを通じて発信される医療情報のなかから，それらの科学的信憑性を批判的な態度で確認し，さまざまな治療法がどのような治療結果をもた

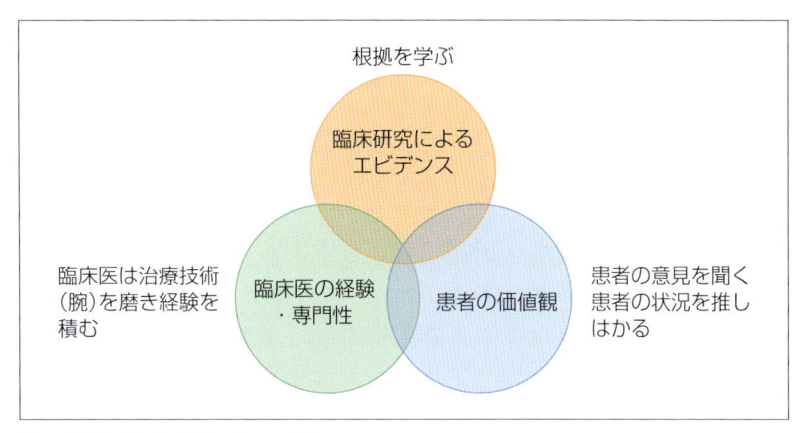

**図**　根拠に基づく医療（EBM）[1]

　らすのかを客観的に示すエビデンス（科学的根拠）を集める．このようにエビデンスを用いて医療を進めていくことを「根拠に基づく医療（evidence-based medicine；EBM）」という．この医療は，臨床研究で示される局部床義歯治療における支台歯を含む残存組織の保護，機能や審美性の回復の成功のエビデンスとともに，歯科医師の経験・専門性と患者の価値観を加えることにより実施される．それゆえ，局部床義歯治療を行う歯科医師には，「根拠を学び」，「治療技術（腕）を磨いて経験を積み」，「患者の意見をよく聞く（状況を推しはかる）」ことが求められる（**図**）．

## ❷ コミュニケーション

　局部床義歯は患者自身が着脱できるため，治療の成功には患者の理解が必要である．そのためにも，患者との良好な信頼関係が大事であり，誠意と知識と技術に加えて，よりよいコミュニケーション能力をもって対応しなければならない．

　すなわち，歯科医師は患者個々の健康に対する価値観や治療に対する希望を把握し，それを治療計画の立案に反映させ，また歯科衛生士，歯科技工士などの歯科医療従事者や多職種と連携するなど，従来にも増してコミュニケーションを深めなければならない．

　患者とのコミュニケーションの向上には，まず患者と直接対話する医療面接が重要である．主訴や病状の経過など治療に必要な情報の聴取（聞き取り）にとどまることなく，患者が自分の思いや感じたことを躊躇なく話せるよう，打ち解けた雰囲気や話しやすい環境をつくる必要がある．そのためには，①患者と聴取者が対等な立場で話せるよう視線の高さを同じにする，②患者の話を遮ることなく十分に聞き取る（傾聴），③説明する際には患者に理解できる平易な言葉を用いる，④患者の苦痛や不安に対する共感を示す，⑤聴取した内容を要約し，誤りがないか言い残したことがないかを確認する，などのコミュニケーション能力が求められる．これにより良好な信頼関係を築くことができる．

　また，現在の歯科医療では歯科衛生士や歯科技工士などの歯科医療従事者たちと連携しながら医療を提供している．彼らはいずれも歯科医師の指示に従ってその業務を行うが，歯科医師に対して必要な提言を行い，彼ら専門職相互のコミュニケーションが円滑に行えるよう

にすることも，歯科医療チームのリーダーとしての歯科医師の責務である．さらに，地域包括ケアシステムでは多職種連携が必須であり，ここでは医療・介護チームの一員としてのコミュニケーション能力が求められる．

## ❸ 診療情報とその開示

診療情報とは，診療の過程で患者の身体状況，病状，治療などについて医療従事者が知り得た情報のことをいう．

歯科医師法 23 条において，歯科医師には，診療に関する事項を遅滞なく診療録（カルテ）に記載し，これを保存することが義務づけられている．診療録（カルテ）のほか，検査所見記録，エックス線画像，処方箋，看護記録，紹介状など，歯科医療の必要性や術後経過を判断するために診療などを通じて得られた患者情報を診療記録という．診療情報は，インフォームドコンセントを行う際に口頭による説明や説明文書を交付することで患者に提供されるが，近年，患者の求めに応じて，診療記録そのものを患者に開示することも行われている．

この動きには，2 つの理由がある．第一は，患者と医師の信頼関係強化や診療情報の共有化などによる医療の質の向上である．医療従事者が患者と協同して疾病を克服する医療のあり方が求められている今日，患者は自身の疾病の状態や治療内容について十分理解する必要がある．第二は，患者のプライバシー保護である．診療情報は患者の個人情報であり，他人が収集した自己に関する情報の内容を知ること，そしてその内容をコントロールすることを本人に知らせるべきとの立場である．

欧米諸国ではすでに，一定の制限を加えながらも診療情報の患者への提示義務を法制化しているところもある．日本では，2003 年に「診療情報の提供に関する指針」（厚生省，現厚生労働省，2010 年改正）および「診療情報の提供に関する指針」（日本医師会，2002 年）が出されている．これらの指針では，患者本人あるいは所定の要件を満たした代理人が診療記録の開示を求めた場合には，患者本人の心身の状況を著しく損なうおそれがある場合などを除き，応じなければならないとしている．

## ❹ 保健・医療・福祉制度への理解

障害者に対する医療・福祉や超高齢社会における医科歯科連携あるいは他との連携，いわゆる多職種連携は注目すべき趨勢である．障害のある人々には，住み慣れた場所でそこに住む家族や人々とともに生活が送れるように支援する考え方（ノーマライゼーション）が一般的である．また，医療のパラダイムは「医療モデル」から「生活モデル」へとシフトしており，医療提供は「診療所・病院完結型」から「地域完結型」へと変わりつつある．そこでは，高齢者に可能な限りの自立を求め，要支援・要介護者にあってはできるだけ在宅での支援・介護を行う地域包括ケアシステムが確立され，推進されている．

歯科医院へ来院することができない障害者あるいは高齢者に対する歯科訪問診療，あるいは口腔衛生管理への社会的要求は高く，地域完結型の医療を達成すべく積極的なかかわりが求められている．

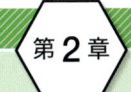

## 第 2 章

# 局部床義歯（部分床義歯）補綴の歴史と趨向

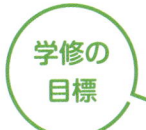

学修の目標

1 「補綴歯科臨床」の近世における発達史を説明できる.
2 20 世紀における歯科補綴学の進歩の足取りを説明できる.
3 20 世紀後半から現在に至る歯科補綴学のグローバルな進歩を説明できる.

## I 補綴歯科臨床の発達史

　有史以来，歯痛や歯の欠損が人類に及ぼした苦痛は大きく，歯科処置の起源は医学発祥とほぼ同時代と推測されている．古代エジプトのミイラ（B. C. 3000〜2000 頃）の歯には黄金の充塡物がみられ，古代ギリシャの Hippocrates（B. C. 460〜375 頃）の著書には，歯についての広範な記載があるといわれている．哲学者 Aristotlēs（B. C. 384〜322）は，最初の歯の解剖学者として知られている．アテネの考古学博物館には，金線で動揺歯を固定した人骨が保存され，最古の補綴装置とみなされるものは，古代ギリシャとおよそ同時代にイタリア半島中部に住んでいたエトルリア人の象牙や牛骨の人工歯（義歯）と帯環ブリッジである．これらはイタリアのコルネト市の博物館に保存されている.

　ローマ時代（B. C. 753〜A. D. 476）の医術はギリシャから移ってきた医師によって発達した．当時の名医 Celsus（B. C. 25〜A. D. 50）が著した「De re medicina」には，歯科医術がきわめて広範囲に記載されていたと伝えられ，当時すでに金細工師などによって装飾的な補綴装置がつくられていたが，ローマ滅亡とともに文化や歯科医術はすべて失われたらしい.

　ヨーロッパの中世（700〜1500）は，キリスト教文化の影響を受けて学問の進歩はなく，「The Dark Ages」あるいは信仰の時代ともよばれ，医学や歯科医学の進歩もきわめて緩慢であった．しかし，欠損補綴の方法として，近世の局部床義歯（部分床義歯）に近い形のものがすでに存在したようである．12 世紀頃までは，医術は主として教会において聖職者により行われ，外科手術は理髪師に，補綴修復の技術は金細工師に委ねられていたと伝えられている.

　中世末から，宗教上の拘束を脱してイタリアを中心にギリシャやローマの古典研究と科学精神が勃興し，中部および北部ヨーロッパでも宗教革命を機に自然科学が急速に進んだ（ルネサンス）．解剖学や生理学の進歩とともに医学の発達も促進され，万能の天才として知られる da Vinci（1452〜1519）も解剖学に興味をもって，歯の形態と機能について書き残しているという.

16世紀頃から，フランスでは外科学が発達し，外科医 Paré（バレ）（1510〜1590）の著書に歯科学的な内容が記載されている（われは包帯するのみ，神が癒したもう…I dressed him, God healed him. の名言）．

　18世紀に入ると，歯科医学はフランスで本格的に独自の学問として発達し始めた．すなわち，近世歯科医学の鼻祖とみなされる Fauchard（フォシャール）（1678〜1761）は，1728年に「外科歯科医 Le chirurgien dentiste」を著し，当時，歯科医師にとって秘法とされていた治療方法を公開して，歯科医師の使命と社会的地位を明確にした．その著書には，ヒトの歯や象牙などを材料にした継続歯，ブリッジ，金属環が支台装置となる局部床義歯，総義歯（全部床義歯）などの製作法が記載されており，そののち版が重ねられ，19世紀までヨーロッパの歯科医師教育の教科書として役立った．ドイツ（プロイセン）の歯科医師 Pfaff（パフ）（1713〜1766）は，ワックスによる印象から石膏模型をつくった最初の人として後世に知られ，ドイツにおける近世歯科医学の開拓に貢献した．

　当時ヨーロッパにおける歯科医学発達のもう1つの拠点はロンドンであった．外科医として著名な Hunter（1728〜1793）は著書「人の歯の博物誌」（1771）の第1編で，歯の解剖，発育，成長，分類などに関する正確な観察を行い，第2編で当時の治療法を詳述しており，また歯の再植や移植に関する実験も行っていた．

　米国の歯科医学は，当初ヨーロッパから移入された．しかしヨーロッパに先がけて，1840年に世界最初の歯科医学校がメリーランド州のボルチモア医学校から分かれて創設され，やがて全米各地に総合大学歯学部ができ，20世紀における米国固有の歯科医学の発展のきっかけとなった（ロンドン大学歯学部前身の創立は，それより少し遅れて1859年である）．

　一方，日本における歯科医学の歴史も非常に古く，7世紀にすでに中国から渡来した医師あるいは中国に留学したことのある日本人医師のなかに口歯科の専門医が存在した．

　また，1925年に宮崎県児湯郡（こゆ）の古墳から黄色ろう石に彫刻された2歯連続の義歯が発掘され，1931年に富山県氷見郡（ひみ）の畑から緑色ろう石に彫刻された4歯連続の局部床義歯が発掘されていることから，奈良時代には局部的な義歯が存在していたと推測される．史実によると，その後の安土桃山時代にはすでに日本特有の木床義歯がつくられており，江戸時代に入れ歯細工師によりつくられた木彫義歯（ツゲの床に天然石やろう石，象牙，鹿骨，牛馬骨などの人工歯をつけたもの）も多く現存している．当時の局部床義歯は，金線や真綿糸で残存歯に結びつけて用いられていた．柳生飛騨守宗冬（又十郎，1675没），本居宣長（1730〜1801），杉田玄白（1733〜1817）らも木床義歯を実際に使用していたことがわかっている．

　日本の近代歯科医学は，江戸時代末期から明治初期（1870年代）にかけて来日した多数の米国人歯科医師らによって啓発された．彼らが日本国内に設けた塾での個人指導に始まり，日本人先覚者の渡米と，その後の帰国に伴う2国間交流に伴い，間もなく国内での医育機関の開設が具体化した．

　1883年に医師開業試験規則が公布され，そのなかに歯科の科目が含まれており，これにより歯科医師の職名が誕生した．その後，歯科医師法が公布されたのは，1906年のことである．

　日本における歯科医師養成教育は，東京歯科医学専門学校（前身は1890年に高山紀齋（たかやまきさい）が設立した高山歯科医学院）を前身とする東京歯科大学を始めとして，日本歯科大学（1910），

大阪歯科大学（1911），九州歯科大学（1914），日本大学歯学部（1916），東京医科歯科大学（1928）〔戦前設置の6校〕において始められた．戦後には国立総合大学に歯学部が続々と設置されて充実が図られた．大阪大学歯学部（1951）を皮切りに，広島大学，東北大学，新潟大学（1965），北海道大学，九州大学（1967）などに設置され，現在29校（歯科大学と歯学部）からの卒業生数は毎年約2,000名である．

## Ⅱ 20世紀における歯科補綴学の進歩の足取り

### ❶ 20世紀前半の進歩

19世紀後半から20世紀初めにかけて，欧米では金工技術（金属の屈曲，圧延，ろう着など）を利用した固定性補綴装置による歯科処置が普及し始めた．しかし，不衛生や感染による支台歯の罹患など，一部に欠陥がみられると，代わって可撤性義歯の応用が見直された．

また一方，Snow（1907），Gysi（1916），Hanau（1921），McCollum（1934，ナソロジー学派）らが，それぞれに緻密な下顎運動の機械論的解析を進め，得られた精細な下顎運動記録を咬合修復物に再現する精密な調節性咬合器を相次いで考案した．とくに北欧を中心とするヨーロッパ諸国の歯科学研究者らの優れた研究業績（顎口腔系の生理学的所見）や米国（ナソロジー学派の臨床）などの積極的な新知見は，20世紀後半の近代歯科臨床の進歩を促し，さらなる発展への原動力となった．

### ❷ 20世紀後半からの意欲的な動向

この時期に日本では，新しい大学の研究室や臨床での研究活動が加わり，①一口腔単位の治療計画，②口腔衛生学や歯周病学的知見，③下顎の機能運動の生理学的知見，④イノベーションテクノロジー，⑤高齢者歯科医療の視点なども加味され，歯科補綴学領域でいっそう意欲的な対応がみられるようになった．

## Ⅲ 20世紀後半から現在に至るグローバルな進歩

### ❶ 医用電子機器の普及

本書初版の著者である三谷は，京都府立医大基礎学系教室の研究生時代，東北大学・本川弘一教授著「医学・生物学電気的実験法」という小冊子を持ち歩いた．電極，アンプ，シールドルーム，刺激装置などすべてハンドメイドの装置（当時，市販品は皆無）で，動物やヒトの脳波，反射弓の活動電位，筋電図などを追って寝食を忘れた．20世紀後半の基礎的研究デバイスとしてのME機器の使途は多岐にわたり，得られた基礎的知見に歯科学進歩への夜明けが感じられた．

## ❷ インプラントの役割

第二次世界大戦の終息後間もない時期（1950〜1960）を近代歯科インプラント学の黎明期と大まかによぶことができる．この時期，欧米諸国では，国ごとに用いられるインプラント器材や施術法などに明らかな差異がみられた．当時，各国ではすでに症例数が増加しつつあり，米国（ニューヨーク）では骨膜下インプラントのシステム・ラボがすでに活動していた．

日本では 1970 年頃から学会設立の気運が高まり，1972 年 5 月に名古屋で「日本歯科インプラント学会」が結成された（73 名参加）．これに先立って同年 1 月には，日本大学歯学部に「日本デンタルインプラント研究会」（新国俊彦会長）が設立されており，1986 年に両学会は合併し，その後発展して「社団法人（現在は公益社団法人）日本口腔インプラント学会」となった．

近年，進歩・普及の著しいインプラントと局部床義歯との組み合わせについては，第 31 章で述べる．

## ❸ 局部床義歯支台装置としてのインプラント

近年のオッセオインテグレーテッドインプラントのめざましい進歩と普及によって，歯列の部分欠損の顎堤にインプラント体を埋入し，局部床義歯の支台装置として活用する術式も広まりつつある．初版の著者の三谷は，この原因を以下のように分析した．
①従来の臨床的対応では，患者の満足が得られない症例があった（治療効果が不明確）．
②義歯の効果に疑問が生じ，欧米諸国では術者，患者ともに義歯を避ける傾向にある．
③多数歯欠損症例でのオーバーデンチャー（Dolder バーを用いた義歯）は有効であったが，適応症例が少なかった．
④上記の①〜③の症例のなかには，現在ではインプラントの応用が最適のケースもある．

インプラントを適用する場合には，インフォームドコンセントを得た後，最終上部構造をイメージしてデザインし，支台となるインプラント体のサイズ，本数，埋入位置，方向などを決定して，術前の慎重な治療計画のもとに治療を行うことが現在のスタンダードである（補綴主導型インプラント治療）．臨床ステップについては第 31 章で述べる．

## ❹ デジタル技術による補綴装置の製作

コンピュータの支援でデザインし（computer-aided design；CAD），コンピュータの支援で機械加工する（computer-aided manufacturing；CAM）新しいイノベーション技術をCAD/CAM（法）という．この技術を歯科では歯科用 CAD/CAM システムとよぶ．このシステムの進歩により，クラウン・ブリッジワーク，義歯のフレームワークなどを，従来では用いることができなかった金属，セラミック，高強度ポリマーなどにより，迅速に精度よく，かつ環境負荷を少なくして製作できるようになってきた．すでに，ハイブリッドコンポジットレジンの小臼歯クラウンと一部の大臼歯クラウン，さらには前歯クラウンなどが順次医療保険に導入され，広く用いられ始めている．

　今後，局部床義歯や総義歯の分野においても，歯科用 CAD/CAM システムの応用が加速することは疑いない．現在のところ，局部床義歯の製作に関しては，①機能印象から製作された作業用模型をスキャンする，あるいは②口腔内スキャナーを用いる光学印象により解剖学的印象を採得する，このいずれかを行った後，3次元コンピュータモデル上で CAD ソフトを用いて義歯を設計し，そのうえでフレームワークを製作する．この製作には，切削加工（ミリングマシンを用いる）か積層造形（3D プリンターを用いる）のいずれかを用いる．今後はクラスプやバー（大連結子）単体などにも応用されると考えられる．

　一方，課題としては，①口腔内スキャナーの性能向上，②フレームワークと義歯床の連結の精度と耐久性の向上，③製作コストの削減，などがある．また，遊離端義歯の場合，欠損部顎堤を光学印象すると，①顎堤は解剖学的印象しか採得できず，顎堤粘膜を加圧した状態は印象できない，さらにこの加圧した状態への修正をデジタル画像上で行うことは現時点では難しい，②口唇，頰，舌などの機能的動きを印象できない，などの問題がある．

## ❺ フレイル高齢者における義歯治療の新しい価値

　高齢無歯顎者では，咬合位が失われると舌尖の位置が不安定になり，嚥下時に喉頭流入が増加することがわかっている．この喉頭流入は健常者に比べて肺炎のリスクを4倍も高めることから，咬合位を確立する義歯治療の新しい価値が注目されている．また，廃用萎縮の既往を有する嚥下困難な高齢者が義歯を装着して咬合位を確立することで，嚥下障害が劇的に改善することも明らかにされている．さらに，咬合支持域のないフレイル高齢者が義歯を装着した場合，装着しなかった高齢者に比べて半年後に体重や血清アルブミンが有意に増加しており，低栄養の改善につながることも期待されている．

　これらの研究結果は，義歯治療がフレイル高齢者に対して，咀嚼機能を改善させるだけでなく，①QOL を向上させる，②肺炎リスクを減少させる，③低栄養を改善させる，などの新しい価値を提供できることを示しており，義歯治療の価値は従来よりさらに大きいものになっている．

## 第3章

# 局部床義歯（部分床義歯）補綴の目的と臨床的意義

1 局部床義歯（部分床義歯）補綴治療の特徴を説明できる.
2 歯や周囲組織の欠損により生じる問題を説明できる.
3 局部床義歯補綴の目的を説明できる.
4 局部床義歯補綴の臨床的意義を説明できる.

## Ⅰ 局部床義歯（部分床義歯）補綴治療の特徴

### ❶ 可撤性装置であること

　局部床義歯は残存歯（またはインプラント）を支台とする有床の（床の付いた）可撤性補綴装置であり，患者自身によって日常的に口腔内で着脱でき，正常な口腔機能の回復に寄与する.

### ❷ 義歯の清掃とリコール・メインテナンスが必要なこと

　義歯を装着した後に生じる支台歯(またはインプラント)と床下粘膜に対する荷重やプラークの付着は，歯の動揺，周囲歯肉や床下粘膜の炎症，顎堤の吸収などの為害作用を引き起こすことがある.このため，支台歯を含む残存歯と義歯を清掃すること，夜間に装着しないこと，などが基本となる（症例によっては夜間も装着することもある）.また，義歯装着後の初期の調整が完了してからは，定期的なリコール・メインテナンス（1か月後，3か月後，6か月後，それ以降は半年ごと）が必須である.このとき，義歯の適合，安定，機能などを検査，支台歯や床下粘膜などをチェックし，加えて清掃は適切か，装着感なども確認し，必要な調整を行う（第25, 27章参照）.

## Ⅱ 局部床義歯補綴の目的

　歯や歯列の欠損を人工装置で補うことによって失われた形態と機能および審美的な回復・改善に寄与することは補綴歯科治療の主目的の1つである.そのために，まず歯，歯槽骨および顎骨の実質欠損により顎口腔系(咀嚼系)に生じる形態的ならびに機能的変化を理解し，さらに補綴装置装着による治療効果を知ることが必要である.しかし，形態と機能の回復・改善という目的に沿って精巧な技術を伴うため，補綴歯科治療を機械的に考え過ぎる場合が多いが，生物学的ならびに生理学的な視点からもしっかりとらえておかなければならない.

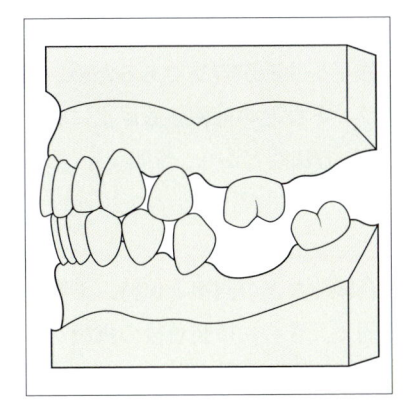

**図1** 歯の喪失後に生じる残存歯の移動などに伴う咬合関係の病態
（歯学生のパーシャルデンチャー　第5版，p.14．より）

**図2** 歯の欠損に継発する症候（スタンダードパーシャルデンチャー補綴学　第3版，2016．をもとに作成）

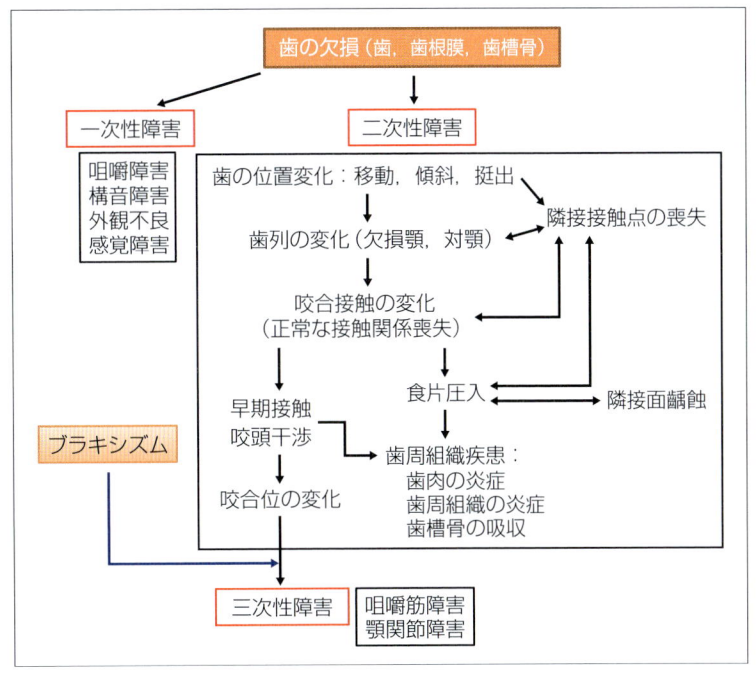

　我々は，まず，「歯列の部分欠損を放置しておくと，残存歯をはじめとして歯周組織，顎関節，神経筋系などの顎口腔系全体にどのような不快な症状や疾患が発生するか」という点を最も重要と考えなければならない．そうすれば，局部床義歯補綴の主目的として，歯の喪失に継発する不快な症状や疾患（**図1，2**）を予防し，歯を含む残存口腔諸組織を保持して健康維持に寄与することが最重点であることが容易に理解できる．

　主目的といわれる「咀嚼機能の回復」には，Farrell の実験成績（咀嚼しないで嚥下しても多くの食品は33～100％消化される）などから考えさせられる点もあり，審美や構音の改善も第二義的な場合がある．しかしその反面，審美の改善を主目的とするときには，術前よりはるかに好ましい状態に改善できる（またそれが要求される）場合がしばしばあり，義歯の装着と使用によって筋や支持組織の廃用萎縮を防止する賦活効果も見逃せない．さらに，装着された局部床義歯が生体と調和して機能を営み，健康維持に積極的に寄与することを期待するためには，その前提として，義歯によって不衛生や不調和をきたすことがあってはならない．そのうえで，義歯装着という新しい環境に顎口腔系がどのように適応していくかを予測しながら，長期的な管理が必要である．すなわち，生物学的な調和の維持を優先する．

　局部床義歯補綴治療の最終目的は，患者の生活の質（QOL）の維持・向上である．すなわち，単に形態的・機能的な回復・改善にとどまらず，それを達成することで患者が健康的で文化的かつ快適で満足度の高い日常生活を送ることができるよう支援することである．

## Ⅲ　局部床義歯補綴の臨床的意義

　局部床義歯は義歯床を有する可撤性の補綴装置であるため，症例に応じた負担様式（歯根

膜負担，粘膜負担，歯根膜粘膜負担）と支台（維持）装置の組み合わせが可能である．また，いったん装着した後でも調整，リライン，修理，追加などの修正や改造が容易であるため，さまざまな症例に応用できる．そのため，ブリッジやインプラントなどの補綴装置以上に広範な臨床的意義をもつ．局部床義歯は装着の目的と時期や期間，方法などから，暫間義歯（第28章参照）と最終義歯の2つに分類される．

**（1）暫間義歯（短期間の装着）**

最終義歯が装着されるまでの間，咀嚼，構音，審美性，咬合機能などの回復と保持，下顎の偏位，咬合異常の予防，または診断・治療計画の立案の目的で，さらには装着後の抜歯が予測される場合の治療手段として用いられる．抜歯前に抜歯予定部位を削除・調整した模型上で製作し，抜歯後ただちに装着されるものは即時義歯とよばれる．

**（2）最終義歯（長期間の装着）**

安定した下顎位と咬合関係を可能な限り確実かつ長期的に保つ目的で，治療の最終段階で装着される．以下，局部床義歯補綴の臨床的意義について目的別に述べる．

## 1）残存組織の保護

局部床義歯の装着により下顎の偏位，残存歯の移動，傾斜，挺出などを防ぎ，下顎位や咬合関係を適切に保つことができる．また，Brill や Applegate は，義歯床を介しての間欠的な咬合力が床下粘膜に対するマッサージ作用となって粘膜を健康に保ち，ひいては顎堤の吸収を予防する効果があるとしている．残存歯に対する適切な咬合についても同様の考え方が成立し，適正な咬合関係の維持によって筋肉や顎関節の健康が保たれることも明らかである．成人の暫間義歯では，しばしば下顎位の保持と残存歯の位置変化の防止を目的とする．

## 2）継発症候の予防

歯の移動に伴うプラークコントロールの悪化，食片圧入や外傷性咬合を予防することで齲蝕や歯周病，さらには咬耗を防ぐ．また，歯が欠損したまま放置された場合に生じやすい顎口腔系の障害（図2）は，適切な局部床義歯を早期に装着すれば防止できる．ティッシュコンディショナーを併用して義歯床下粘膜の炎症や変形を改善し，咬合関係を回復して対合天然歯の退行性変化の進行を止め，顎関節症，ブラキシズム，筋の過緊張などを予防できる．

## 3）機能の回復

**（1）咀嚼**

局部床義歯の装着により確実に咀嚼機能を回復できる．三谷らの測定結果では，健常有歯顎者での咀嚼値の平均は85%，$\overline{76|67}$欠損のままでは35%であるが，遊離端義歯装着4週後には65%まで回復する．また，$\overline{65|}$欠損症例（42%）ではレストなしの中間義歯装着4週後には67%，レスト付クラスプを用いた場合には81%にまで回復する（図3）．

**（2）食塊形成と嚥下**

食物を咬合面で粉砕し唾液と混和して食塊を形成する過程や食塊を咽頭へ移送する嚥下の過程は，歯の欠損に影響される．局部床義歯の装着により食塊形成と嚥下機能が改善できる．

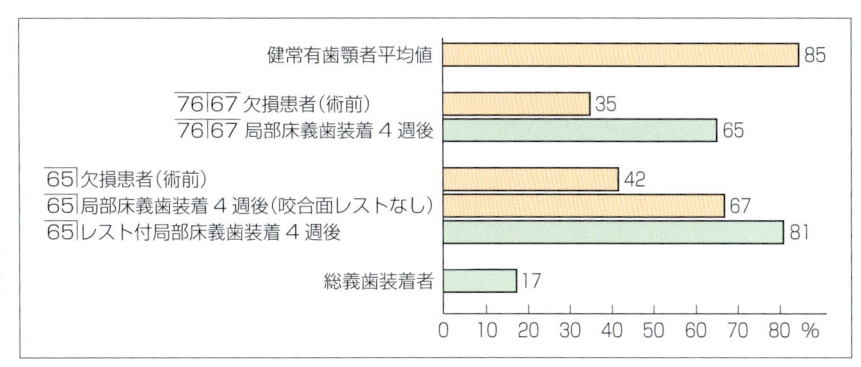

**図3**　局部床義歯装着前後のピーナッツ咀嚼時の咀嚼値の比較

（三谷ら，1987）

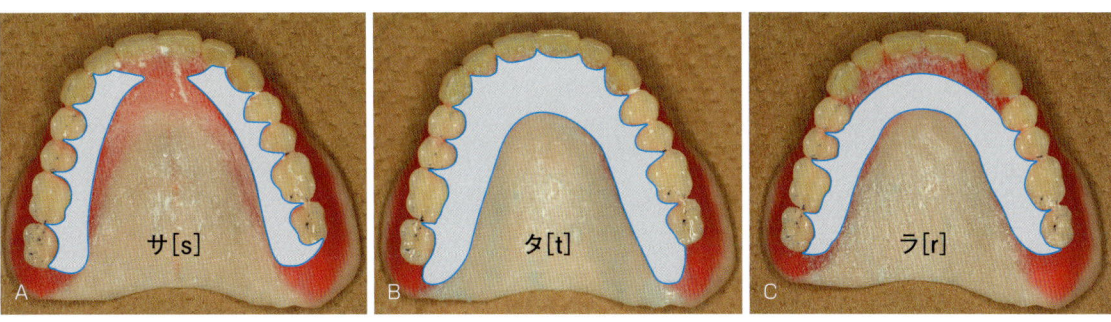

**図4**　パラトグラム

██ 部に舌が接触する．A：サ [s] 音発音時．B：タ [t] 音発音時．C：ラ [r] 音発音時．（坂口　究先生のご厚意による）

## (3) 構音

　咽頭，口腔，鼻腔は，構音に主要な役割を果たしている．可動性の舌，口唇，軟口蓋などの構音体と非可動性の硬口蓋や歯などの構音点が関係して活動することにより明瞭な構音が行われる．たとえば，前歯（とくに上顎）の欠損では構音障害を生じやすいが，義歯装着により構音機能を回復できる．

　一方，有床義歯（とくに上顎）の装着により，かえって構音が難しくなる場合も少なくない．このような構音障害は個人差があるが，義歯への適応により装着後7〜10日間で消失する．欠損の状態による上顎口蓋床の設置部位と形態は構音に影響する．発語の検査法としてしばしば用いられる簡便な検査法としてパラトグラム法がある．パラトグラム法は，義歯の口蓋部にアルジネート印象材などの粉末を塗布することにより，構音時に舌が口蓋のどの範囲に接触するかを検査する方法であり，歯音，歯茎音，硬口蓋音，軟口蓋音に対して有効である（**図4**）．

　構音明瞭度試験によって実験的に口蓋床の影響を調べると，床の設置部位を，口蓋を前後に4分割したA，B，C，Dで比較した場合，構音への影響はB＜C＜A＜Dと，Bが最も小さくなる（**図5**）．一般に構音点は両唇音，歯音，歯茎音など口蓋前方に多く存在しているためAが最も影響が強いとされるが，Dによる軟口蓋音（k，g，**図6**）への障害も無視できない．さらに，上顎臼歯歯頸部に沿った口蓋部は構音時に舌が接触する部分なので，歯肉形成時には注意しなければならない．

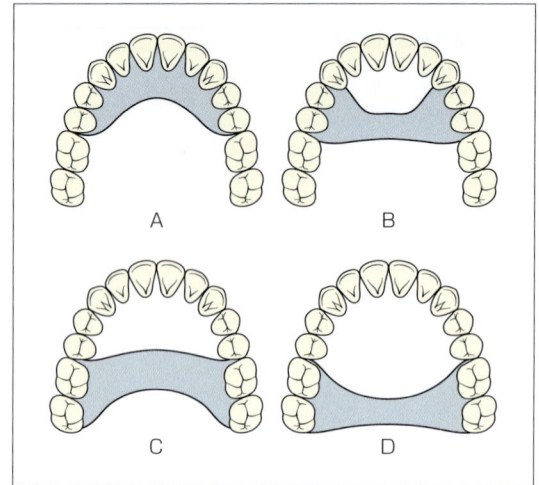

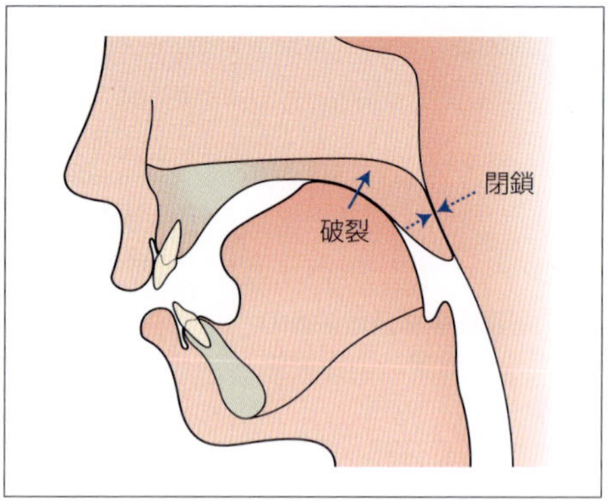

図6 軟口蓋音 (k, g) の構音
(歯学生のパーシャルデンチャー 第5版, p.18. より)

図5 床の設置部位の違いによる構音への影響
Bで最も小さく，Dで最も大きい．
（歯学生のパーシャルデンチャー 第5版, p.18. より）

### 4）審美性および精神的な回復

　残存組織の保護と機能回復がいかに優れた局部床義歯でも，患者の個性に合う自然美が表現されていなければ使用されにくい．逆に，患者自身や周囲の人たちに好まれるような外観を兼ね備えている義歯を製作・装着すれば，患者がこれに適応しようと努力するため好結果が得られやすい．快適な文化生活を営むための審美的要求はますます高まっている．

### 5）即時義歯，暫間義歯，移行義歯などによる最終補綴歯科治療の支援

　即時義歯によって抜歯前の下顎位や残存歯の位置と機能を抜歯後も同様に保ち，咬合の不均衡を防止することで，最終補綴歯科治療をより確実にし，治療期間も短縮できる．

　また，全顎にわたるオーラルリハビリテーション（咬合再構成）の初期段階では，暫間義歯は新しい咬合関係の確立と改善にしばしば用いられる．たとえば，臼歯部に歯の喪失や歯冠崩壊が生じ前歯部のみで咬合している場合，ブリッジを製作するまでの期間，正しい咬合の高さ（咬合高径）と咬頭嵌合位（中心咬合位）を維持し，また適切な下顎位を回復・保持するために用いられる．歯の小移動を兼ねた有床型の装置の設計も可能であり（図7），保隙を目的とした小児義歯（図8）も用いられる．

　一方，やがて抜歯の運命にある歯を一時的に保存し，装着した義歯への適応を確認しながら抜歯と追補（人工歯と床）を順次行って，最終的に総義歯（全部床義歯）へ移行する方法もよく用いられ，このような過程の義歯を移行義歯という．

## Ⅳ　義歯による高齢者の咬合管理

　高齢者では義歯への満足度が高いほどQOLが高い．したがって，食の楽しみを保ち，高いQOLを長く維持できるように満足度の高い義歯治療を行うことが何より重要である．老

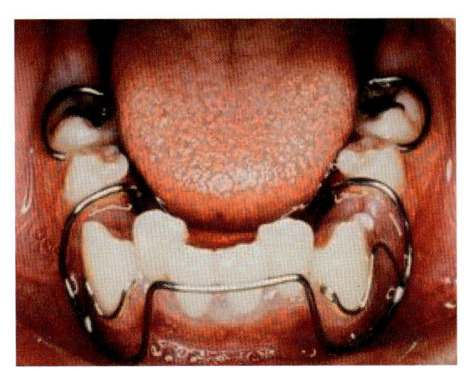

**図7**　有床型の歯列矯正装置
　　　　　（飯田順一郎先生のご厚意による）

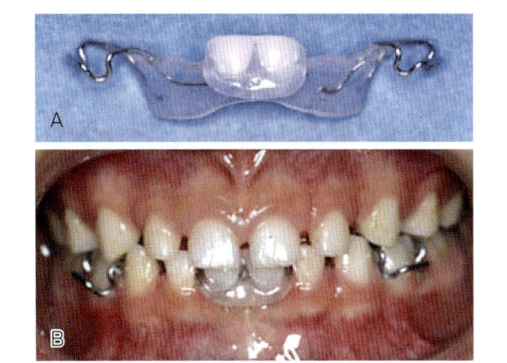

**図8**　保隙を目的とした小児義歯
A：小児義歯．B：小児義歯装着時．
　　　　　（八若保孝先生のご厚意による）

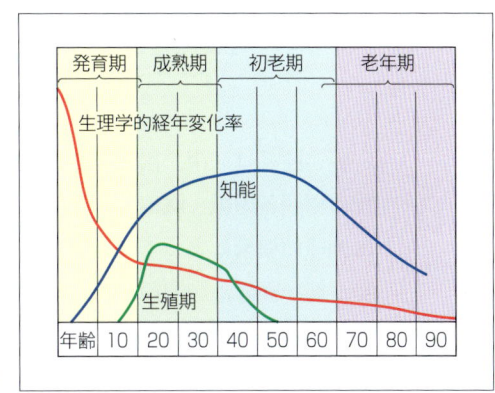

**図9**　ヒトの一生の生物学的経年変化
　（歯学生のパーシャルデンチャー　第4版, p.72. より）

　化は組織再生力や防御力の低下として現れる．高齢者の顎口腔系は形態的に歯周組織の退縮期，歯の脱落期，欠損部顎堤など骨組織の吸収期であり，老年期であることから生理学的な感覚・運動系や知能の衰え，適応能力の著しい低下は避けられない（図9）．さらに脳卒中や認知症などにより，自分で義歯を着脱したりプラークコントロールをすることができなくなる高齢者も多い．このような場合には着脱が容易な義歯を設計し，残存組織の保存と機能の維持を目的とした口腔健康管理を継続する．

　一方，精神的機能は一般に長く保たれるが個人差が大きく，比較的急速に心理的柔軟性を失って閉鎖的になったり，治療を受ける意欲や期待感が低下している人も多い．補綴歯科治療を適切に受け入れてもらうためにも，高齢者の心理特性をよく理解してコミュニケーションを図り，患者との信頼関係（ラポール）を形成して患者と歯科医師の良好な関係を保たなければならない．

　以上の高齢者の局部床義歯治療の注意点に加えて，各患者の術前，術後の全身状態やQOLに関するものも含めて正確な記録を残し，義歯による咬合管理が高齢者のQOLの改善に役立つことを患者とその家族のみならず社会にも説明できるよう，すべての歯科医師が心がけなければならない．

# 顎口腔系の構成と機能運動および局部床義歯（部分床義歯）補綴にかかわる解剖学的事項

　顎口腔系は，歯，歯周組織，顎骨，顎関節，顎骨に付着する筋，口唇・舌の筋，および口腔の周囲各組織・臓器に分布する血管系と神経系などから構成される．顎口腔系の機能運動は神経筋機構によって遂行され，咀嚼筋群が顎口腔系の能動的な部分を構成している．そして，筋，顎骨，顎関節，歯，歯周組織，口腔の軟組織および舌などに分布している感覚受容器が，神経筋系のフィードバック機構として重要な役割を果たしている.

　したがって，欠損歯列に対する補綴歯科治療を行う際には，顎口腔系に関与する解剖学や生理学の知識が必須となる．本章では，局部床義歯補綴治療に関与するこれらの基礎的な項目について説明する.

## I 顎口腔系の構成要素

### ❶ 顎関節

　顎関節は，下顎骨の下顎枝の上端に位置する関節突起の下顎頭（顆頭）と，対応する外頭蓋底に位置する側頭骨下顎窩，ならびにその間に介在する関節円板から構成される．下顎骨の運動時に，正中線を挟んだ左右の顎関節が同時に関与する点は，ほかの関節にみられない特徴である（**図1**）.

　顎関節は自由度の大きい関節であるものの，下顎頭の運動が過度にならないよう関節周囲を取り巻く関節包や靱帯（とくに外側靱帯）によって，その動きを制限して脱臼を防止，あるいは保護されている（**図2**）．また，開閉口時には関節円板は下顎頭と協調して，スムーズな運動を行う（**図3**）.

　下顎頭の運動はいわゆる咀嚼筋群の活動に支配される．そして，位置，運動経路ともに歯の咬合の生理的および病理的変化に対してある程度適応している．一方，関節円板の位置，形態異常が生じた場合は，顎関節のスムーズな運動が阻害され，関節雑音，開口制限や開口

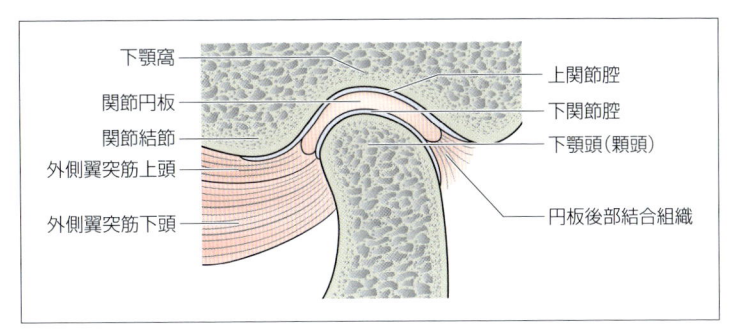

**図1**　顎関節の構造

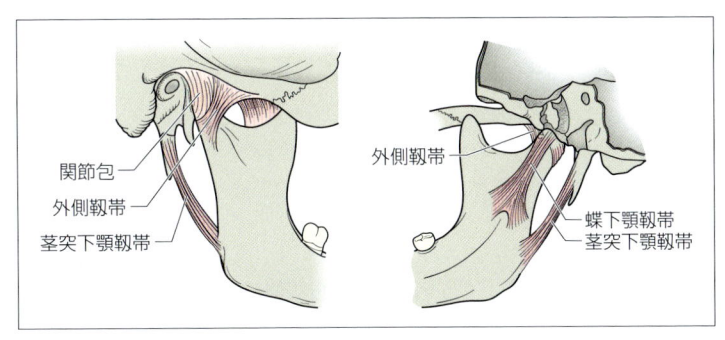

**図2**　下顎骨に付着する靱帯

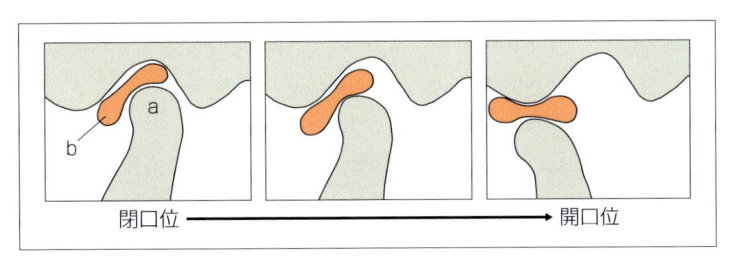

**図3**　開口時の下顎頭の運動
開口に伴い，下顎頭（a）と関節円板（b）は協調して前下方へ移動する.

時の下顎の偏位が生じることもある．顎関節内の機械受容器（mechanoreceptor）はシナプスを介して，下顎頭位（顆頭位）に関する求心性情報を三叉神経運動核に伝達し，下顎運動ならびに下顎頭位を円滑にする．

## ❷ 咀嚼・嚥下に関与する筋群

　下顎の機能運動や位置づけは，頭頸部の筋群の協働と相互作用により営まれる．頭頸部の筋のなかでも，咬筋，側頭筋，内側翼突筋および外側翼突筋の4つの筋は咀嚼筋に分類され，顎機能に関与している．オトガイ舌骨筋，顎舌骨筋，顎二腹筋および茎突舌骨筋などの舌骨上筋群も咀嚼筋と協調して働くことで咀嚼に関与し，さらに舌骨下筋群も咀嚼運動に関与し

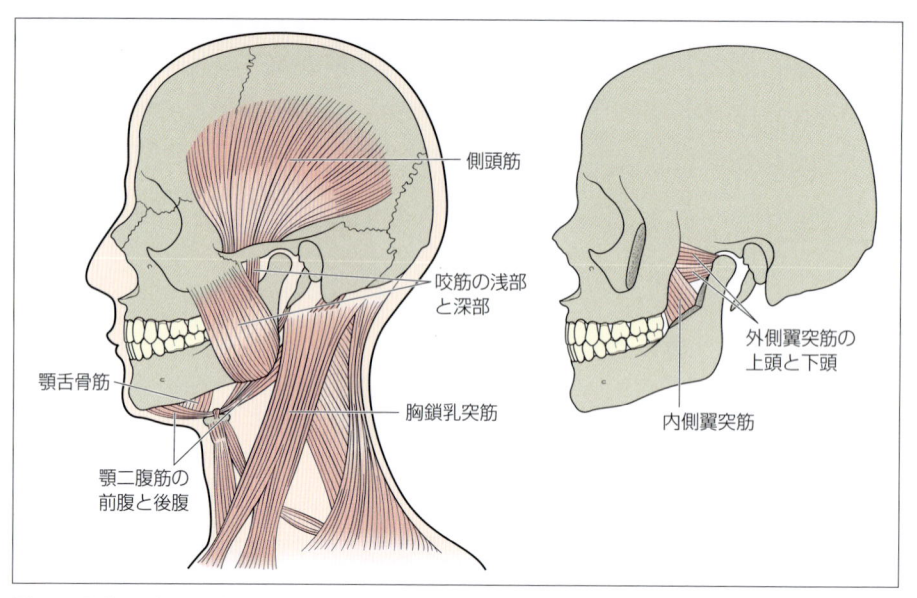

**図4** 咀嚼に関与する筋

ている。嚥下の際には，舌筋や軟口蓋筋が働いて食塊が食道入口部へ移送される。また，下顎の運動に直接関与しない頬筋，口輪筋なども口唇閉鎖などに関わり，嚥下が円滑に営まれるために必要である。

　各筋の形態と機能との関連は単純な力学では説明できないが，筋の起始，停止を基準とした走行を理解することで，主たる機能を推察することができる（**図4**）。

### ❸ 下顎骨に付着する靱帯

　外側靱帯（側頭下顎靱帯）は顎関節の関節包外面に密着する唯一の靱帯であり，頬骨弓と関節結節を起始として後下方に向かって下顎頸（下顎頭外縁と後縁）に付着する三角形の強固な補強靱帯で，下顎頭・関節円板と下顎窩との位置関係を保持する（**図2**）。また，補強靱帯として，下顎骨の内方に蝶下顎靱帯と茎突下顎靱帯が存在する。

## Ⅱ 下顎位と下顎運動

　上顎を含む頭蓋に対する下顎の3次元的位置関係を下顎位という。また，上顎を基準としてみた場合の顎運動を下顎運動といい，基本となる下顎運動と咀嚼運動に分けられる。下顎の位置と運動は，咀嚼筋を中心とした上述の神経筋機構により，きわめて精密かつ合目的的に調節されている。その際，顎関節の構造と歯の咬合接触関係は可変の運動要素として運動の調節に関与している。

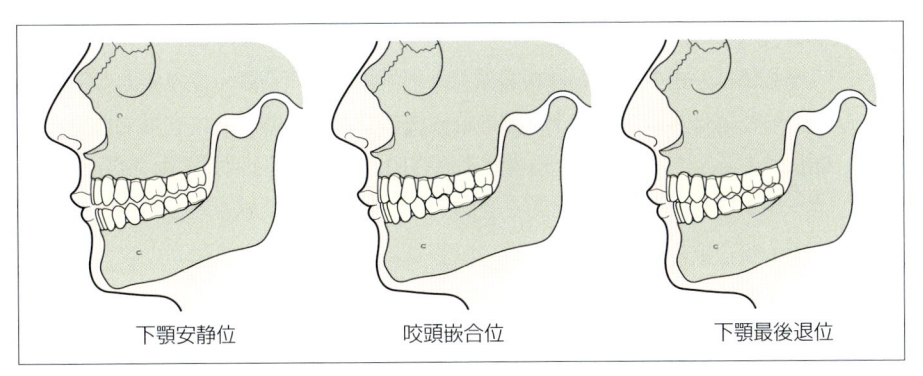

下顎安静位　　　　　咬頭嵌合位　　　　　下顎最後退位

**図5**　基本となる下顎位

## 1）基本となる下顎位（図5）

### （1）下顎安静位

　上体を起こした姿勢で，安静を維持している際の下顎位を下顎安静位という．

　下顎安静位は習慣性開閉口運動経路上にあると考えられており，咬頭嵌合位の2〜3mm下方の位置とされるが，姿勢や筋の緊張程度に影響を受ける．これは，下顎安静位は下顎に作用する重力に拮抗する最小限の筋活動によって保たれる下顎位であり，筋活動はさまざまな因子の影響を受けるためである．また，咀嚼筋群が協調活動した状態で下顎安静位から咀嚼筋の過度の緊張を伴わずに，リラックスした状態で閉口して上下顎の歯列が接触した下顎位を筋肉位とよぶ．下顎安静位は，歯の欠損によって垂直的顎間関係を喪失した患者に対して，適切な咬合高径を決定するための基準位として利用できる．

　下顎安静位をとった場合，上下顎の歯列は離開するが，この空隙は安静空隙とよばれる．その値は健常者において前歯部で2〜3mmである．

### （2）咬頭嵌合位

　下顎窩内における下顎頭の位置とは無関係に，上下顎歯列の咬合面が最大面積で接触し，安定した状態にあるときの下顎位を咬頭嵌合位という．

　健常有歯顎者においては，この位置は形態的・機能的にバランスが取れており，下顎頭が下顎窩のなかで緊張なく安定する位置を取る．この場合，咬頭嵌合位における下顎頭は顆頭安定位にあるといえる．しかし，咬頭嵌合位は歯列の咬合接触によって誘導される下顎位であるがゆえ，歯列不正や咬耗，または咬合干渉などに由来する咬合異常が発生することで偏位する可能性がある．補綴装置を製作する際の基準位として咬頭嵌合位を利用する際は，顎関節や咀嚼筋と機能的に調和しているかどうかを事前に検討する必要がある．

### （3）下顎最後退位

　下顎を無理なく後退させた下顎位のなかで，最も後方に位置する顎位を下顎最後退位という．関節包を構成する靱帯の緊張により決定される下顎頭位である．下顎の機能運動時に位置するものではないが，咬合接触や歯の有無と無関係に再現できるため，天然歯による咬合支持を喪失した患者の下顎位を決定する際に利用できる．

### （4）中心位と中心咬合位

　中心位は，歯の接触とは無関係で，下顎頭が関節結節の後方斜面と対向し，関節窩内の前上方の位置にあるときの上下顎の位置関係であり，臨床的に有用で再現性の高い基準的な下顎位である．この位置から患者は垂直方向，側方または前方運動を自由に行うことができる．ゴシックアーチを描記させたときのアペックスと一致する．

　中心咬合位は，下顎が中心位で咬合したときの対向する歯列の咬合位であり，健常有歯顎者の咬頭嵌合位と一致する．

## 2）基本となる下顎運動

　下顎運動に伴う下顎頭の運動は2つの基本的なパターン，回転（蝶番運動）と移動（滑走運動）に分けられる．前者は関節円板下面に対して下顎頭が回転する運動であり，後者は下顎窩内で下顎頭が前方移動する運動である．機能時にはこの回転と滑走が，同時または経時的に種々の割合で複合されており，このメカニズムにより効率的な大きな開口運動が円滑に行われる（図6）．

　下顎を意図的に開閉，前後および側方へ運動させることによって下顎運動の原則を知ることができる．そのおのおのは回転と滑走のパターンが種々の割合で複合された3次元的な運動である．たとえば，開口量の少ない開閉運動は，顆頭間軸（左右の顆頭を結んだ仮想軸）の周りの回転運動であり，大きな開口運動時には軸そのものが矢状顆路傾斜に沿って前下方へ移動する．

　下顎が側方へ移動する運動（またはその復路の運動）は，前頭面的にも水平面的にも作業側の顆頭点（下顎頭点）を中心とする回転運動と考えることができる（厳密には作業側下顎頭は総じて外側へ小移動し，これが咀嚼時の作業側における臼歯の咬合接触に影響を及ぼすので重視される）．側方運動時に作業側下顎頭はわずかに外方に移動するが，この運動をBennett運動（ベネット）とよぶ．下顎側方運動時に水平面投影した平衡側下顎頭の運動経路が正中矢状面となす角度である側方顆路角（Bennett角）とは異なることに注意が必要である．

　このような下顎の基本的な限界運動を，両側下顎頭と切歯点の3次元的な運動経路の矢状面，水平面，および前頭面投影として解析すると以下のようになる．

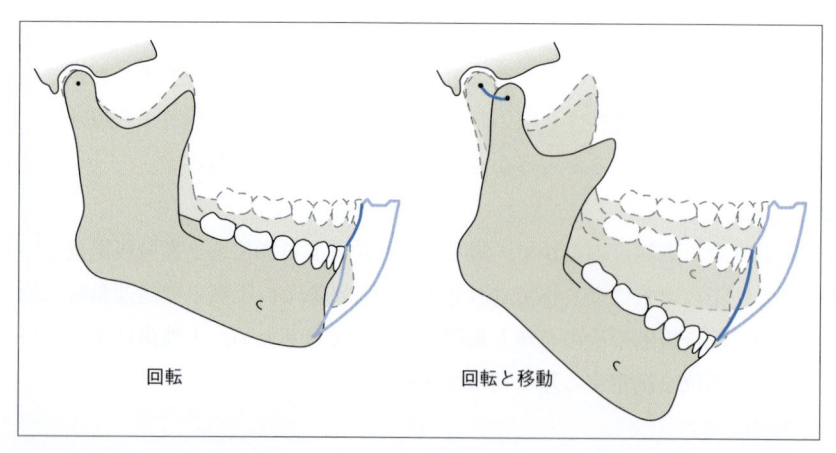

回転　　　　　　　　回転と移動

**図6**　矢状面からみた開口運動時の下顎の動き

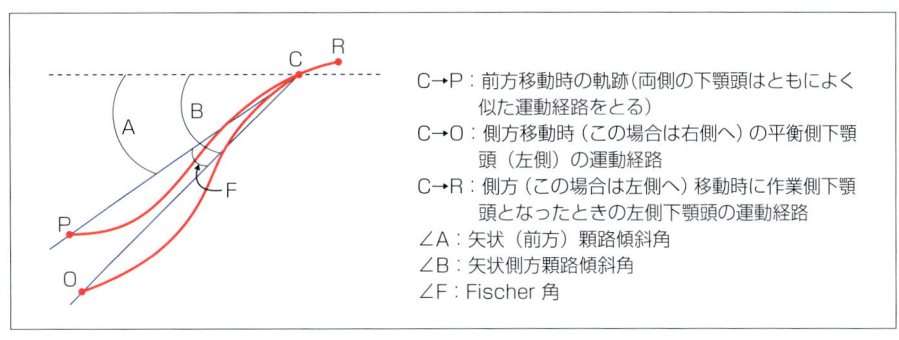

**図7** 矢状面における左側顆頭点の運動経路（矢状顆路）

C→P：前方移動時の軌跡（両側の下顎頭はともによく似た運動経路をとる）
C→O：側方移動時（この場合は右側へ）の平衡側下顎頭（左側）の運動経路
C→R：側方（この場合は左側へ）移動時に作業側下顎頭となったときの左側下顎頭の運動経路
∠A：矢状（前方）顆路傾斜角
∠B：矢状側方顆路傾斜角
∠F：Fischer 角

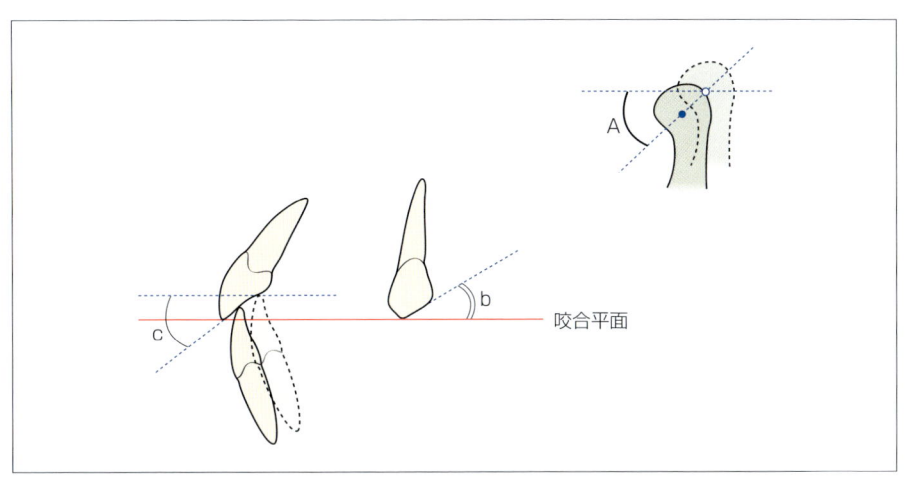

**図8** 矢状面における下顎前方運動
A：矢状（前方）顆路傾斜角，c：矢状切歯路傾斜角．
臼歯部の咬頭傾斜角 b は A および c の影響を受ける．

## （1）矢状面における下顎運動

　健常有歯顎者に，開口量の少ない習慣性開閉口運動をリズミカルに反復（歯のタッピング運動）させたときの歯の接触位（終末位）は安定しており，咬頭嵌合位とみなされる．大きな開口時または前方運動時に，下顎頭は下顎窩の前壁に沿って関節結節を越える位置まで前下方に移動する．矢状面において下顎頭の運動経路と基準水平面（咬合平面，フランクフルト平面など）とのなす角を矢状顆路傾斜角（**図7，8**）という．前方滑走運動時の顆路と基準面とのなす角度を矢状前方顆路傾斜角，側方滑走運動時の平衡側顆頭の顆路と基準面とのなす角度を矢状側方顆路傾斜角という．この経路は正確には S 字状であるが，半調節性咬合器上では直線で再現されることが多い．また，矢状側方顆路傾斜角と矢状前方顆路傾斜角の差を Fischer 角という（**図7**）．一般に，側方運動時が前方運動時よりも大きな角度を示すといわれているが，臨床的意義は小さい．

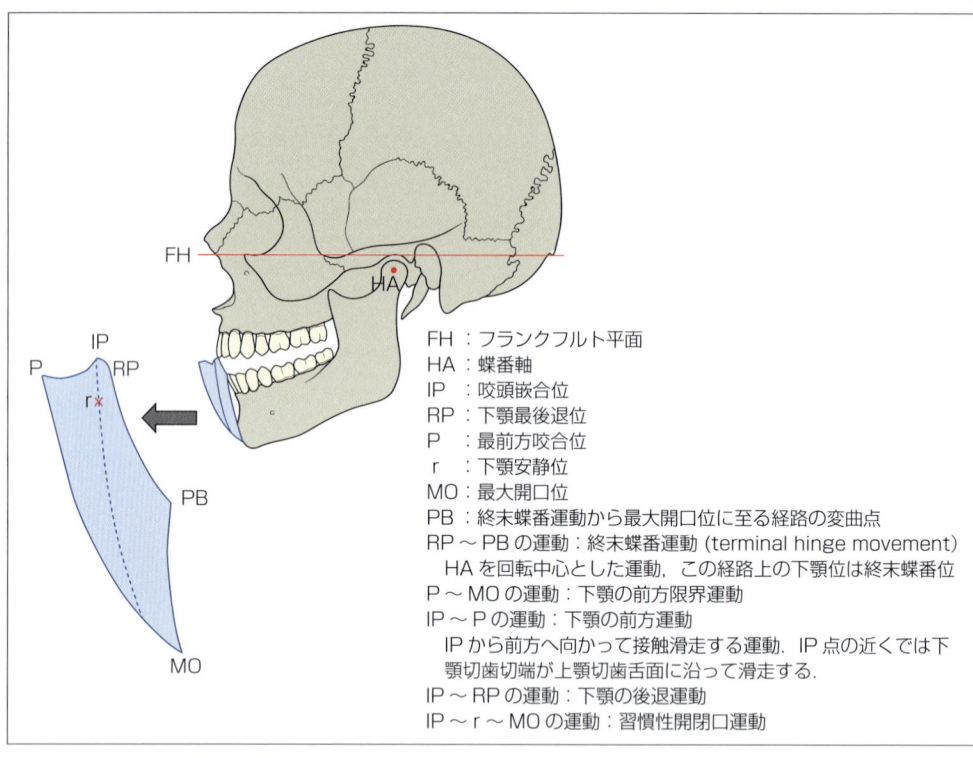

図9 切歯点の矢状面限界運動（Posselt の図形）

下顎前歯を上顎前歯舌面に沿って前方へ移動させたとき，切歯点の運動経路が基準水平面（咬合平面またはフランクフルト平面など）となす角を矢状切歯路傾斜角という（**図8**）．矢状切歯路傾斜角は前歯のオーバーバイトならびにオーバージェットの影響を受けることから，上下顎前歯の接触関係を変更することで人工的に変えることができる．矢状面における下顎切歯点の限界運動範囲を Posselt の図形とよぶ（**図9**）．

### (2) 水平面における下顎運動

下顎が側方に移動すると，下顎骨は作業側下顎頭を中心に回転する．切歯点の水平面運動経路をゴシックアーチという．ゴシックアーチを描記した際の頂点（アペックス）が下顎最後退位であり，記録は容易である．側方運動時に作業側下顎頭は外方へ 1 mm 程度移動するが，この動きを Bennett 運動という．前方運動時に平衡側下顎頭は水平面上で前内方へ移動する．この運動経路と正中矢状面とのなす角を側方顆路角（Bennett 角）という（**図10**）．

### (3) 前頭面における下顎運動

下顎の側方運動は，前頭面においても作業側下顎頭付近を通る前後的な軸の周りの回転運動である．作業側下顎頭の移動量が少ないのに対し，平衡側下顎頭は下内方へ約 10 mm 移動し，平衡側での咬合接触はない（側方 Christensen 現象，**図11**）．

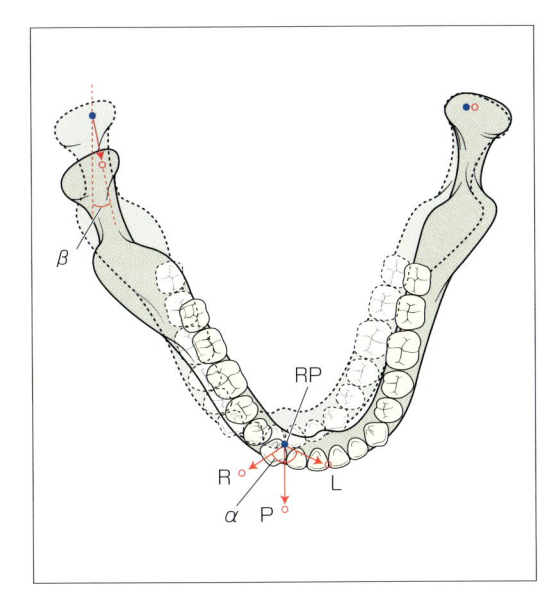

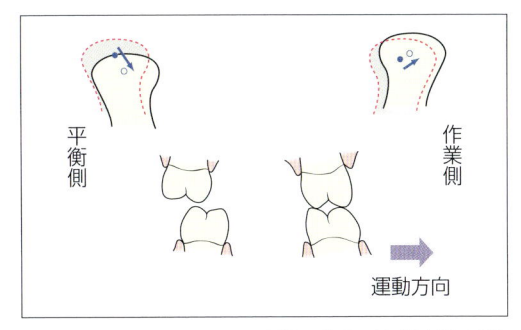

**図11**　前頭面における下顎頭の動き（左側方滑走時）

**図10**　下顎運動の水平面投影（ゴシックアーチ描記時の切歯点と左側方運動時の顆頭点の動き）

ゴシックアーチ：RP と P, R, L を結んだ矢じり状の図形（アーチ図形の頂点 RP がアペックス）.
P：前方限界位. R：右側方限界位. L：左側方限界位. ∠β：Bennett 角. ∠α：側方切歯路角. RP：下顎最後退位.

## Ⅲ　咀嚼運動と嚥下

　食物を認識し，それらを口腔内に取り込み，咀嚼し，咽頭，食道を経て胃に至るまでの一連の機能過程を摂食嚥下という．このプロセスの一部である咀嚼は食物を咬断，粉砕，臼磨し，唾液と混和して嚥下しやすくすること，すなわち口腔内での消化作業である．咀嚼運動は意識下において変更も可能であるが，通常は口腔領域の感覚フィードバック機構の反射的制御のもと，反射的・習慣的運動として繰り返される．したがって，咀嚼運動の様式は個人によって非常に一定しているものの，食品の性状やその他の条件によって，限界運動内で経路が変化する．すなわち，空口時の下顎運動と咀嚼運動の経路は類似するものの同一にはならない．咀嚼によって食物が十分破砕されると，次の過程である嚥下反射が誘発される．舌は下顎運動に強く影響し，下顎は舌と同じ方向へ動く．

### 1）咀嚼時の神経制御機構

　咀嚼時に下顎は周期的に上下運動し，上下顎歯列は接触と離開を繰り返す．一方で，ヒトは随意的に開口・閉口することも可能である．運動は，中枢において作動する運動プログラムが運動神経を経由して筋に伝達された後に実行されるが，咀嚼運動の場合，脳幹にある咀嚼中枢に基本的な運動プログラムが存在し，特別な意識は要せず遂行が可能である．しかしながら，咀嚼中の食物は粉砕されることにより物性が刻一刻と変化するため，咀嚼は中枢の制御だけでは円滑に遂行できない．このような咀嚼に伴う食物の物性変化は，歯根膜や口腔粘膜の機械受容器により受容され，開口反射や閉口反射などの顎反射が誘発されることで実行中の運動を末梢性にも調節し，咀嚼を円滑にしている．顎反射には下顎張反射（閉口反射），開口反射，歯根膜咬筋反射などがある．

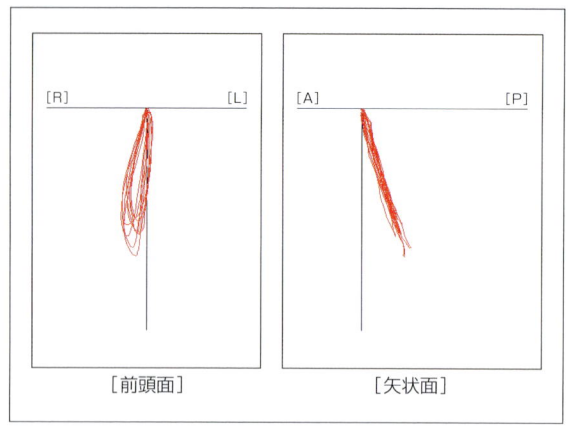

**図 12** 切歯点の咀嚼運動経路（有床義歯咀嚼機能検査システムを利用）

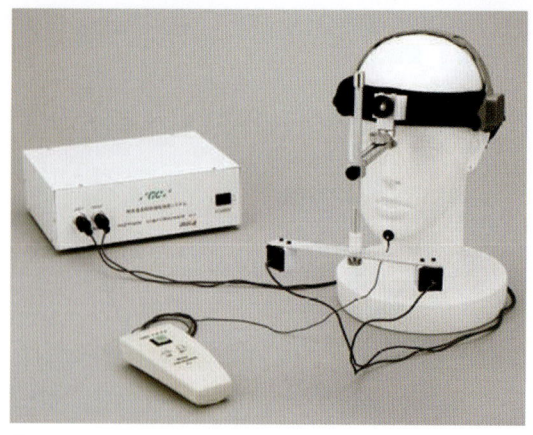

**図 13** モーションビジトレーナー V-1 有床義歯咀嚼機能検査システム（ジーシー）

## 2）咀嚼運動路

　咀嚼運動路を切歯点で前頭面から記録すると，健常者においては作業側に偏った半月状の閉曲線で，上方に向かって尖形をなし，その上端は咬頭嵌合位付近に収束する（**図 12**）．一方，咬合関係の不正や顎機能異常が存在する場合は，咀嚼運動の経路やリズムが不規則になり，その機能は低下する．したがって，切歯点の動きを分析することで咬合不正や咬合干渉の有無の把握，および咬合調整の必要性の判断に活用できるとともに，効率的な咬合調整を行うことができる．

　近年，この咀嚼運動路をデジタル情報として記録することが簡便にできるようになり（**図 12，13**），有床義歯治療の診断と治療効果の判定に利用されている．

## 3）摂食嚥下

　摂食嚥下のプロセスは以下の 5 期に分けられている．

### （1）先行期

　食物を口で摂取する前の時期である．視覚，聴覚，触覚を通して食物の性状を認識して口に運ぶ量や食べ方などを決定し，必要な準備を行う．

### （2）準備期

　口唇から食物を取り込み，歯と舌で咀嚼したうえで唾液と混和して食塊を形成する時期である．咬断・粉砕・臼磨などの咀嚼運動に相当する（**図 14A**）．

### （3）口腔期

　食塊あるいは唾液や水分などの奥舌への移送，および咽頭への送り込みが行われる時期である．奥舌への移送は舌を前方から口蓋に押しつける運動により行われる．次いで，食塊が奥舌へ接近して喉頭が挙上するとともに，軟口蓋は後上方へ，舌根部は下方へと移動し，食塊が咽頭へ送り込まれる（**図 14B**）．

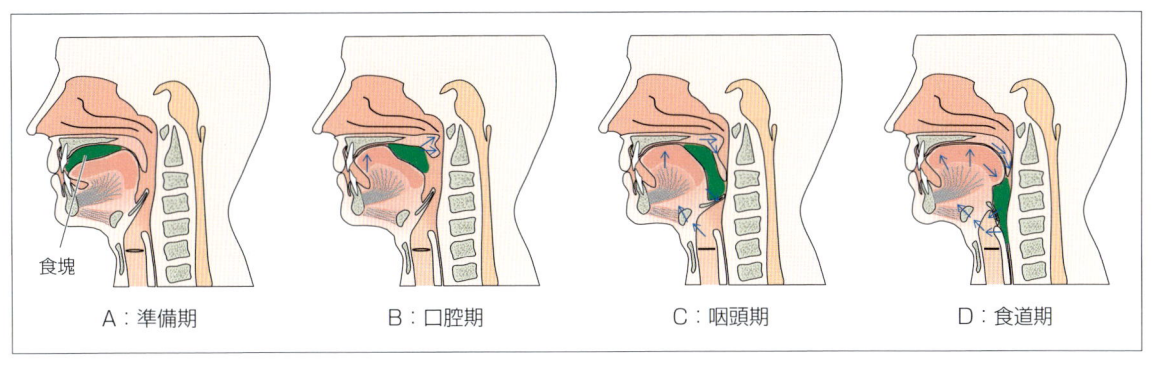

食塊

A：準備期　　　　B：口腔期　　　　C：咽頭期　　　　D：食道期

図 14　摂食嚥下のプロセス

### (4) 咽頭期

　咽頭へ達した食塊により軟口蓋，舌根や咽頭壁が刺激されると，嚥下中枢を介した嚥下反射が生じ，嚥下関連筋群の協調運動によって中咽頭から食道入口部へ送り込まれる．この咽頭期は一瞬のうちに起こり，正常な場合は 1 秒以内で終了する（**図 14C**）．

### (5) 食道期

　食塊が食道へ送り込まれると，上食道括約筋が収縮することで食道入口部は閉鎖され，逆流が防止される．その後，食塊は食道の蠕動運動により胃へ運ばれる（**図 14D**）．

## Ⅳ　義歯の形態と解剖学

### ❶ 審美性の回復と解剖学との関係

　歯の欠損による顔貌の変化は前歯と小臼歯を失った場合に最も著しく，頬筋，モダイオラス（口角結節），口輪筋をはじめ，口唇周囲の表情筋が歯列と歯槽骨による支持を喪失して口唇と口角部が変形する．鼻唇溝は深くなり，矢状鼻唇角は大きくなって 90° を超える（**図15**）．したがって，前歯部の欠損症例における人工歯の排列と義歯床の形態付与に際しては，口唇の形態と機能の回復を重視する．また，切歯乳頭の位置は変化しないことから，この位置を上顎前歯部の排列の参考にする．

### ❷ 義歯床縁形態と解剖

　義歯床縁の形態は，義歯に接する筋の機能運動範囲と筋圧を考慮する．頬筋，口輪筋，大・小頬骨筋，口角下制筋などの表情筋は口角の後方に集来して結節を形成している（モダイオラス，**図16**）．頬筋や口輪筋の緊張時にモダイオラスが小臼歯部頬面に圧接する力を生じる．一般に，床縁を外側に広げると義歯基底面は拡大され，粘膜負担の増強に役立つ．このとき，床縁に平行に走行する筋（たとえば頬筋）は義歯の維持安定に寄与するが，筋線維が床縁と交叉する筋（咬筋，内側翼突筋，顎舌骨筋など）は，義歯を浮上させる（**図17，18**）．

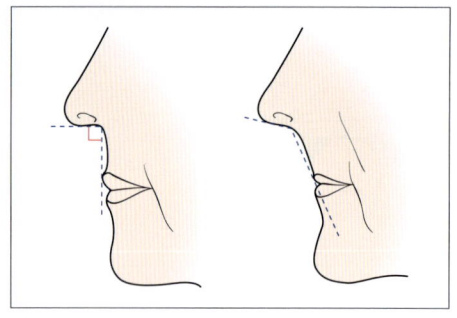

**図 15** 矢状鼻唇角は前歯が欠損すると右図のように 90°を超える.

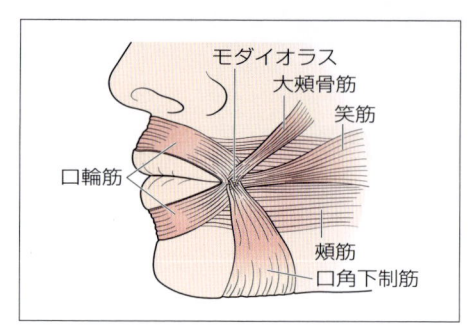

**図 16** 口裂とモダイオラスを中心とする表情筋の走行（Zarb ら，2004）

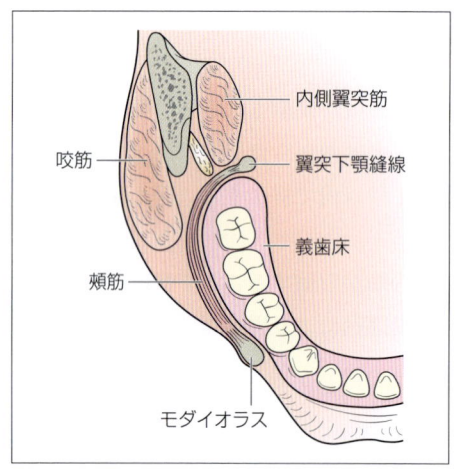

**図 17** 水平面的にみた義歯床縁と筋の関係
咬合時に咬筋前縁が下顎義歯床後縁外側部に強く接すると義歯が不安定となり，潰瘍形成の一因となる.

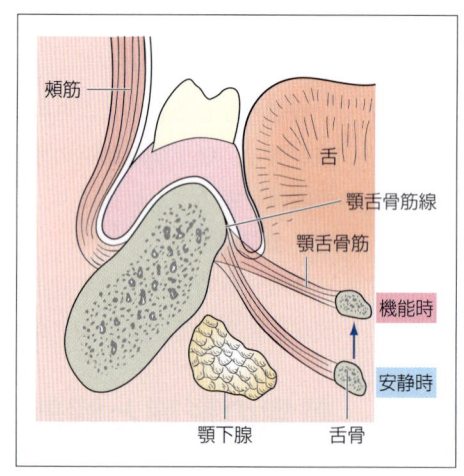

**図 18** 前頭面でみた義歯の第二大臼歯部
後方の床縁が深過ぎると，筋線維の緊張を妨げる.

## 1）下顎前歯の唇側部

　下唇を構成する筋のうち，オトガイ筋は歯槽隆起の正中部のやや高位を起始とし，下方に走行してオトガイ部の皮膚に停止する．この筋が収縮するとき，オトガイの皮膚を挙上して口腔前庭を浅くするため義歯が浮き上がりやすい．一方で，下顎骨下縁に付着している口角下制筋や下唇下制筋はその影響が少ない．

## 2）下顎臼歯の頬側部

　頬筋は表情筋の最も深部，すなわち頬の口腔内側面に存在する．上顎大臼歯の歯槽隆起から翼突下顎縫線，下顎臼歯部歯槽隆起にまたがる連続した馬蹄形の起始部から水平に前走し，口角の約 5 mm 後方でモダイオラスの形成に参加し，一部筋束は上下に交叉して口輪筋と合流する（**図 16，17**）．上下顎とも筋線維が大臼歯部の歯肉頬移行部を越えて歯槽隆起外

面に及んでいるため，床縁を過度に延長すると下顎運動の閉口相で頬筋の収縮時に義歯の動揺が生じて不安定となり，潰瘍形成の原因となる．その一方で，頬筋は線維の走行と筋圧の方向からみて，床縁形態が適切であれば義歯を維持している．

　また，咬合時あるいは大開口時には，下顎最後方臼歯の頬側で頬筋を隔てて咬筋前縁の緊張を触知できる．印象採得時に咬合させることで咬筋の緊張を惹起し，この咬筋切痕を印記すれば，床縁外形に反映できる．

### 3）下顎舌側部

　顎舌骨筋は代表的な舌骨上筋である．下顎骨の顎舌骨筋線を起始として内下方に向かい，膜状に口腔底を形成し，前方筋線維は正中縫線，後方は舌骨体に停止する．筋線維は前方では水平に，後方では垂直に近く走行する．嚥下時には，両側性に緊張して筋の上の舌下腺や舌とともに口腔底を挙上し，舌背を口蓋に圧接する．この際，下顎義歯後方の床縁が過長であると筋線維の緊張を妨げる，あるいは義歯が浮き上がりやすくなる．この部の筋圧形成は，舌の突出・嚥下運動をさせることで義歯外形に反映させる（**図18**）．

### 4）上顎大臼歯部

　上顎臼歯頬側では，頬筋と側頭筋とが義歯床縁に力学的影響を及ぼす．上顎結節の外面付近には一部頬筋の付着のない部分があることから，床縁を延長して維持に役立てることができる．一方，側頭筋は下顎骨筋突起に停止し，この部で内側の筋束は頬筋線維の後上面に近く位置している．主として対側での咀嚼時に，側頭筋停止部付近の筋束が緊張のため膨隆して頬筋を圧迫し，上顎義歯の脱落や粘膜損傷の原因となる．

　印象採得時にはほかの部位より筋圧形成がやや困難な部位となるので，あらかじめ開閉運動や対側での咬みしめ運動を練習させ，指頭で筋突起部の影響を調べておくとよい．

## ❸ 義歯研磨面の形態と解剖

　義歯床頬側部や舌側部，ならびに口蓋部は研磨面とよばれ，通常，滑沢に研磨される．これには人工歯の唇頬面および舌面も含まれる．義歯研磨面の形態は，床縁形態と同様に周囲の諸筋の解剖学的条件を生かして義歯の維持安定と機能に役立てるよう仕上げる．

### 1）内外の筋圧のバランス

　口腔は歯列によって口腔前庭と固有口腔に分かれ，外側からの口唇（口輪筋）や頬（頬筋）などの筋圧と，内側からの主として舌による水平方向の筋圧とのバランスによって歯列の位置が保たれている．歯の喪失後に義歯の占めるべき空間（デンチャースペース）を確保するためにも，内外の筋圧のバランスが重要である．

　ニュートラルゾーン（筋圧中立帯）とは，無歯顎の口腔内において口腔の諸機能時に頬，唇による内方への圧と舌による外方への圧とによって総義歯（全部床義歯）に加わる荷重が均衡化されると想定される領域である（**図19**）．また，この筋圧を受け止める義歯研磨面には，たとえば下顎臼歯部遊離端床の前頭断図において粘膜面を底とし，咬合面を頂点とする

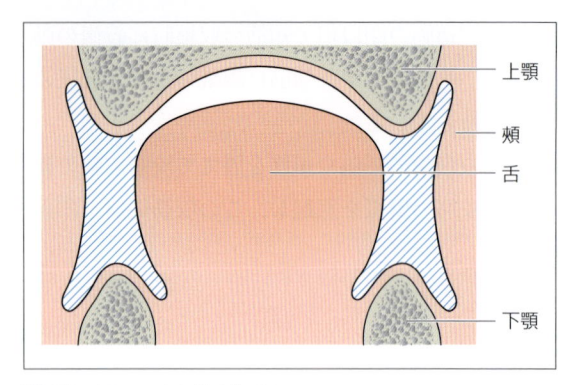

図19 ニュートラルゾーン
青の斜線部分がニュートラルゾーン.

上顎
頰
舌
下顎

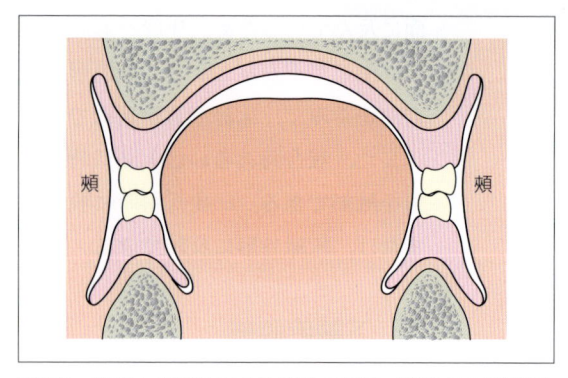

図20 頰筋と内舌筋による義歯の固定（把持および維持）
作用

頰　　頰

三角型の2辺の形を与えると，内外からの圧の合成により生じる垂直圧は義歯床の維持に役立つ（第11章の**図25**参照）.

## 2）口輪筋

　口裂を輪状に取り囲む口輪筋は頰筋のほか，多くの表情筋の小筋束を受けて強力で複雑多様な運動を行う．それに伴って前歯の唇面と歯槽部に加わる内方への筋圧が，ときには義歯への離脱力となるが，内側からの筋圧とのバランスが成立する際には義歯への安定力となる.

## 3）頰筋

　咀嚼時に口腔前庭に溢出した食塊を，頰筋は頰を内力へ圧接するようにして咬合面上にのせる作用をする．下顎義歯の臼歯外面にそれを補助するような厚みと形態を付与することで，舌圧とのバランスによって義歯が安定する（**図20**）.

　このように，義歯床形態による義歯の維持力には，頭頸部の筋群が大きな役割を果たしている．義歯の維持に役立つ筋としては頰筋・口輪筋・内舌筋があげられ，維持を妨げるおそれのある筋としてはオトガイ筋（下顎唇側正中部），咬筋（下顎臼歯遠心頰側部），内側翼突筋（下顎臼歯後方），顎舌骨筋（下顎臼歯舌側），側頭筋（上顎結節外面）があげられる（第11章の**図25**参照）.

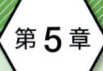

第5章

# 咬合異常，歯の欠損などに継発する症候

**学修の目標**

1 　正常咬合と咬合異常について説明できる．
2 　顎口腔系の障害の種類について説明できる．

## Ⅰ 正常咬合

　　正常咬合とは，上下顎の解剖学的対向関係，顎関節の構造と下顎の生理学的運動メカニズムに基づいて生じる歯と歯あるいは人工歯・補綴装置，また歯列相互間の静的・動的な咬合面あるいは切縁部の位置関係が標準的な範囲にある状態をいう．正常咬合が異常になる咬合異常や歯の欠損などに継発する症候の病態メカニズムを知ることは，局部床義歯（部分床義歯）補綴により回復される咬合を考えるうえで重要である．

## Ⅱ 咬合異常

　　咬合異常とは，上下顎の歯の静的・動的な位置関係が正常でなくなった状態をいう．これには，対向関係の異常，咬合位の異常，咬合接触の異常，下顎運動の異常，咬合を構成する要素の異常などがある（歯科補綴学専門用語集，2023）．局部床義歯により改善できる咬合異常は，咬合位の異常と咬合接触の異常である．

### 1）咬合位の異常
　　咬合位の異常は，咬頭嵌合位が適正な咬合高径よりも高いまたは低い，あるいは咬頭嵌合位が下顎頭の偏位に伴って偏位している状態である．原因は，咬合接触の異常に加え，対合顎の歯の欠損や位置異常による咬合支持の喪失などである．ただし，後述の顎口腔系（咀嚼系）の障害に関連またはそれらと類似する症候を示す全身疾患と関連する場合もあるので，注意しなければならない．

### 2）咬合接触の異常
#### （1）早期接触
　　早期接触とは，閉口時に咬頭嵌合位付近で1歯または数歯が早期に接触する状態をいう．

主な原因は，歯質の欠損や不適切な修復装置などによる咬合面形態の不良，歯周疾患，歯の欠損，歯列の乱れによる咬合平面の異常，顎関節の形態的・機能的異常，関連筋群の異常に関連する下顎運動の異常などである．

### (2) 咬頭干渉

咬頭干渉とは，下顎の基本運動や機能運動を障害する咬頭の接触をいう．原因は，歯の咬合面形態，歯の位置，ガイドの不良，咬合平面の異常などである．

### (3) 無接触

無接触とは，咬頭嵌合位で該当歯が対合歯と1点の接触もなく，咬合力を負担していない状態をいう．原因は，早期接触と咬頭干渉に加え，歯の欠損，部分的無歯症，咀嚼筋障害などである．なお，「咬合干渉」とは，正常な下顎機能運動を障害する咬合接触のことを指し，早期接触や咬頭干渉を包括している．

## Ⅲ — 咬合異常に継発する症候

### 1) 歯周組織の変化

早期接触や咬頭干渉は，神経筋系の興奮性を高めて筋緊張を増大させ，咬合力を外傷力に変える．歯に加わる側方力は，歯根膜腔の拡大や歯の動揺を起こしやすく，外傷力による歯の移動は，歯周組織の改造現象を招く．長期的には，遊離端義歯の支台歯の歯周組織が外傷を受け，遊離端部の顎堤は吸収する．また，無接触は，歯根膜と支持骨の廃用萎縮や歯周組織の抵抗力の減弱につながり，歯の傾斜，移動，捻転，挺出などを併発する．長期的には，骨支持の減少や隣接歯相互の接触の消失や辺縁隆線の高さの不揃いから，食片圧入が起こりやすくなる．

### 2) 顎関節の変化

咬合接触の異常や多数歯欠損による咬頭嵌合位の不正は，直接的には，下顎の偏位，下顎頭と関節円板の位置関係の異常，顎関節への過大かつ持続的な負荷による器質的変化などを起こす．間接的には，咬合接触の異常は歯根膜感覚受容器への刺激を増大させ，中枢神経系を介する咀嚼筋活動が亢進して外側翼突筋などの筋スパズム（筋収縮）を誘発し，下顎頭と関節円板の位置関係を不正にする．

### 3) 筋（咀嚼筋）の変化

咬頭嵌合位の不正により生じる下顎偏位は，筋を伸展または短縮させ，過収縮を強いる．この状態が続くと筋緊張が亢進し，筋スパズムへと移行する．間接的にも，口腔領域の各感覚受容器への情報が変化し，中枢神経系を介して筋活動が亢進する．

### 4) 下顎位および下顎運動の変化

下顎位は顎関節と筋により決定される．咬頭嵌合位の不正は，関連筋群や顎関節の機能に負の影響を及ぼし，下顎運動を不安定にし，咀嚼運動の経路を歪め，リズムを乱す．

### 5）中枢神経系の変化

　咬合異常が引き起こす歯や顎関節に分布する感覚受容器への刺激の増加は，顎口腔系の正常な生理的反応を障害し，筋緊張を亢進して下顎偏位を起こす．

### 6）審美性の変化

　歯の欠損は無接触の範疇に入るが，欠損が多数歯にわたり，残存歯同士の咬合接触がまったくない場合には，咬合高径と形態的な顔の高さが減少して老人様顔貌が生じる．口角部のたるみやしわがみられ，口角炎を招く．

### 7）頭・頸・腕・肩・腰部および姿勢の変化

　咬合異常は，頭・頸・腕・肩・腰部の筋群や全身のバランスに影響を及ぼし，体幹の不正，それらの部の疼痛，運動障害などを起こす場合もある．また，下顎位は姿勢（頭位）の影響を受ける．

### 8）その他

　咬合異常は，眼，耳，鼻部の疼痛，めまい，嘔吐感，鼻閉感などに，あるいは種々の愁訴に関連する場合もある．

## Ⅳ 咬合異常の背景

　咀嚼時や嚥下時の咬合接触時の咬合力は，反射機構により調節されている．1歯あたりの荷重は瞬間的に最大で 10 kg 以下にとどまる．一方，習慣的な噛みしめや睡眠時ブラキシズムなどの異常機能による咬合接触時の 1 歯あたりの荷重は，反射機構の調節がきかないため増大する．1日（24時間）における咀嚼時と嚥下時を合計した咬合接触時間は，健常者で約 15 分であるが，1夜（約8時間睡眠）の睡眠時ブラキシズムの時間もほぼ同じである．増大した睡眠時ブラキシズムでは，咬合接触時間が約 40 分に達し，1歯あたりの荷重も 200 kg 近くになる場合もあり，持続すると顎口腔系の外傷となる．

　さらに，増大した睡眠時ブラキシズムは，呼吸の抑制や心拍の増加，睡眠時無呼吸症候群の発現や睡眠障害の増悪，情動ストレスの惹起などを伴うので注意しなければならない．口腔感覚に悪影響を及ぼす微小な咬合接触異常は，睡眠時ブラキシズムを増大させる．

## Ⅴ 加齢に伴う顎口腔系の変化

　50歳を過ぎると細胞の代謝活性，組織の反応，反射，適応性などが急激に低下するので，義歯補綴歯科治療では十分に注意する．加齢に伴う顎口腔系の変化には以下のものがあり，いずれも義歯補綴歯科治療を受け入れにくくする要因となる．
①歯の咬耗，動揺，齲蝕，喪失　　　②歯周組織の萎縮
③口腔粘膜の菲薄化，感覚の減退　　④味覚の減退

⑤唾液の分泌と作用の低下　　　⑥顎骨の吸収や粗鬆化

⑦下顎偏位と咬合異常　　　　　⑧下顎運動の障害

⑨咀嚼能力の低下　　　　　　　⑩歯の喪失による審美的影響

⑪咀嚼筋，口腔周囲筋，舌筋の筋力や興奮性の低下

⑫関節結節と下顎頭の平坦化，関節円板の弾性低下，下顎頭の可動性の増大

# Ⅵ 顎口腔系の障害

　顎口腔系は，歯，歯周組織，舌，顎骨，顎関節，筋群，中枢神経系などから構成される．その機能は人の生命の維持に不可欠な摂食，咀嚼，嚥下や行動の基本であるコミュニケーションにとって必須であり，顎口腔系が障害されることは重大である．この障害には，顎関節症，オーラルディスキネジア，習慣性顎関節脱臼，摂食嚥下障害，ブラキシズム，口腔乾燥症などがあり，とくに咬合異常は直接的または間接的な原因となる．

## ❶ 顎関節症

　顎関節症（temporomandibular disorders；TMD）とは，顎関節や咀嚼筋の疼痛，顎関節雑音，開口障害あるいは下顎運動異常を主要症候とする障害の包括的診断名である．その病態分類は咀嚼筋痛障害，顎関節痛障害，顎関節円板障害，変形性顎関節症の4つである[10]．国際的には，外傷や遺伝的な器質的変化などを含め，より広い範囲を表し，TMD（側頭下顎障害）または craniomandibular disorders；CMD（頭蓋下顎障害）とよばれている．なお，障害として現れる疼痛を総称して，orofacial pain（口顎顔面痛または口腔顔面痛）ともいう．

### 1）病態[9]

#### （1）咀嚼筋痛障害（Ⅰ型）

　咀嚼筋痛とそれによる機能障害を主徴候とするもの．筋痛，運動痛，運動障害がある．

#### （2）顎関節痛障害（Ⅱ型）

　顎関節痛とそれによる機能障害を主徴候とするもの．顎運動時の顎関節痛や顎運動障害がある．

#### （3）顎関節円板障害（Ⅲ型）

　顎関節内部に限局した，関節円板の位置異常ならびに形態異常に継発する関節構成体の機能的ないし器質的障害．顎関節内障と同義．関節円板転位の大部分を占める前方転位は，開口時に関節円板が復位するもの（a：復位性関節円板前方転位）と復位しないもの（b：非復位性関節円板前方転位）に大別される．前者は開口時にクリック音（コクっという感じの短い時間の単音）を生じる．

#### （4）変形性顎関節症（Ⅳ型）

　退行性病変を主徴候とするもの．関節雑音（とくにクレピタス：捻髪音：長い時間の摩擦音），顎運動障害，顎関節部の痛み（運動痛，圧痛）のうち，いずれか1つ以上の症状がある．

## 2）原因

原因は，以下のいくつかが複合していると考えられている．

### （1）咬合異常

咬合接触の異常や下顎頭位の異常など．

### （2）異常機能（parafunction）

ガラス工，楽器吹奏者，バイオリニストなどの職業的口腔習癖，昼間の噛みしめ習癖，増大した睡眠時ブラキシズムなど．

### （3）疼痛を伝達する神経系の異常

疼痛の信号が中枢へ伝達される神経の感受性の亢進，中継するシナプスの異常，下行性の疼痛抑制システムの機能低下など．

### （4）神経生理学的因子

精神的緊張による口腔習癖による筋疲労，筋スパズムによる筋・筋膜痛など．結果として生じた咬合異常が咀嚼パターンを変化，悪化させると考えられている．

### （5）心理社会的因子

不安，神経症傾向，うつ傾向など．

### （6）全身疾患および健康状態

変性性，内分泌性，感染性，代謝性，神経性，血管性などの全身疾患，月経不順，更年期，過労，睡眠障害，不適切な関節滑液の粘度や潤滑，関節弛緩など．

### （7）その他

顔形態の異常，下顎頭の左右側間の高さの違い，女性ホルモンなど．なお，国際基準では，過度または長時間の開口，打撲，スポーツ外傷，不正な姿勢，むちうち症などの外傷や遺伝的因子なども含まれる．

## ❷ オーラルディスキネジア

オーラルディスキネジア（oral dyskinesia）は下顎，口唇，舌などの反復性，常動性の不随意運動である．無意識に口をモグモグさせたり，舌を捻転または突出させる運動で高齢者に多くみられる．素因は，大脳基底核の血管性病変，向精神薬による大脳辺縁系の異常，抗Parkinson 病薬による線条体の異常などであり，咬合異常は発症因子または増悪因子と考えられている．

## ❸ 習慣性顎関節脱臼

習慣性顎関節脱臼は，顎関節脱臼が習慣性に生じる状態である．主な原因は，顎関節構造の異常，関節包や靱帯の弛緩による下顎頭の過剰運動，関節円板と下顎頭の協調異常，咀嚼筋の痙縮や協調異常などである．多くの場合，歯のガイドが弱くなって咬頭嵌合位が不安定となり，側方滑走運動時に後方臼歯が咬頭干渉している．

## ❹ 摂食嚥下障害

摂食嚥下障害は，自力で口から食べる能力が低下した状態である．原因は，食欲や体力の

低下, 意識障害, 嚥下運動障害, 心理的障害などである. 近年, 栄養分や水分の摂取の阻害, 誤嚥とそれによる誤嚥性肺炎, 構音や呼吸の阻害, 流涎, むせ（咳反射）とそれによる食欲の消失などを起こす嚥下障害などが重視されている. 原因は, 脳卒中に代表される脳血管障害, 神経や筋の異常, 加齢, 器質的変化などである. 嚥下障害は, 食物などが喉頭に侵入するが声門を越えない喉頭流入と, 声門を越えて気管に入る誤嚥に分類される.

## ❺ ブラキシズム

ブラキシズムは, 咀嚼筋群が何らかの理由で異常に緊張し, 咀嚼・嚥下・構音などの機能的な運動と関係なく, 非機能的に上下顎の歯を無意識にこすり合わせたり（グラインディング）, くいしばったり（クレンチング）, 連続的にカチカチと噛み合わせる（タッピング）習癖のことである（歯科補綴学専門用語集, 2023）. 睡眠中に行われるこれらの習癖は睡眠時ブラキシズムとよばれ, これらの非機能的運動は顎口腔系に種々の問題を引き起こす. 歯列の部分欠損をもつ患者や局部床義歯患者においては, 残存歯や支台歯に過大な力が負荷されることから, 歯の咬耗や動揺の増加, 歯のしみる感じ, 歯根の破折, 人工歯の摩耗, レストの摩耗や破損などにつながる.

ブラキシズムは中枢性に引き起こされるとされ, 咬合の異常が原因であるエビデンスはない. ブラキシズムの臨床診断は, 歯の咬耗, 顎や顎筋の疲労感, 咬筋の肥大, 骨隆起, 歯ぎしり音の指摘などにより行われる. 治療法には, 非機能的運動の習癖を改善する行動療法やナイトガードの装着などがあり, これらにより残存歯や支台歯への過度の力を分散させる.

## ❻ 口腔乾燥症

口腔乾燥症は, 唾液分泌の低下に起因して口腔の乾燥感や違和感を訴える状態である. この低下の原因には, 全身疾患（Sjögren 症候群, 関節リウマチ, 糖尿病, 唾液腺疾患など）, 薬物の服用（抗 Parkinson 病薬, $\beta$ 遮断薬, 降圧薬, 抗うつ薬, 精神安定薬など）, 脱水状態, 咀嚼機能の低下, 唾液腺障害（外科手術や放射線照射などによる）などがある. また, 口呼吸では唾液分泌量が正常でも口腔乾燥を生じやすい.

唾液分泌量が低下すると, 空嚥下が少なくなり嚥下機能が低下する. 口腔乾燥が重度になると, むせや咳きこみで嚥下が障害される. 義歯装着者が口腔乾燥になると義歯の維持が低下し, 顎堤粘膜は損傷しやすく義歯性潰瘍が多発する. それらがなくとも, 義歯の違和感が大きくなる.

口腔乾燥症の対応では, 全身疾患との関連が疑われる場合は主治医に対診するか, あるいは主治医と協議する. 薬剤が原因と考えられる場合は, 口腔乾燥の状態に応じて服用量を減らす, 副作用の少ない薬剤に変更するなど, 主治医と協議する. 唾液分泌改善薬や漢方薬の処方も効果的である. 口腔機能リハビリテーションとしての顎下腺や耳下腺のマッサージ, 舌体操なども効果的であり, 最近では, 口腔粘膜の保湿ケアとして洗口液や人工唾液の使用, 保湿剤のスプレー噴霧やスポンジによる塗布なども行われる. 義歯装着者には先の保湿ケアとともに, 義歯粘膜面にゲル状保湿剤を塗布することも有効である.

## 第6章

# 補綴学的咬合様式と局部床義歯（部分床義歯）補綴により回復される咬合

学修の目標

1 咬合様式を説明できる.
2 局部床義歯（部分床義歯）補綴の咬合で留意すべき点を説明できる.
3 局部床義歯補綴の咬合の考え方を説明できる.

## I 補綴学的咬合様式

　咬合様式とは，咬頭嵌合位と偏心位における咬合接触の状態であり，補綴歯科治療の範囲や補綴装置の種類，考え方などによって異なる.

### ❶ 咬頭嵌合位における上下顎の咬合接触

　咬頭嵌合位は，下顎頭の位置とは関係なく，上下顎歯列が最も多くの部位で接触し，安定した状態にあるときの下顎位である.

### 1）咬頭・鼓形空隙（辺縁隆線）関係（cusp-marginal ridge articulation scheme）

　天然歯列の多くは，下顎中切歯と上顎最後臼歯を除くとすべての歯が1歯対2歯の対合関係にあり，臼歯の機能咬頭は対合する臼歯の鼓形空隙または辺縁隆線に嵌合する（図1）. 小範囲の歯冠補綴や可撤性義歯補綴に適用される.

### 2）咬頭・小窩関係（cusp-fossa articulation scheme）

　1歯対1歯の対合関係であり，上下顎臼歯の咬合力を歯の長軸に向け，歯周組織への外傷性の影響を排除するため，機能咬頭は対合する臼歯の小窩に嵌入する（図2）. 主に，多数歯の歯冠補綴や全顎的な咬合再構成に適用される.

### ❷ 偏心位における上下顎の咬合接触

　偏心位の咬合様式は，咀嚼時や嚥下時の機能運動と密接に関係する.

### 1）前方滑走運動時

　咀嚼運動では，初めに切端咬合位付近で捕食し，その後，下顎前歯切端は上顎前歯舌面に接触しながら咬頭嵌合位へ向かって円滑に移動する. このとき，臼歯部は離開することが望

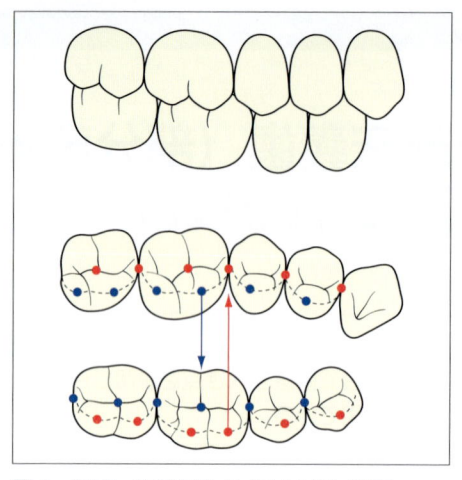

**図1** 咬頭・鼓形空隙（1歯対2歯）関係

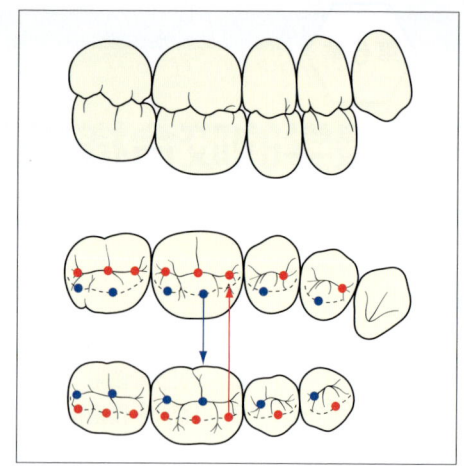

**図2** 咬頭・小窩（1歯対1歯）関係

ましい．そのためには，アンテリアガイダンス（下顎滑走運動による歯の指導要素）の矢状切歯路傾斜角は矢状顆路傾斜角より大きくなければならない．このとき，下顎頭は閉口方向に一致して回転する．しかし，矢状切歯路傾斜角が矢状顆路傾斜角より小さい場合，下顎頭は開口方向に回転するため神経筋機構の調和を欠き，臼歯部の早期接触による咬合異常が生じやすくなる．ただし，片顎総義歯（全部床義歯）や上下顎遊離端局部床義歯補綴では，滑走運動に協調した臼歯の均等な接触を付与する場合もある．

## 2）後方滑走運動時

嚥下運動では，下顎が咬頭嵌合位から後方（約1mm以内）へ移動し咬合接触が生じるので，後方滑走運動路上では左右側臼歯の均等な咬合接触が望ましい．

## 3）側方滑走運動時

側方滑走運動時の咬合様式は，以下の3つに大別される．

**（1）フルバランストオクルージョン（fully balanced occlusion）**

側方滑走運動時および前方滑走運動時に，作業側の歯だけでなく前歯も含めた平衡側の歯における上下顎の対応する咬合小面が全面に接触滑走し，咬合の平衡が保たれる咬合様式である．総義歯に与えられる咬合様式の1つである（**図3A**）．咬頭干渉に至らない平衡側の咬合接触は，日本の健常者では約30％に認められ，また顎関節部への過剰な負荷や下顎頭偏位を防ぐ作用があるのではないかといわれているが，近年の研究では，わずかな接触でも咀嚼機能を低下させることがわかっている．

**（2）グループファンクション（group function）**

下顎の前方滑走運動時には前歯が接触して臼歯部を離開させ，側方滑走運動時には作業側の複数の歯が接触し，平衡側では咬合接触のない咬合様式である．有歯顎者に望ましい咬合様式の1つとされている（**図3B**）．対合が総義歯である遊離端義歯の安定に有効である．

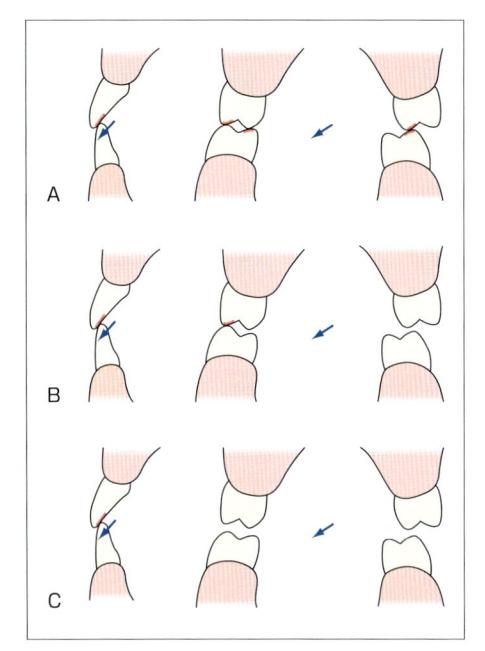

**図3**　有歯顎の咬合様式（右側方滑走運動時）
A：フルバランストオクルージョン．
B：グループファンクション．
C：犬歯誘導咬合．

### (3) 犬歯誘導咬合（cuspid protected occlusion）

　下顎の側方滑走運動時に作業側犬歯の咬合接触によって下顎を誘導し，臼歯部は離開する咬合様式である（**図3C**）．カスピッドプロテクテッドオクルージョンともよばれる．日本の健常者では，犬歯誘導咬合はグループファンクションよりも少なく，約15%といわれている．近年の研究では，側方滑走運動時の咬合接触は，上顎の犬歯舌側近心面と下顎の犬歯頬側面のほうが，その逆の場合より咬合性外傷の危険が少ないという．また，犬歯誘導咬合はグループファンクションと比較して機能的に優位であることがわかっている．

　以上の咬合様式は，切歯点を咬頭嵌合位から2mm側方滑走させ決定することが望ましい．

## Ⅱ 局部床義歯補綴により回復される咬合

### ❶ 局部床義歯補綴により回復される咬合で留意すべき点

①残存歯による負担と顎堤粘膜による負担とを併用するので，支持機構が複雑になる．
②残存歯と人工歯が混合した歯列で咬合接触を調和させる．
③支台歯や顎堤の状態によっては十分な支持や維持が期待できず，また義歯を介して残存歯，歯周組織，顎堤，顎関節などに外傷性の影響が及ぶおそれがある．

### ❷ 症例に応じた局部床義歯補綴の咬合の考え方

　症例の咬合支持が確立されているか否かが最も重要であり，それに応じて回復される咬合の考え方が異なる．左右の咬合支持域の数により示される Eichner（アイヒナー）の分類（**図4**）をもとに，咬合支持が残存歯で確立されている症例では，咬頭嵌合位の回復は比較的容易であり，義歯装着後も咬頭嵌合位は比較的よく維持される．

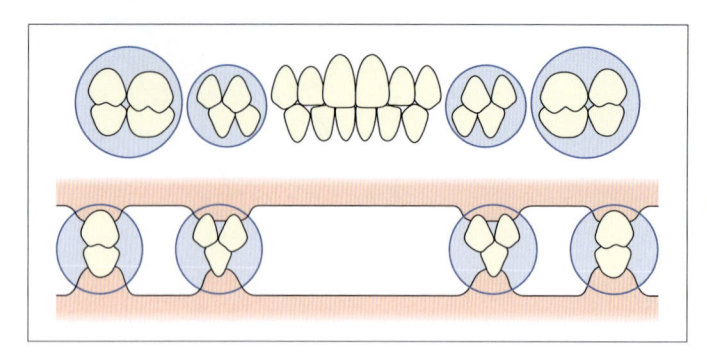

図4 Eichner の分類における 4 つの咬合支持域（歯学生のパーシャルデンチャー第 5 版，p.82 より．Eichner, 1955．改変）

一方，咬合支持が確立されていない（咬合支持が失われている）症例では，義歯により咬頭嵌合位を回復しなければならず，また回復された咬頭嵌合位の維持も困難である．なかでも，「すれ違い咬合」とよばれる症例は最も難症例となり，先の留意点を十分考慮して義歯と咬合様式を設計する．咬合支持が残存歯で確立されている場合でも，4 つの咬合支持域すべてが残存しているか，一部のみが残存なのか，あるいは咬合支持が 4 つすべて残存していないのかなどによって，義歯の咬合様式を変えなければならない．

## 1）咬合支持が確立されている症例

### （1）4 つの咬合支持域が残存している症例（Eichner の分類 A）

症例の多くは咬頭嵌合位が安定しており，残存歯による負担が主となる歯根膜負担の義歯となることが多い．この場合，残存している咬頭嵌合位に従って人工歯列の咬合接触を構築する．側方滑走運動は主として残存歯で誘導している場合が多く，人工歯列は接触させない．

### （2）いくつかの咬合支持域が残存している症例（Eichner の分類 B1〜B3）

残存している咬合支持域のみで咬頭嵌合位が安定している症例では，先の（1）に準じる．残存している咬合支持域が 1 つか 2 つで，残存する臼歯だけでは咬頭嵌合位が安定しない症例では，義歯は歯根膜粘膜負担となり，先の 3 つの留意点をよく考慮する．側方滑走運動が残存歯で誘導される場合は，義歯の側方力を防止するため人工歯列の咬合接触は咬頭嵌合位のみとする．しかし，残存歯だけでは十分でない場合は，作業側では残存歯と人工歯列を同時に接触させ，平衡側では人工歯列は接触させないことが多い．

## 2）咬合支持が確立されていない（失われている）症例

### （1）4 つの咬合支持域が失われている症例
### 　　（Eichner の分類 B4，上下前歯部のみが残存している）

人工歯列の咬合接触は，咬頭嵌合位のみとする．犬歯が残存している場合は犬歯で誘導，犬歯が残存していない場合は第一小臼歯で誘導する．前歯の動揺，切端咬合やオーバージェットが大きい Angle II 級などにより前歯による誘導が期待できない場合には，フルバランストオクルージョンまたは片側性平衡咬合（側方咬合位において平衡側の咬合接触がない状態で，作業側人工歯の頰舌側咬頭のみ咬合接触）にする．

## (2) 残存歯はあるが咬合していない症例（Eichner の分類 C1）

　咬頭嵌合位を人工歯列により決定させるため，基本的には総義歯の咬合に準じてフルバランストオクルージョンとする．「すれ違い咬合」に代表される多数歯欠損の場合では，多くが顎堤の高度な吸収，それに伴う脆弱な顎堤粘膜や人工歯列の設定が不安定となる上下顎顎堤の対向関係を呈している．そのため，咬頭嵌合位の咬合力と偏心位の側方力を軽減する咬合様式が望ましい〔後述の（4）を参照〕．

## (3) 上下顎のどちらかが無歯顎の症例（Eichner の分類 C2）

　この場合も咬頭嵌合位を人工歯列により決定させるため，総義歯の咬合に準じるフルバランストオクルージョンとする．

### ①上顎が無歯顎で下顎が歯根膜負担の症例

　基本的には，フルバランストオクルージョンであるが，遠心の支台歯の負担能力が低い場合には平衡側の咬合接触を避け，片側性平衡咬合にする．

### ②上顎が無歯顎で下顎が両側遊離端の症例

　義歯が推進現象を起こしやすく，上顎前歯部と下顎臼歯部の顎堤とともに下顎の残存歯が外傷力を受けるので，フルバランストオクルージョンにする．原則として第二大臼歯を排列しない．

## (4) 残存顎堤が不利な条件にある症例

　咬頭嵌合位の咬合力と偏心位の側方力を軽減する咬合様式が望ましい．基本的には，多くの残存歯を支台歯とし義歯床をできるだけ広く設計することで支持を強める．また，人工歯の咬合面を小さくする，人工歯の咬頭傾斜を緩くする，人工歯数を減らすなどにより，垂直力や側方力を軽減する．さらに，モノプレーンオクルージョン，リンガライズドオクルージョン，レデュースドオクルージョンなど，顎堤への負担を軽減する咬合様式を用いる．

### ①モノプレーンオクルージョン

　咬頭嵌合位では無咬頭人工歯が平坦面で咬合接触し，偏心位の滑走運動時の誘導がない総義歯の咬合様式である．前歯のオーバーバイトを小さく，オーバージェットを大きくし，顎堤への側方力による外傷を防止するために，主に垂直力として誘導する（図5）．

### ②リンガライズドオクルージョン

　咬頭嵌合位と側方滑走運動時に上顎臼歯舌側咬頭のみを下顎臼歯に咬合接触させ，咬合力を舌側寄りに誘導して義歯の安定化を図る総義歯補綴の咬合様式である（図6）．平衡側の咬合接触を付与せず片側性平衡咬合とする方法（Pound 法）もある．

### ③レデュースドオクルージョン

　リンガライズドオクルージョンの1つであるが，上顎臼歯舌側咬頭を球状の杵〈きね〉，下顎臼歯中心窩を凹状の臼〈うす〉と想定し，咬頭嵌合位と後方滑走運動時を含むあらゆる偏心位で作業側，平衡側ともに咬合接触させる咬合様式である．咬合接触時の咬合力を可能な限り顎堤の垂直方向へ誘導し，機能時の義歯の安定化を図る（図6，7）．

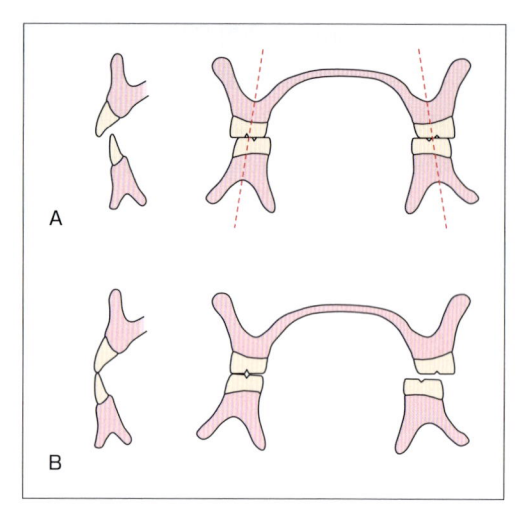

**図5** モノプレーンオクルージョン
A：咬頭嵌合位，B：側方咬合位.

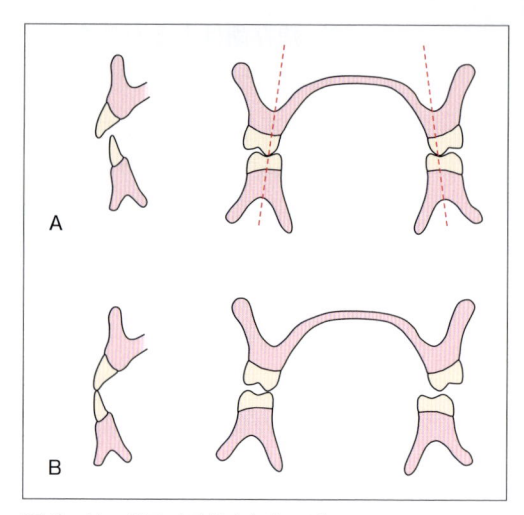

**図6** リンガライズドオクルージョン
A：咬頭嵌合位，B：側方咬合位.

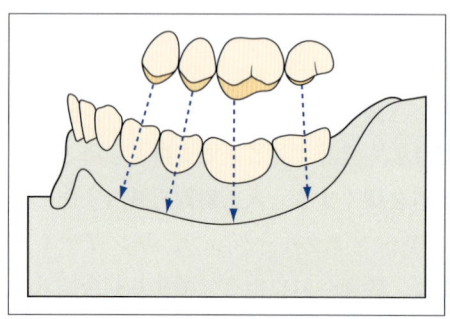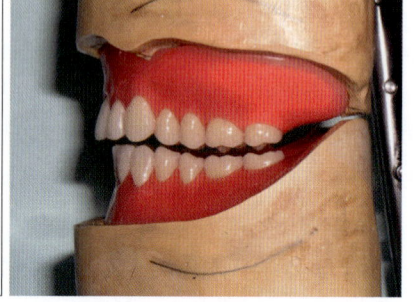

**図7** レデュースドオクルージョン
下顎人工歯の長軸を下顎顎堤に垂直に排列し，咬合力を垂直圧として誘導する.

(Gerber, 1971.)

## ❸ オーバーデンチャー補綴の咬合の考え方

　すれ違い咬合や残存歯の負担能力が疑われる症例では，オーバーデンチャー（第29章参照）の設計を検討する場合がある．オーバーデンチャーとすることで咬合力を軽減でき，支持と維持が向上するが，片側のみの少数の支台歯では義歯が不安定になりやすい．このような症例ではフルバランストオクルージョンにするが，上顎の前歯部，とくに犬歯が両側性に残存する症例では，義歯床内面と歯根面とを接触させアンテリアガイダンスを弱くした犬歯誘導咬合にする.

## 第7章

# 咬合器の概念

　咬合器とは，上下顎模型の装着が可能であり，頭蓋に対する顎と歯の相対的位置関係および各種下顎位や下顎運動を生体外で再現する機器のことをいう．生体の上下顎歯列の位置関係や下顎運動を生体外で再現することにより，形態的・機能的に調和した補綴装置を製作することができる．また，上下顎模型を生体と近似した位置関係で咬合器上に装着することで，上下顎の歯の接触関係や下顎運動を3次元的に観察でき，咬合関係の検査や治療計画の立案などに使用できる．しかし，咬合器上での下顎運動は，生体の下顎運動と近似するものの完全には一致しないこと，歯列模型が生体の粘弾性を再現できないこと，などを踏まえる必要がある．

　形態的には上弓と下弓から構成される．機能的には，顆路調節機構である関節部，切歯路調節機構である切歯指導部，模型を装着する体部，から構成される（図1）．

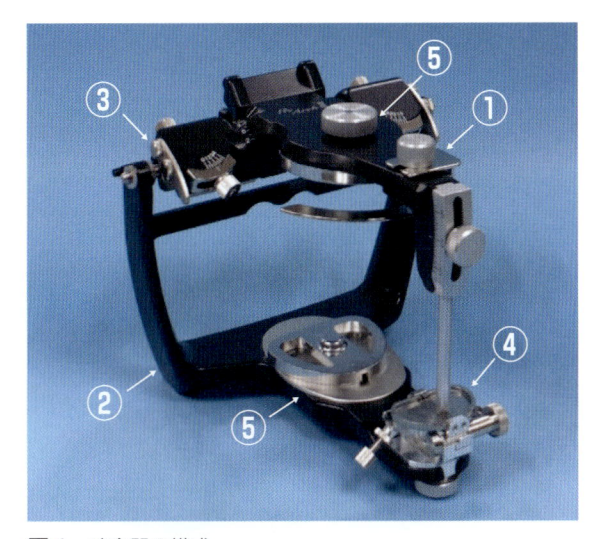

**図1** 咬合器の構成
①上弓．②下弓．③関節部．④切歯指導部．⑤体部．

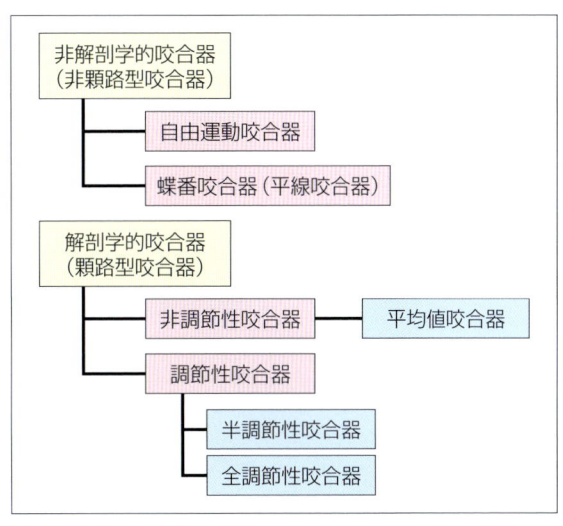

**図2** 咬合器の分類

# 咬合器の分類

これまでに多くの咬合器が開発されており，形態的および機能的にさまざまに分類される．一般には，調節機構に基づいて，非解剖学的咬合器（非顆路型咬合器）と解剖学的咬合器（顆路型咬合器）とに大別される（**図2**）．咬合器を正しく選択し，使用するためには，咬合器の分類と機構を十分理解しておくことが必要である．

## ❶ 非解剖学的咬合器（非顆路型咬合器）

顆路を再現できない咬合器の総称であり，装着された歯列模型の咬合面の接触によって偏心運動を行う自由運動咬合器，咬頭嵌合位のみを再現して蝶番的開閉のみができる蝶番咬合器（平線咬合器）などがある（**図3**）．

非解剖学的咬合器は，取り扱いを簡便にするため小型化されている．しかしながら，小型化された咬合器は，開閉口運動の軌跡が生体に比較して著しく小さくなるので，開閉口運動の誤差が大きくなり，早期接触のある補綴装置が製作されやすい．また，切歯指導釘がないため，咬合器上で咬合高径を変更するといった操作ができない．さらに，模型の装着基準が明確でなく，咬合平面と上弓のフレームをある程度平行にして模型を装着するといった大まかな装着となる．

### 1) 自由運動咬合器（図3A）

下顎運動を指導する機構をもたず，装着された上下顎模型の咬合面の接触により，術者の意図に応じて偏心運動を自由に行う咬合器をいう．咬頭嵌合位は上下顎の模型の接触のみで保持される．模型上の咬頭や斜面によって下顎運動を誘導させて用いるため，インレーなどの小規模の修復物の製作に適している．しかし，臨床で最も重要な咬頭嵌合位の再現が不正確になるので，注意が必要である．

### 2) 蝶番咬合器（平線咬合器，図3B）

上弓と下弓が単純な蝶番によって連結されており，開閉運動のみを行える咬合器をいう．

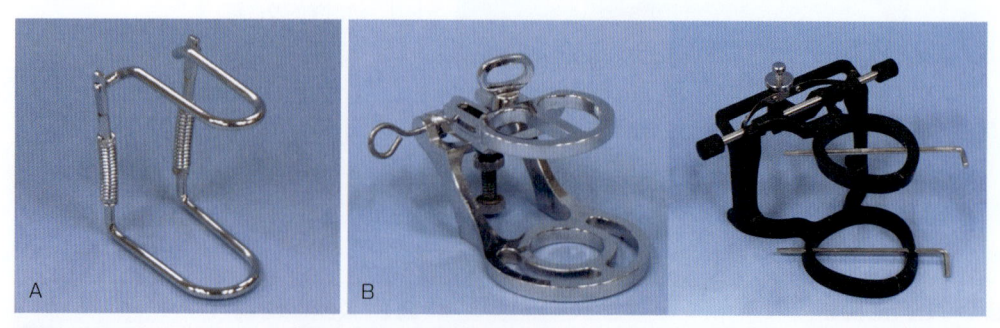

**図3** 自由運動咬合器（A）と蝶番咬合器（平線咬合器，B）

簡易的に側方運動様の運動が行えるものがあるが，生体の側方運動とは大きく異なるため，使用には注意が必要である．

## ❷ 解剖学的咬合器（顆路型咬合器）

　解剖学的咬合器のほとんどは，生体と類似した大きさをもち，関節部の構造が生体の顎関節に類似して顆路が再現できる．これにより，咬合器の関節部と歯列との位置関係（距離）が生体と同等に保たれ，生体の下顎運動に近似した運動を再現できる．解剖学的咬合器は，調節機構の違いにより，非調節性と調節性に分類される．非調節性咬合器には平均値咬合器があるが，調節性咬合器には調節機能の違いから半調節性咬合器と全調節性咬合器がある．調節性咬合器は，顆路指導機構（顆路指導部と顆頭球）によりアルコン型とコンダイラー型，あるいはボックス型とスロット型に分類される．

### 1）解剖学的咬合器の分類

#### (1) 平均値咬合器（非調節性咬合器，図4）

　調節機構をもたず，矢状顆路傾斜角（20～40°），側方顆路角（10～15°），切歯路角（0～30°），Balkwill角（20～30°），Bonwill三角（10 cm，約4 inch），顆頭間距離などの下顎運動の各要素を解剖学的平均値にした非調節性咬合器をいう．模型の咬合器装着は付属の咬合平面板を用い，定められた位置で模型を装着する．模型の装着が平均的位置からずれてしまうと，下顎運動の再現は不正確となる．

#### (2) 半調節性咬合器（図5）

　前方運動時の矢状顆路と側方運動時の平衡側（非作業側）の側方顆路を調節する機構を有するが，作業側顆路を調節できず，顆路は直線で再現されることが多い．上顎模型の咬合器装着にはフェイスボウを用い，記録したチェックバイトを用いて咬合器を調節する．

#### (3) 全調節性咬合器（図6）

　下顎限界運動を精密に再現する機構を有する．前方運動時の両側の矢状顆路および側方運動時の平衡側の側方顆路に加え，運動量が小さい作業側の側方顆路も調節できる．また，顆

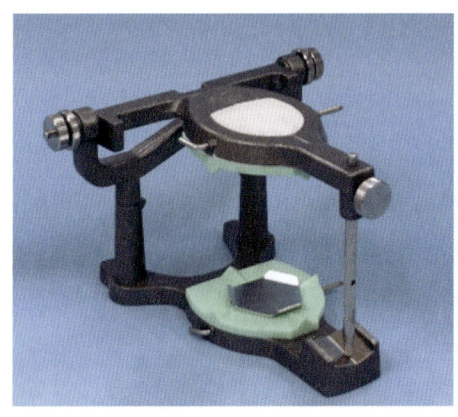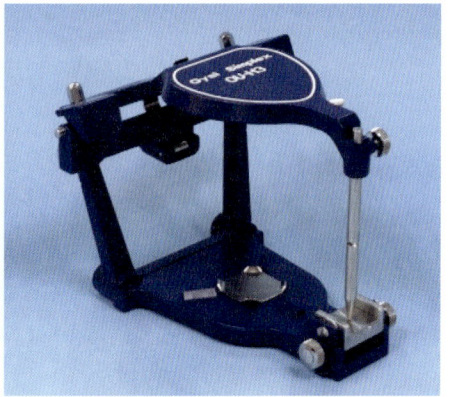

図4　平均値咬合器

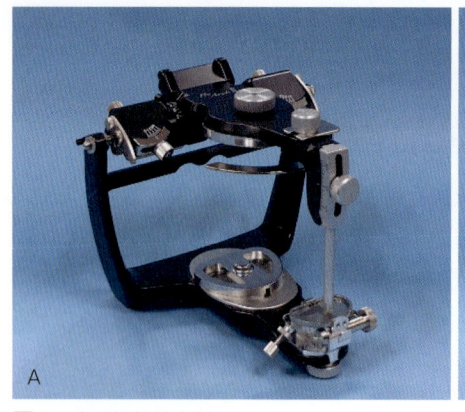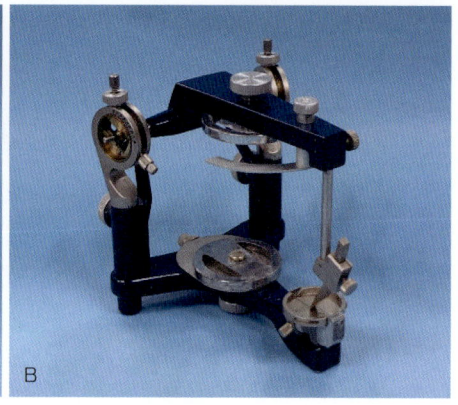

**図5** 半調節性咬合器
A：アルコン型．B：コンダイラー型．

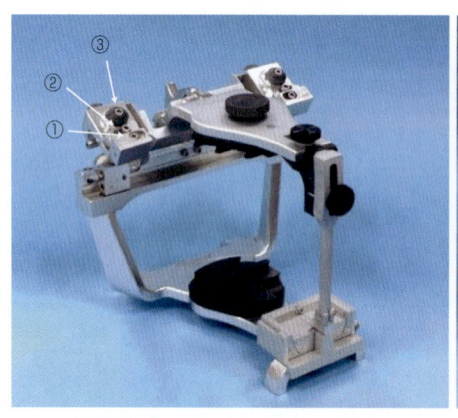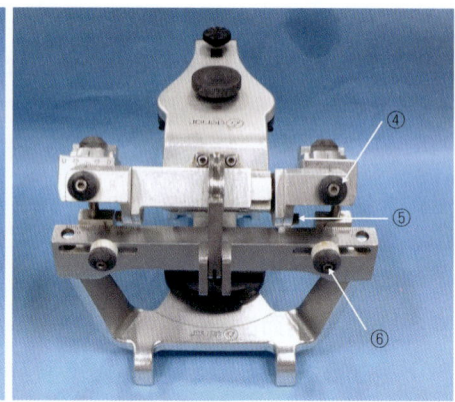

**図6** 全調節性咬合器
①イミディエイトサイドシフトの調節．②プログレッシブサイドシフトの調節．③後壁の調節．
④上壁の調節．⑤矢状前方顆路傾斜角の調節．⑥顆頭間距離の調節．

頭間距離などの調節機構をもち，それぞれの顆路は生体と同じ曲線で再現される．なお，全調節性咬合器の調節には，パントグラフなどで記録した生体の前方・側方滑走運動経路を用いる．

## 2）調節性咬合器の顆路指導機構による分類

### （1）関節部の構造による分類

#### ①アルコン型咬合器（図7A）

生体と類似した構造であり，上弓に顆路指導部を，下弓に顆頭球（コンダイル）を備える．

#### ②コンダイラー型咬合器（図7B）

生体と逆の構造であり，上弓に顆頭球（コンダイル），下弓に顆路指導部を備える．上顎模型は上弓，顆路指導機構は下弓にあり独立するために，垂直的顎間距離を変えると本来一定である顆路傾斜が変化するという欠点がある（**図8**）．

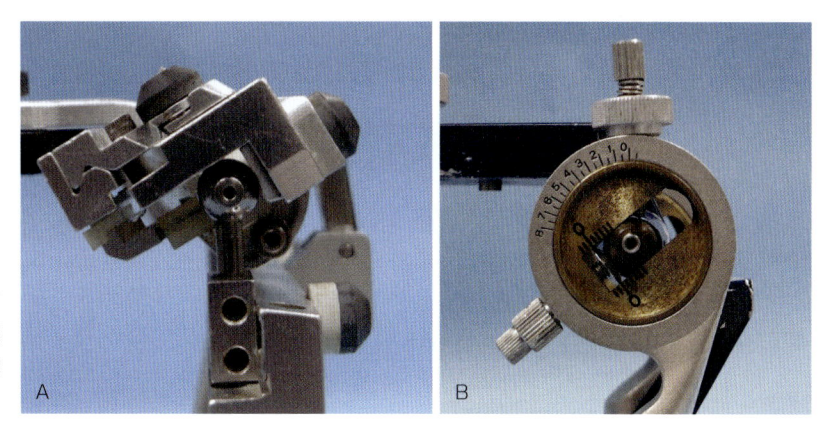

**図 7** アルコン型（ボックス型）咬合器（A）とコンダイラー型（スロット型）咬合器（B）の顆路指導機構

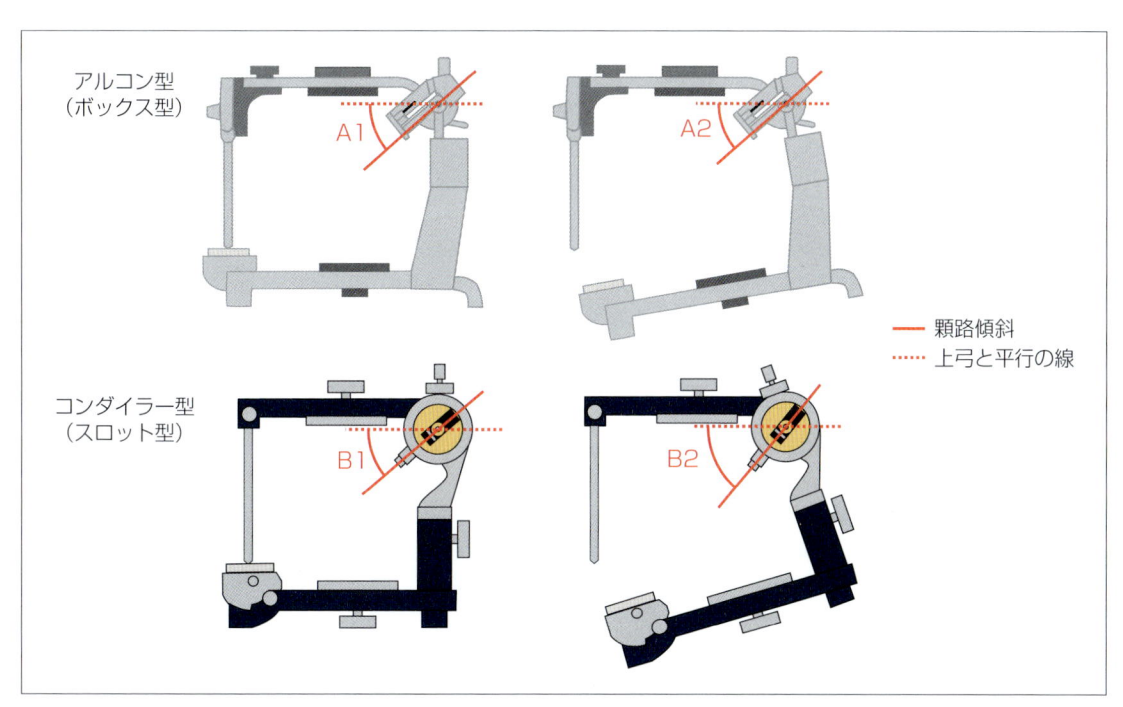

**図 8** アルコン型咬合器とコンダイラー型咬合器の違い

A1，B1：咬合器を閉口させた状態．A2，B2：咬合器を開口させた状態．
アルコン型咬合器（上図）は，生体に類似した構造で上弓に顆路指導部を備えるため，切歯指導釘の長さ（垂直的顎間距離）を変えても上弓に対する顆路傾斜は不変（A1＝A2）である．一方，コンダイラー型咬合器（下図）は下弓に顆路指導部を備えるため，上弓に対する顆路傾斜が変化（B1≠B2）し，切歯指導釘の長さ（垂直的顎間距離）を増すと顆路傾斜角は増加（B1＜B2）する．

## （2）顆路指導部による分類

### ①ボックス型咬合器（図 7A）

顆頭球は関節窩を模倣した箱型の顆路指導部（フォッサボックス）の壁面に沿って移動する．

### ②スロット型咬合器（図 7B）

顆頭球は顆路指導部の溝（スロット）に沿って移動する．

# 矢状顆路傾斜角と側方顆路傾斜角の調節

**A：アルコン型**
**（デナーマークⅡ®）**

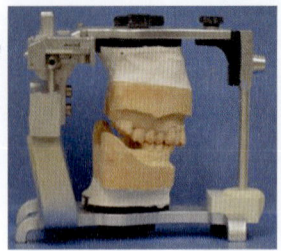
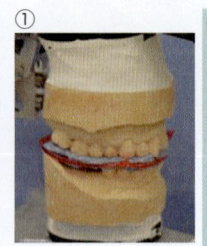
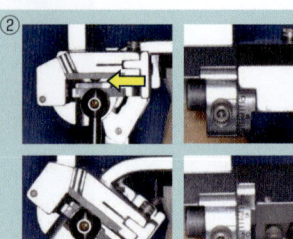

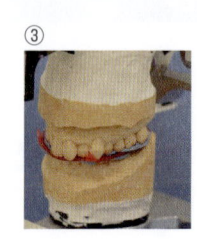
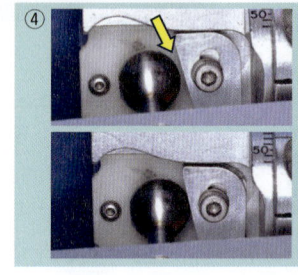
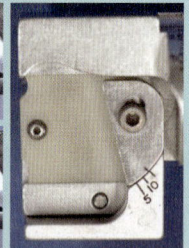

**前方位チェックバイトによる矢状顆路傾斜角の調節**

①：セントリッククラッチを外したまま上顎歯列を前方位チェックバイトに適合させる.

②：フォッサボックスの上壁が顆頭球と接触するまでフォッサボックスを前方に回転させる. 接触したときの角度を矢状顆路傾斜角とする. 本症例の場合は 39°で接触した.

**側方位チェックバイトによる側方顆路傾斜角の調節**

③：上顎模型を右側方位チェックバイトに適合させ, ④：平衡側（左側）の側方顆路傾斜角を最大値 17°にする.

④：平衡側顆頭球とフォッサボックスとの間に間隙が生じる（黄色矢印）ので, 側方顆路傾斜角を減少させ, 間隙がなくなったときの目盛りが左側方顆路傾斜角である. 本症例では 14°であった.

**B：アルコン型**
**（プロアーチ®）**

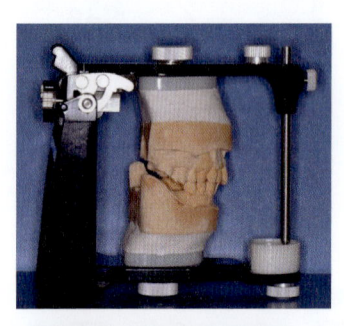
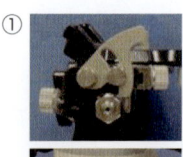
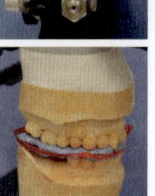
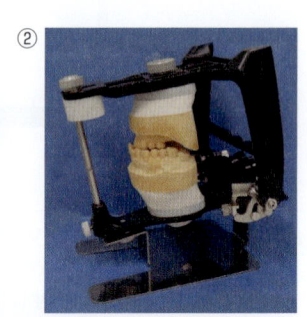

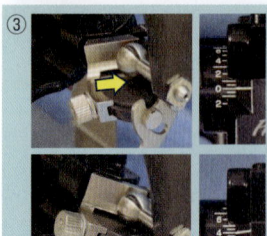
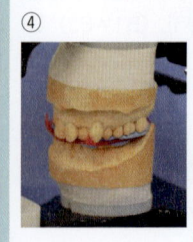
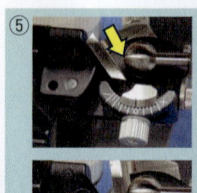
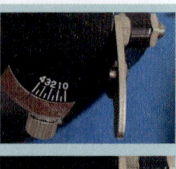
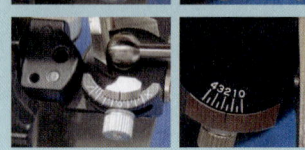

アルコン型（プロアーチ®）の場合, 調節方法はデナーマークⅡ®と同じであるが, フォッサボックスの中の状態が見えない（①）ため, 咬合器を逆さ（②）にして前方位チェックバイトによる矢状顆路傾斜角の調節（③）と側方位チェックバイト（④）による側方顆路傾斜角の調節（⑤）を行う.

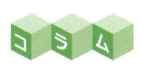 **矢状顆路傾斜角と側方顆路傾斜角の調節（つづき）**

C：コンダイラー型

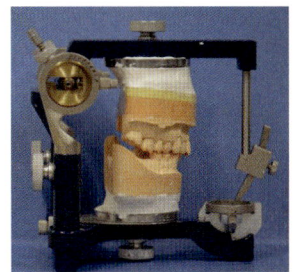 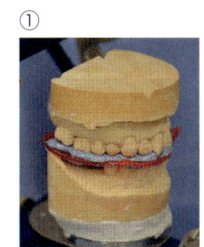 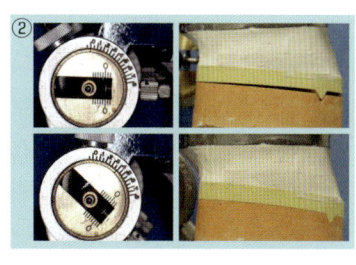

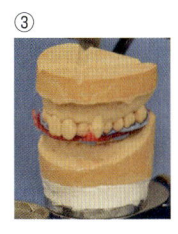 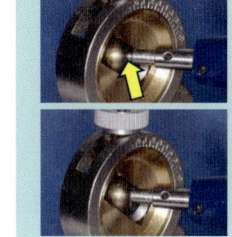 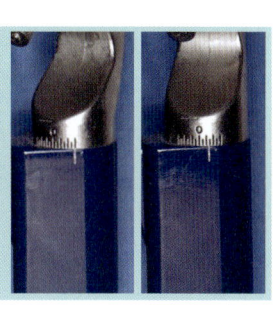

**前方位チェックバイトによる矢状顆路傾斜角の調節**

①：上顎模型のスプリット部を分離し，歯列を前方位チェックバイトに適合させる．

②：顆路傾斜角を 0°より大きくしていき，スプリット部が完全に適合したときの角度を矢状顆路傾斜角とする．本症例の場合は 39°で適合した．

**側方位チェックバイトによる側方顆路傾斜角の調節**

③：上下顎歯列模型を右側方位チェックバイトに適合させ，左側方顆路傾斜角を調節する．

④：平衡側（左側）の側方顆路傾斜角を最大値 30°にする．平衡側顆頭球とショルダー部に間隙が生じる（黄色矢印）ので，側方顆路傾斜角を減少させ，間隙がなくなったときの目盛りが左側方顆路傾斜角である．本症例では 14°であった．

# Ⅱ 咬合器の選択

　蝶番咬合器や自由運動咬合器などの非解剖学的咬合器は，下顎運動の再現性が低く，適切な咬合を有する補綴装置の製作が困難であること，残存歯が少ない場合には模型による下顎位の保持が不安定となることなどから，局部床義歯の製作に適さない．

　局部床義歯の製作に平均値咬合器を使用してもよいが，咬合高径を変える必要がある場合や，咬合干渉の有無や咬合平面の検査などといった咬合器上での咬合診断を必要とする場合は，顆路傾斜を調節できる半調節性咬合器の使用が望ましい．全調節性咬合器は下顎運動の再現性が高く，パントグラフなどで記録した生体の前方・側方滑走運動経路を用いて調節を行うが，欠損状態によってはパントグラフの記録ができない．これらのことから，局部床義歯の製作には平均値咬合器あるいは半調節性咬合器を使用する．

---

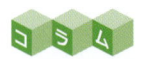

**左側方運動時の咬合器の動き**

アルコン型

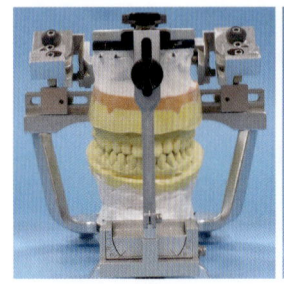 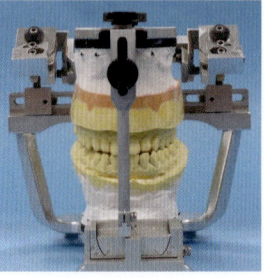 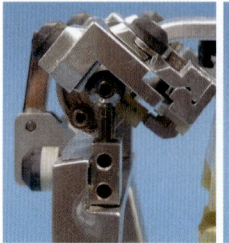 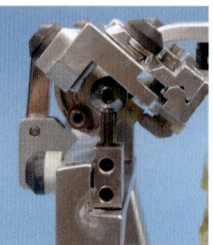

| 中心咬合位 | 左側方咬合位 | 中心咬合位 | 左側方咬合位 |
|---|---|---|---|
| | | 顆路指導部と顆頭球（右側） | |

コンダイラー型

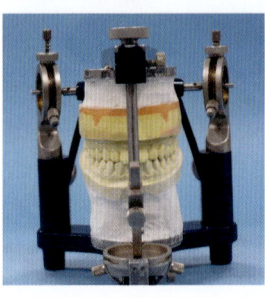 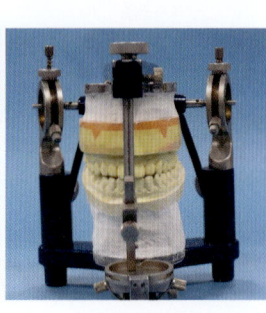 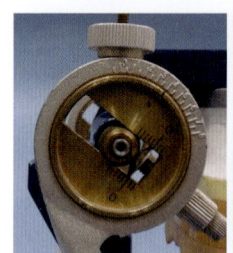 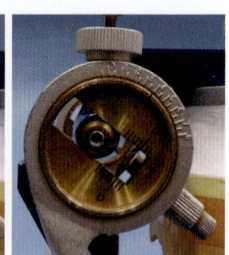

| 中心咬合位 | 左側方咬合位 | 中心咬合位 | 左側方咬合位 |
|---|---|---|---|
| | | 顆路指導部と顆頭球（右側） | |

**切歯指導釘**：アルコン型咬合器とコンダイラー型咬合器のどちらも側方運動時に運動と逆方向へ移動する．
**顆路指導部と顆頭球**：側方運動時，生体では平衡側の下顎頭が前下方に移動するが，咬合器では上弓が動くため生体とは逆の移動になる．そこで，アルコン型咬合器では平衡側の顆路指導部，コンダイラー型咬合器では平衡側の顆頭球が後上方に移動する．したがって，アルコン型ではみかけ上は顆頭球が前下方に移動し，生体と類似する．

# 局部床義歯（部分床義歯）の特徴と構成要素

**学修の目標**

1　局部床義歯（部分床義歯）の特徴を説明できる.
2　局部床義歯の構成要素の役割を説明できる.
3　局部床義歯の構造を説明できる.
4　局部床義歯特有の臨床操作を説明できる.

## I ── 局部床義歯（部分床義歯）の特徴

　部分的な歯列の欠損に対する補綴歯科治療方法としては歯の移植，ブリッジ，インプラント，局部床義歯があるが，局部床義歯は1歯欠損から1歯残存まで多様な欠損形態に対応が可能であるため臨床的に多く使用されている（令和4年度歯科疾患実態調査[1]においては，被調査者の20.1%が装着）．局部床義歯の特徴を**表**に示す.

**表**　局部床義歯の特徴

1. 歯列部分欠損症例に対する可撤性の補綴装置である.
2. 1歯欠損から1歯残存まで，多様な歯の欠損様式に対して多様な支台装置や連結子（連結装置）などの設計により対応可能である.
3. 連結子を用いることにより，複数の欠損部位を連結して1顎1床の補綴装置とすることができる.
4. 咬合力や咀嚼力などの機能力の負担様式として，支台歯による負担（歯根膜負担），欠損部顎堤による負担（粘膜負担），その両者による負担（歯根膜粘膜負担）の3通りがある.
5. 義歯の維持は支台装置であるクラスプ，アタッチメントなどが担う.
6. 可撤性であることから，清掃，修理，リライン，リベースなどが容易である.
7. インプラントを支台として利用することができる.
8. ブリッジやインプラントに対して暫間補綴装置とすることができる.
9. 総義歯（全部床義歯）への移行義歯とすることが容易である.
10. 矯正装置への応用が可能である.
11. オクルーザルアプライアンスの形態を付与できる.
12. 欠損症例の多様な治療目的を満たし，暫間補綴装置としても用いられる.

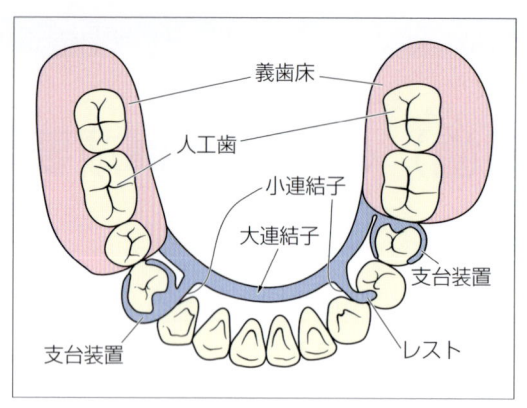

**図1** 局部床義歯の構成要素

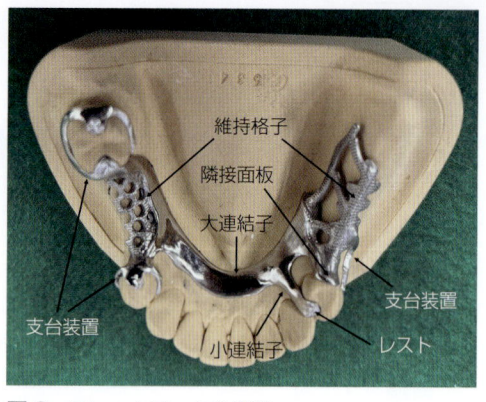

**図2** フレームワークの構造

## Ⅱ — 局部床義歯の構成要素とそれらの役割 (図1, 2)

### ❶ 支台装置

### 1) 目的

　支台装置（維持装置）の目的は局部床義歯を支台歯に連結し，義歯の動きを抑制し，所定の位置に保持し，義歯を口腔内で安定させることである．支台装置は支持（咬合力による義歯の沈下に抵抗する作用），把持（義歯に加わる水平成分に抵抗する作用），維持（義歯に加わる離脱力に抵抗する作用）の機能によりその目的を達する．

### 2) 要件

①局部床義歯を口腔内の所定の位置に保持し，安定させる．
②十分な支持力，十分な把持力，適正な維持力を有する．
③受動性を有する（局部床義歯が機能していない状態では支台歯に外力を与えない）．
④拮抗作用を有する（支台歯に加わる側方力に対して相反する力を与える）．
⑤装着感がよい（異物感が少ない）．
⑥衛生的である（自浄性を損なわない）．
⑦機械的強度に優れ，口腔内で化学的に安定である．
⑧審美的である．

### 3) 分類

**（1）構造による分類**

　支台装置は，構造によりクラスプとアタッチメントに大別される．加えて，支持を担うレスト，把持を担う隣接面板があるが，これらはクラスプに組み込まれることが多い．さらには単独では維持を発揮しない補助支台装置としてフックとスパーが含まれる．

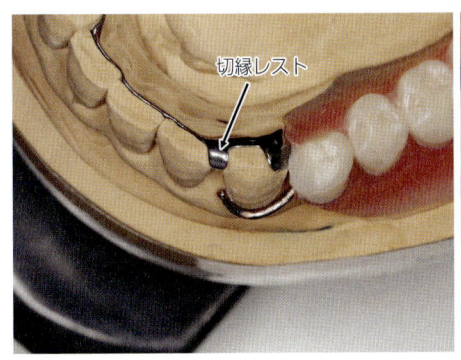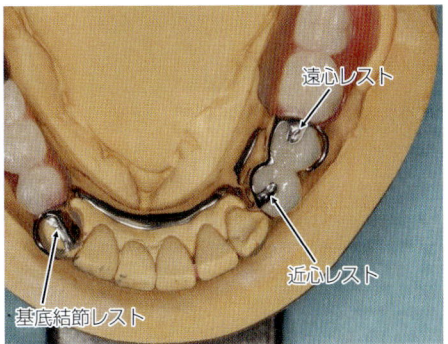

**図3**　各種レスト

**①クラスプ（第12章参照）**

　支台装置としての使用頻度は高く，その種類も多い．主たる構造である鉤腕が支台歯に接することにより，支持，把持，維持の機能を発揮する．形態により環状鉤とバークラスプに，製作法により鋳造鉤と線鉤に分類される．

**②アタッチメント（第12章参照）**

　支台歯に固着される固定部と，義歯に組み込まれる可撤部から構成され，両者が嵌合することにより支持，把持，維持の機能が発揮される．欠損部に隣接する歯に設定される直接支台装置と，欠損部から離れた歯に設定され義歯の回転に抵抗する間接支台装置に分類される．鉤腕がないことから審美性，支台歯への力の規制に優れるが修理が困難であり，高価であることなどの問題もある．形態により歯冠外アタッチメント，歯冠内アタッチメント，根面アタッチメント，バーアタッチメントに分類される．

**③レスト（第11章参照）**

　クラスプの鉤体部，義歯床，バーなどから突出し，支台歯のレストシートに適合する金属製の小突起をいう．支持を担うとともに義歯に加わる咬合力の支台歯への伝達，横揺れの防止，食片圧入の防止，咬合接触の回復など多様な機能を有する．適用部位により咬合面レスト，切縁レスト，基底結節レスト（舌面レスト）に分類される．さらに咬合面レストは，遠心レストと近心レストに分けられる（**図3**）．

**④隣接面板**

　支台歯に形成されたガイドプレーンに対応する機構として義歯に設けられた金属部分をいう（**図2**参照）．機能としては，義歯の着脱を誘導し容易にすること，支台歯への側方力を減少させること，食片圧入を防止することなどがあげられる．

**⑤フックとスパー**

　義歯の安定を得る目的で，支台歯間線を挟み義歯床とは反対側に設置される補助支台装置をいう．小連結子により義歯床または大連結子に連結され，装置単独では維持力を発揮しないが，義歯の動きに抵抗して義歯を安定させる機能を有する．フック（**図4上**）は切縁隅角部に設置される切縁レストのような装置であり，スパー（**図4下**）は歯の舌側面に設置されるレストのような装置である．

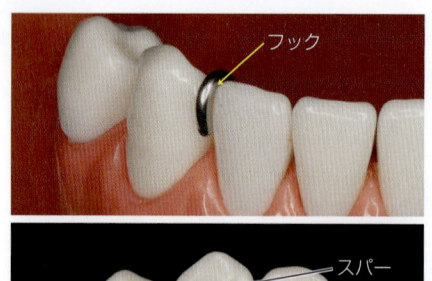
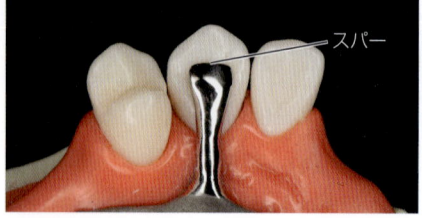

**図 4** フックとスパー

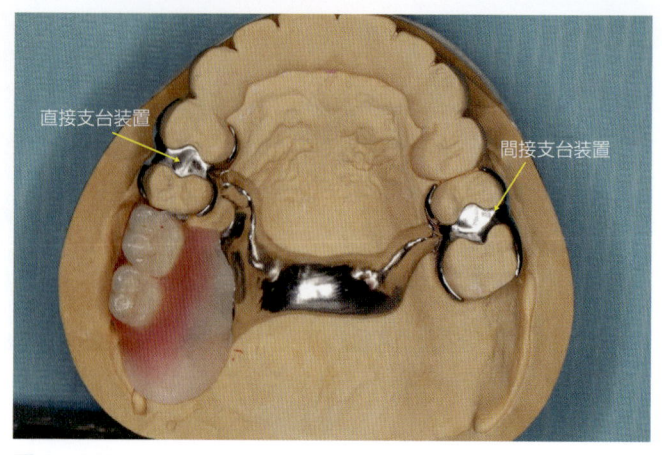

**図 5** 直接支台装置と間接支台装置

### (2) 設定部位による分類（図 5）

支台装置は，歯列内に設定される位置により，直接支台装置と間接支台装置に分類される．
①直接支台装置

欠損部に隣接する歯に設定される支台装置であり，支持，把持，維持の機能を担う．
②間接支台装置

欠損部から離れた歯に設定され，主に支台歯間線を軸とした義歯の回転に抵抗する機能を有する．

## ❷ 連結子（第 13 章参照）

### 1）目的

連結子（連結装置）とは，離れた位置にある義歯の構成要素を連結する金属部分をいい，これにより義歯を一体化する．連結子の目的は，義歯の構造の単一化による機械的強度の向上，義歯に加わる咬合力の伝達・配分，義歯の動きの抑制による義歯の安定性の向上，義歯の取り扱いの容易化などである．

### 2）要件

①強固でたわまない．
②衛生的である．
③舌などの可動組織の運動を阻害せず，装着感に優れる．
④残存歯や粘膜に有害なストレスを及ぼさない．
⑤義歯の沈下や水平的動きを抑制する．

### 3）分類

連結子は大連結子と小連結子に分類される．

### (1) 大連結子

　離れた位置にある義歯床と義歯床，義歯床と間接支台装置などを連結する．形態や設定部位などにより以下のように分類される．

(i) 形態的分類

①バー：幅径が3〜8 mm，厚径が2〜3 mm であり，断面形態はカマボコ型（上顎）あるいは洋梨型（下顎）とすることが多い．

②ストラップ：幅径はバーより幅広く，プレートより狭く，8〜20 mm 程度であり帯状を呈する．パラタルストラップとして上顎のみに用いられる．

③プレート：幅径はストラップよりさらに広く，板状を呈する．両側性の多数歯欠損症例に用いられることが多い．

(ii) 部位別分類

①上顎：上顎に用いられる大連結子は，パラタルバー，パラタルストラップ，パラタルプレートに分類される．

②下顎：下顎に用いられる大連結子は，リンガルバーとリンガルプレートに分類される．

③その他の大連結子：残存歯の舌側傾斜が強い場合や顎堤部にアンダーカットや骨隆起がある場合，パラタルバーやリンガルバーが使用できないため，歯列の外側に設定する外側バーを使用することがあり，設定部位により唇側バーまたは頬側バーという．

### (2) 小連結子

　クラスプやレストなどを義歯床や大連結子に連結する金属部分で，鉤脚やレストの脚部と同義となることが多い．

## ❸ 義歯床（第13章参照）

### 1）目的

　欠損部顎堤や口蓋部を覆い，人工歯が排列される部分．その目的は人工歯の保持，咬合力の顎堤への伝達，外観の回復，義歯の維持安定などである．

### 2）要件

①強度に優れ，破折や変形が生じにくい．

②装着感に優れる．

③衛生的である．

④調整が可能である．

⑤修理やリラインが容易である．

⑥色調が審美的である．

### ❹ 人工歯 （第13章参照）

#### 1）目的

　人工歯は天然歯の代用として用いられ，その目的は歯の欠損により失われた審美性，咬合接触を回復することである．

#### 2）要件

①残存歯と調和している．
②対合歯との咬合接触，隣在歯との隣接接触を適切に付与できる．
③形態修正が容易である．

#### 3）種類

　レジン歯，硬質レジン歯，陶歯，金属歯などが使用され，排列スペースや対合関係を考慮して選択される．

## Ⅲ 局部床義歯の構造による分類 （図6）

#### 1）レジン床義歯

　義歯床が床用レジンで製作された義歯．構成要素である支台装置，連結子が義歯床に埋め込まれ，床用レジンにより結合された構造を有する．アクリリックレジンが用いられることが多いが，射出成形レジンが使用されることもある．

#### 2）金属床義歯

　義歯床の一部，支台装置，連結子，維持格子を一塊鋳造（ワンピースキャスト）で製作した金属の骨格部分であるフレームワークに義歯床と人工歯が機械的に結合された構造を有する．設計の自由度が高く，適合性や強度に優れ，体積も小さいことから異物感が少なく装着感がよい．

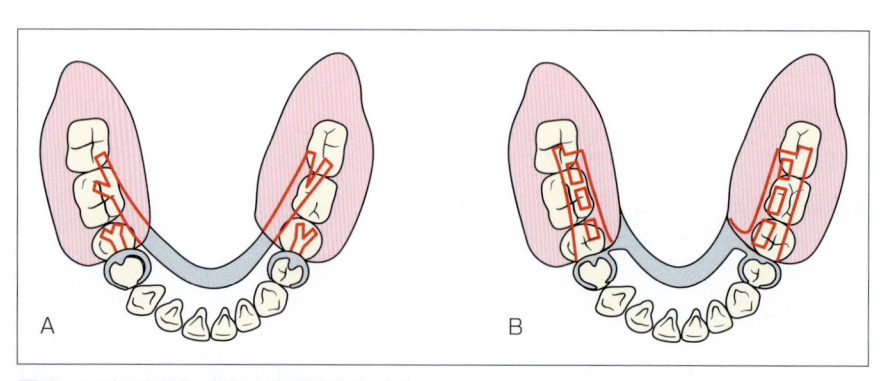

**図6**　レジン床義歯（A）と金属床義歯（B）
赤線はレジン床内の金属部分

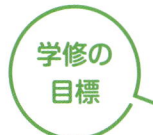

# 局部床義歯（部分床義歯）の選択

第9章

**学修の目標**

1 歯列の部分欠損に対する補綴歯科治療の選択にかかわる諸因子を説明できる.
2 ブリッジによる補綴歯科治療を説明できる.
3 可撤性局部床義歯（部分床義歯）による補綴歯科治療を説明できる.

## I 口腔以外の諸因子

歯列欠損に対する補綴装置の選択にあたっては，患者の口腔以外の因子にも配慮しなければならない.

### 1）年齢

若年者では天然歯を可能な限り保存し，発育途中でのブリッジやインプラントといった固定性補綴装置による処置は避けるべきである．また，高齢者ではフレイル，要介護，要支援に該当する患者が増加する．このような患者では，手指の巧緻性や認知機能の低下によって近い将来自身での口腔内の清掃が困難となることも考えられるため，可撤性で清掃が容易な補綴装置を優先することもある.

### 2）健康状態

健康状態が不良な患者では，抜歯やブリッジのための支台歯形成などの処置が肉体的，精神的に負担過剰となることもある．また，全身疾患の影響で観血的な治療が不可能な場合もある．そのような患者では，侵襲性の低い治療を選択することになる.

### 3）治療費用

治療方法を選択する際には，患者が負担する費用も考慮しなくてはならない．保険診療が適用されている治療方法や材料には限界があるため，保険外診療（自由診療）で可能な治療方法の説明も患者に行う必要がある．治療費用は患者自身が治療法を選択する際の重要な因子の1つとなりうる.

### 4) 患者の希望と理解度

　歯科医師が歯列欠損の治療を行う際は，可及的に予知性の高い治療を実施したいと考える．しかし，歯科医師と患者では歯科治療に対する理解度に差があり，患者によっても残存歯への関心や治療後の口腔管理に対する理解度に差がある．現代の「患者中心の医療」では患者が補綴歯科治療に望むことを傾聴し，それにしたがって歯科医師は専門的見地から補綴歯科治療の提案を行い，治療方法の選択を行う．

### 5) 職業的因子

　患者の職業や社会的な要望から，即時義歯や暫間義歯が必要な場合がある．また，構音や楽器の演奏に適した補綴装置が求められることや審美的要求が高い場合もある．

### 6) 時間的因子

　歯列の部分欠損に対して補綴歯科治療を行う際に，欠損部位のみの治療では患者の口腔内環境が改善できない場合もある．補綴前処置の範囲や種類によっては治療が長期に及ぶことも考えられるため，欠損部分に対して即時義歯や暫間義歯が必要な場合もある．また，継続した通院が可能な場合は中長期的な組織保存を考慮した治療が可能であるが，患者によっては短期的な主訴の改善を優先しなければならない場合もある．

### 7) 患者の同意（インフォームドコンセント）

　以上の 1)〜6) の口腔以外の諸因子と口腔内の諸因子を併せて，歯科医師は各治療方法に関する既知のエビデンスに基づいて，複数の治療方法を考える．それらの方法の長所と短所をわかりやすい言葉で患者に説明し，提示した治療方法に患者の同意が得られた後に治療を開始する．これをインフォームドコンセント（説明と同意）という．近年ではこの概念がさらに発展し，よく説明を受けたうえで患者自身が最終的な治療法を選択する，インフォームドチョイス（説明を受けたうえでの選択）が重要となっている．

## Ⅱ ブリッジ

　ブリッジは 1 歯から数歯が欠損している場合に，欠損部に隣接している残存歯を支台歯とし，支台装置，ポンティック，連結部で構成される補綴装置である．支台装置とポンティックが固定性に連結された固定性ブリッジ，補綴装置の一部に可撤性の連結機構を含んだ半固定性ブリッジ，ブリッジの全部または一部が可撤性である可撤性ブリッジに分類される．

　少数歯の中間欠損では，支台歯に固定されるブリッジを選択するか，任意に着脱できる局部床義歯を選択するかの判断が必要となる．ブリッジと局部床義歯のどちらが適切であるかを判断するには，両治療法の長所と短所を熟知したうえで選択する必要がある（**図 A**）．

### 1) ブリッジの長所と短所

　**表 1** に少数歯の中間欠損に対してブリッジ（支台装置が全部被覆冠）と局部床義歯とを比

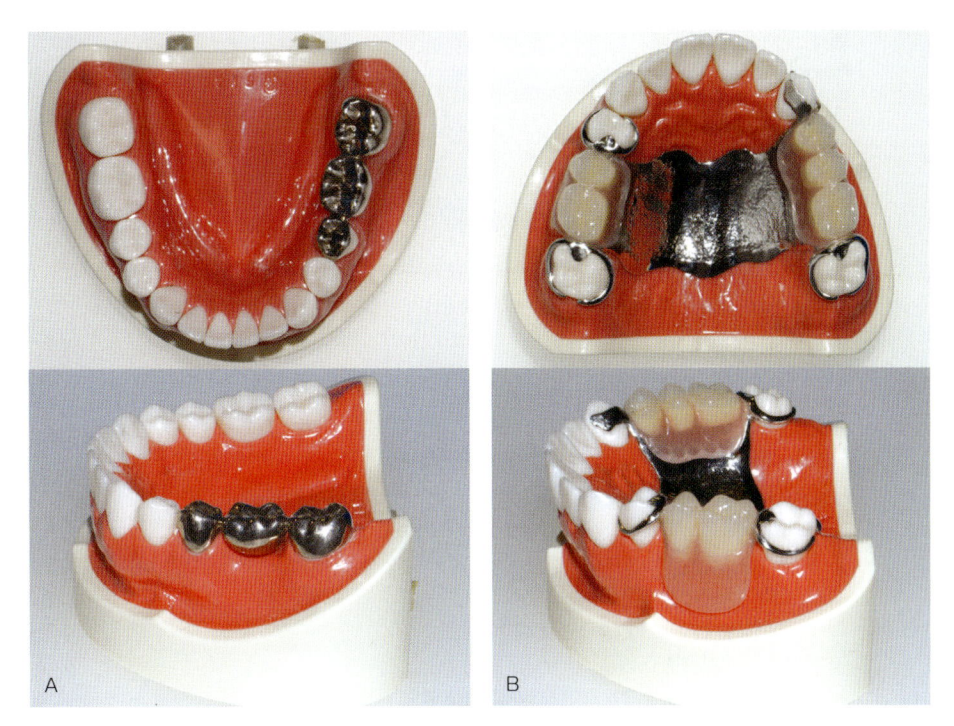

**図**　ブリッジと可撤性局部床義歯の比較
A：ブリッジ（支台装置は全部金属冠）．残存歯と一体化することにより歯列ならびに咬合を安定化できる．天然歯に近い形態で歯列欠損を回復でき，材料によっては歯冠色にすることも可能である．
B：可撤性局部床義歯（両側性中間欠損）．支台歯の削除量はブリッジの場合に比べると少なく，多様な欠損に適用できる．ブリッジに比べると異物感が大きく，咀嚼能力も低い．

　較した長所と短所を挙げる．口腔全体の生物学的・生理学的視点に立った場合，少数歯欠損であればブリッジによる治療が有利である．しかし，支台歯や欠損部顎堤の状態から適切でないと判断される場合は，局部床義歯の使用を考える．

## 2）ブリッジの適応症

　少数歯の中間欠損の場合，ブリッジは局部床義歯より優先して選択される治療方法であるが，適用できる欠損歯数が限られている．以下にブリッジの適応症とされる欠損を挙げる．
①臼歯部の少数歯中間欠損
②前歯部の少数歯中間欠損
③上記の欠損の組み合わせ
　治療方針を決定する際は，欠損歯数，支台歯の動揺度，支台歯の位置および植立方向，歯槽骨の吸収程度などを評価したうえで支台歯としての負担能力に応じた支台歯数を判定する．また，支台歯の負担能力が低い場合でも，孤立歯を含めて固定を兼ねたブリッジによる一次固定が適用される場合もある．支台歯の支持能力は歯根表面積に比例すると考えられており，歯種別の歯根表面積の平均値を求めて支台歯選択の基準とする Ante の法則やDuchange（デュシャンジュ）の指数が利用されることもある．

**表1** ブリッジの長所と短所

| 長所 | 短所 |
|---|---|
| ①支台歯に固定され，形態が天然歯列に近く，装着感が良好である． | ①支台歯の削除量が多い． |
| ②外形が単純で，自浄性が高い． | ②修理が困難である． |
| ③咀嚼能力が高い． | ③支台歯とポンティックが連結固定されているため，清掃が困難な部分もある． |

**表2** 局部床義歯の長所と短所

| 長所 | 短所 |
|---|---|
| ①遊離端欠損に対応できる． | ①可動性がある． |
| ②長い中間欠損では，支台歯の支持能力の不足を義歯床下粘膜で補うことができる． | ②咀嚼能力が劣る． |
| ③欠損から離れている歯も間接支台歯として利用できる． | ③異物感がある． |
| ④人工歯の排列位置の自由度が大きいため，よりよい審美性や咬合の回復ができる場合がある． | ④審美性が劣る． |
| ⑤調整や修理が容易である． | ⑤支台装置や義歯床が接触する歯面の自浄性が劣る． |
| ⑥支台歯の削除量は全部被覆冠を支台装置とするブリッジに比べて少ない． | |
| ⑦設計によっては二次固定の効果を期待できる． | |

　以下のような場合は欠損歯数がブリッジの適応症であっても，ブリッジによる補綴処置の適応とはならない．
①支台歯の支持能力が不十分である
②頬舌的方向の圧に対する抵抗性が不足している
③支台歯周囲の歯槽骨の吸収が大きく，支台歯の動揺が大きい
④ポンティックと欠損部顎堤の位置関係にずれがある
⑤顎堤の吸収が著しい前歯部欠損で審美的に満足な結果が得られない
⑥支台歯が完全に萌出していない若年者
⑦長時間の治療が困難な高齢者や有病者

## Ⅲ 局部床義歯

　局部床義歯は支台装置と義歯床に支持を求める可撤性の有床義歯で，1歯欠損から1歯残存までのあらゆる欠損に対応可能である．
　また，支台歯の選択や義歯床の形態の自由度がブリッジよりも高く，歯列欠損の位置や歯数だけでなく残存する歯列や残存歯の状態と欠損部の顎堤の状態に応じた形態とすることが可能である．また，局部床義歯は修理が容易であるため，残存歯の抜去や前処置が必要な症例であっても，治療用義歯として暫間的に用いることもできる（図B，表2）．

### 1）局部床義歯の適応症

　ブリッジで補綴できない遊離端欠損や多数歯欠損などが局部床義歯の適応となる．一方，少数歯の中間欠損の場合はブリッジを考えるが，適応できないと診断した場合は局部床義歯とする．また，局部床義歯にはその使用目的により暫間義歯，即時義歯，移行義歯，診断用義歯，治療用義歯がある（第 3 章，第 28 章参照）．

　暫間義歯は最終義歯が装着されるまでの間に使用する義歯で，即時義歯，移行義歯，診断用義歯，治療用義歯は広義の暫間義歯に含まれる．即時義歯は抜歯前に予定部位を削除・調整した模型上で製作する義歯で，抜歯後ただちに装着される．移行義歯は比較的早期に抜歯が予測された場合，抜歯までの期間に使用される義歯である．治療用義歯は最終義歯の製作に先立ち咬合治療や粘膜治療を行うために装着する義歯のことである．これらの義歯はそれぞれの目的に応じて用いられるが，最終義歯がブリッジやインプラント義歯である場合でも暫間的に用いられることもある．

　局部床義歯の適応症を以下に示す．
①遊離端欠損
②多数歯欠損
③欠損部の歯槽骨吸収が著しい
④支台歯が未成熟で完全に萌出していない若年者
⑤長時間の治療が困難な高齢者や有病者

### 2）局部床義歯の非適応症

　部分的な歯列欠損において局部床義歯が適応できない口腔内の条件はない．しかし，患者に強い嘔吐反射があり局部床義歯を受け入れられない場合では，それ以外の補綴処置を検討する．

## Ⅳ　インプラント義歯

　インプラント義歯は，歯列欠損部の顎骨内にインプラント体を埋入し，その上に上部構造を装着するものである（第 31 章参照）．上部構造には固定式，術者可撤式，患者可撤式の補綴装置がある．ブリッジや局部床義歯と比較すると新しい治療法であるが，長期的に良好な臨床成績が多いことから予知性の高い補綴歯科治療方法といわれている．上部構造の設計によって欠損歯数や最後方臼歯の有無にかかわらず適応できるが，患者側の条件（骨量や骨質，全身疾患の有無など）によっては，大規模な前処置を要したり，治療自体が不可能な場合もある．

　インプラント補綴においてインプラント体を単独で支台とする場合は欠損部隣接歯を削除する必要がなく，機能回復，審美性，装着感に優れる．インプラント体を支台とするオーバーデンチャー（第 29 章Ⅲ参照）の場合は，一般的な有床義歯と比べて義歯の維持・安定に優れ，審美性を損なわない．一方，短所としては，外科処置を要する，インプラントシステムにそれぞれ専用の器具や材料が必要，治療費用が高額，治療期間が長い，などがある．

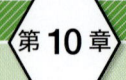

# 第10章

# 局部床義歯（部分床義歯）の分類

学修の
目標

1 力の負担様式を説明できる.
2 中間欠損と遊離端欠損の違いを説明できる.
3 Kennedy の分類を説明できる.
4 Eichner の分類を説明できる.

　局部床義歯（部分床義歯）を設計する歯列状態は，1 歯欠損から 1 歯残存までの多数のパターンが存在するため，それぞれの症例に固有の欠損と咬合の状態を，系統的な症型として評価する必要がある．歯の欠損状態の分類や咬合支持の状態の分類によって残存歯列の特徴を容易に把握することができ，治療上の情報伝達に有効である.

## I ─ 力の負担様式

　局部床義歯の設計に際して，義歯に加わる力の基本的な負担様式を理解しておく必要がある．負担様式には，歯根膜負担，粘膜負担，歯根膜粘膜負担の 3 種類がある.

### 1）歯根膜負担
　歯根膜負担とは，咬合力，咀嚼力などの力を歯根膜に負担させる様式をいう（**図 1A**）．この負担様式の要素として，①外力の大きさと方向，②咬合面の形状，隣接歯の有無，③歯の植立位置と方向，④歯根膜の被圧変位量と面積などがある．歯根膜の被圧変位量は 25〜100 $\mu$m で，感覚の感度は比較的高く，感覚機構は歯根膜の機械受容器である．ブリッジの設計時の支台歯の選択の根拠になっている Ante の法則や Duchange<sup>デュシャンジュ</sup>の指数は，この負担能力の観点に基づくとされる.

### 2）粘膜負担
　粘膜負担とは，咬合力，咀嚼力などの力を顎堤粘膜に負担させる様式をいう（**図 1B**）．この負担様式の要素は顎堤粘膜のみで，その被圧変位量は数百 $\mu$m〜1 mm である．感覚機構は粘膜の機械的受容器で，感覚の感度は比較的低い.

### 3）歯根膜粘膜負担
　歯根膜粘膜負担とは，咬合力，咀嚼力などの力を歯根膜と顎堤粘膜の両者に負担させる様

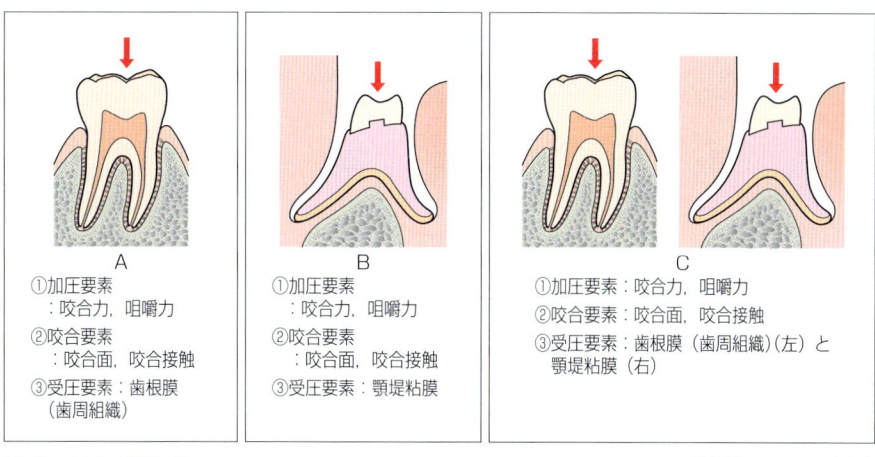

**図1　力の負担様式**　　　　　　　　　　　　　　（市川，2015．より）
A：歯根膜負担．B：粘膜負担．C：歯根膜粘膜負担．

式をいう（**図1C**）．局部床義歯の多くはこの負担様式となる．局部床義歯の支台装置のレストや外冠が力を受ける部分は歯根膜負担となり，顎堤粘膜に接する義歯床粘膜面が力を受ける部分は粘膜負担となる．

## Ⅱ　中間欠損と遊離端欠損

### 1）中間欠損

　中間欠損とは，歯列の部分欠損症例において欠損部の近遠心側のいずれにも歯が存在するものをいう（歯科補綴学専門用語集，2023）．このような欠損に設計される義歯を中間義歯とよぶ．中間義歯においては，人工歯部に加わる力はレストおよび義歯床を介して残存歯と顎堤粘膜に伝達される．しかしながら，歯根膜の変位量は $25\sim100\,\mu\mathrm{m}$，顎堤粘膜の変位量は数百 $\mu\mathrm{m}\sim1\,\mathrm{mm}$ のため，力は残存歯で大部分が負担され，義歯床の沈下は歯根膜分程度のごくわずかとなる（**図2**）．片側性に欠損部が存在し，かつ欠損部の近遠心両側に残存歯が存在する場合に設計される片側性中間義歯と，両側にわたって欠損部が存在し，かつ欠損部の近遠心両側に残存歯が存在する場合に設計される両側性中間義歯に分類される．

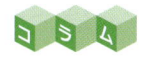

**インプラント体支持**

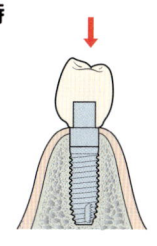

　インプラント体支持とは，咬合力，咀嚼力などの力を，インプラント体を介して顎骨に負担させる様式をいう．受圧要素は顎骨のみで，その被圧変位量は3〜5 $\mu\mathrm{m}$ とされ，骨膜受容器であることから，感覚の感度は低い．

①加圧要素
　：咬合力，咀嚼力
②咬合要素
　：咬合面，咬合接触
③受圧要素：顎骨

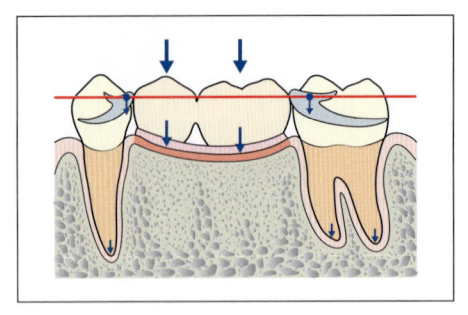

**図2** 中間欠損
矢印は力を示す.

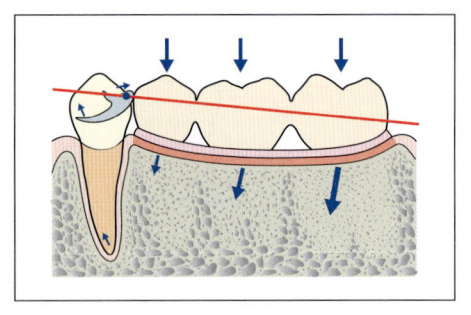

**図3** 遊離端欠損
矢印は力を示す.

### 2）遊離端欠損

　遊離端欠損とは，歯列の部分欠損症例において欠損部の遠心側に歯が存在しないものをいう（歯科補綴学専門用語集，2023）．遊離端欠損に設計される局部床義歯では，力の負担様式が中間欠損の場合とまったく異なる．人工歯部に加わった力は，支台歯に適合するレストを中心に義歯を遠心回転させる．支台歯の歯根膜の変位量が25〜100 $\mu$m に対して顎堤粘膜の変位量は数百 $\mu$m〜1 mm であるため，義歯床遠心端の沈下量および支台歯に加わる負担は大きくなる（**図3**）．したがって，遊離端欠損に局部床義歯を設計する場合は，支台歯にかかる負担の配分を考慮することが重要となる．

#### （1）片側性遊離端義歯

　歯列の部分欠損症例において，片側性の遊離端欠損形態を片側性遊離端欠損（Kennedy II級，後述）といい，そこに設計される義歯を片側性遊離端義歯という．このような症例では，義歯の把持，維持，安定性を求めて欠損側と反対側の残存歯に間接維持装置を設計する．

#### （2）両側性遊離端義歯

　歯列の部分欠損症例において，両側性の遊離端欠損形態を両側性遊離端欠損（Kennedy I級，後述）といい，そこに設計される義歯を両側性遊離端義歯という．このような症例では，とくに欠損側近心端の残存歯の保護を考慮した設計が重要となる．

## Ⅲ　Kennedy の分類

　Kennedy の分類（1928）は，歯の欠損部位による片顎単位の分類法である．上下顎片顎歯列における残存歯と欠損部の位置関係を説明するので，欠損歯の分布状態がわかる分類である．遊離端欠損と中間欠損の状態を I 級〜IV 級に分類する．さらに，I 級〜III 級では中間欠損の数により類を追加する（**図4**）．IV 級は両側にまたがる中間欠損のみの場合であるため類はない．また，第三大臼歯は基本的に分類の対象外であるが，支台歯の場合は分類対象となる．分類基準が単純で，症例の残存歯と欠損部位との位置関係を容易にイメージできることから，世界中で広く使用されている．この分類法は，支台装置，連結子，床縁の位置と形態，咬合様式など，症例に応じた基本的な義歯設計を考えるうえで有効である．Kennedy の分類の臨床応用上の利点と欠点を**表1**に示す．

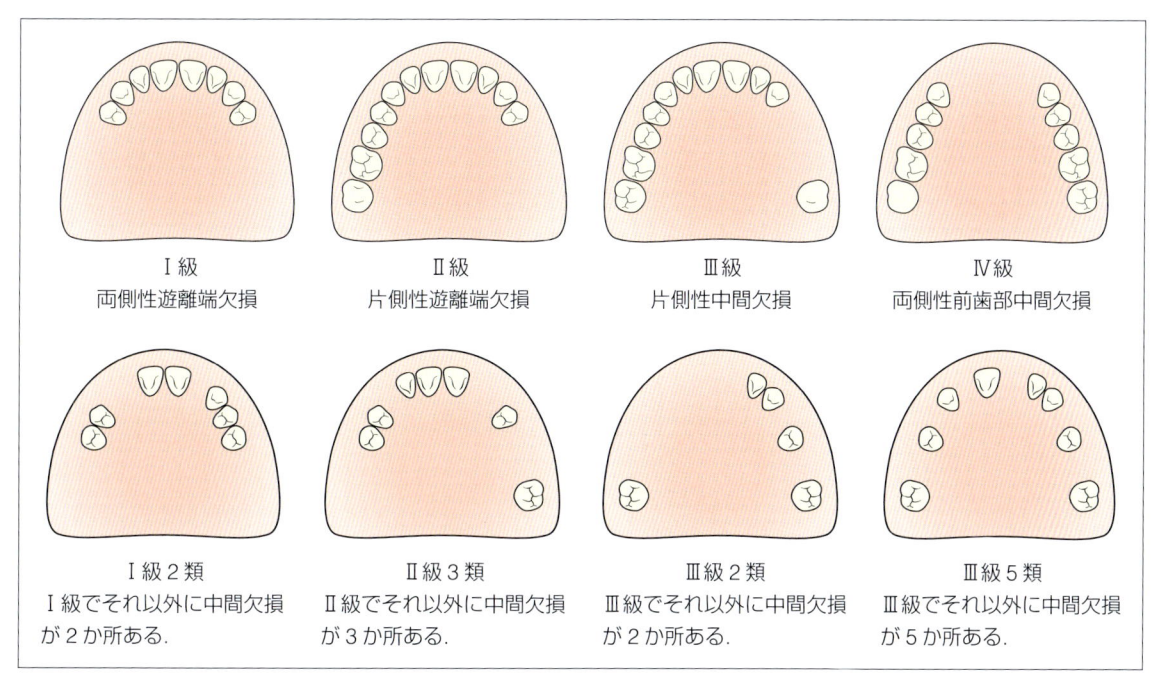

**図4**　Kennedy の分類と類のつけ方

**表1**　Kennedy の分類の臨床応用上の利点と欠点

| 利点 | 欠点 |
|---|---|
| ①残存歯と欠損部顎堤との位置関係がわかる.<br>②対応が困難な遊離端欠損を重視している.<br>③分類基準が単純明快でわかりやすい.<br>④情報伝達が容易に行え，臨床応用上有用である. | ①欠損歯種が不明である.<br>②欠損歯数が不明である.<br>③負担様式（歯根膜負担，歯根膜粘膜負担，粘膜負担）が不明である.<br>④対合歯との咬合関係が不明である.<br>⑤支台装置の位置など義歯の構造が不明である. |

（歯学生のパーシャルデンチャー　第5版，p.80，より）

## Ⅳ — Eichner の分類

　Eichner の分類（1955）とは，上下顎の左右側小臼歯部および大臼歯部の計4か所の咬合支持域の有無により A，B，C の3型に分類するものをいう（**図5**）. A は咬合支持域が4か所あるもの，B は咬合支持域が3か所以下のもの，C は咬合支持域がないものである. さらに，A1〜A3，B1〜B4，C1〜C3 の10種に分類され，咬頭嵌合位の安定性や咬合支持能力，下顎位や下顎頭位の保持能力を把握するうえで有用な分類である.

　なお，前歯部は咬合接触関係が存在しても咬合支持域と判定しない. 通常，第三大臼歯はないものとして考えるが，第三大臼歯が存在して，そこに中心咬合位で有効な咬合支持が認められる場合は，第三大臼歯を咬合支持域の対象とする. また歯式上，$\underline{7}$ と $\overline{6}$，$\underline{6}$ と $\overline{7}$，$\underline{5}$ と

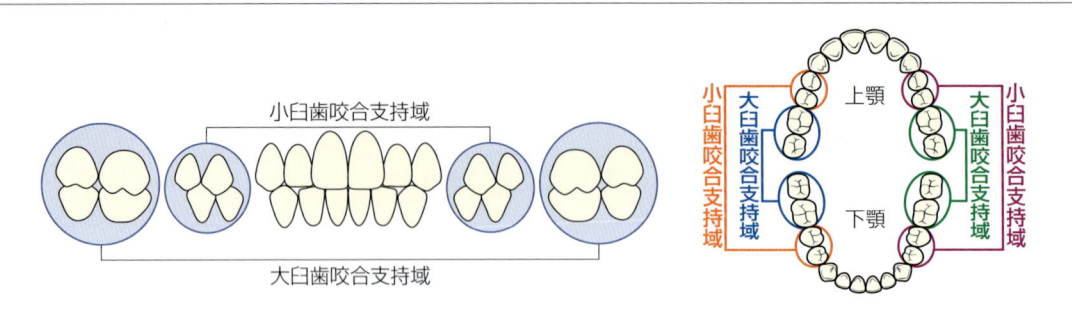

Eichner の分類における4つの咬合支持域（左図は歯学生のパーシャルデンチャー第5版, p.82より. Eichner, 1955, 改変）

| A：咬合支持域が4か所 | B：咬合支持域が3か所以下 | C：咬合支持域がない |
|---|---|---|
| A-1：欠損のない歯列<br>7 6 5 4 3 2 1｜1 2 3 4 5 6 7<br>7 6 5 4 3 2 1｜1 2 3 4 5 6 7 | B-1：3か所<br>7 5 4 3 2 1｜1 2 3 6 7<br>7 6 5 3 2 1｜1 2 3 4 5 6 7 | C-1：上下顎に残存歯がある歯列<br>7 6 5 4 3 1 2 3 5 7 |
| A-2：片顎に限局した欠損のある歯列<br>7 6 5 4 3 2 1｜1 2 3 4 5 6 7<br>7 6 5 4 3 2 1｜1 2 3 4 5 6 7 | B-2：2か所<br>6 3 2 1｜1 2 3 5<br>6 5 4 3 2 1｜1 2 3 4 5 6 7 | C-2：片顎は無歯顎<br>3 1 2 3 |
| A-3：上下顎に欠損のある歯列<br>7 5 4 3 2 1｜1 2 3 4 5 7<br>7 6 4 3 2 1｜1 2 3 4 6 7 | B-3：1か所<br>4 3 2 1｜1 2 3 4 7<br>5 3 2 1｜1 2 3 4 6 | C-3：上下顎とも無歯顎 |
| | B-4：咬合支持域がなく，前歯部のみの歯列<br>3 2｜1 2 3 4 5 6 7<br>7 6 5 4 3 1 2 3 | |

**図5** Eichner の分類

**表2** Eichner の分類の臨床応用上の利点と欠点

| 利点 | 欠点 |
|---|---|
| ①臼歯部における咬合支持能力を評価できる．<br>②中心咬合位の安定性を評価できる．<br>③下顎位や下顎頭位の保持能力を評価できる．<br>④分類基準が明快でわかりやすい．<br>⑤上下顎の健全歯列から無歯顎までのあらゆる症例が対象となる．<br>⑥情報伝達が容易に行え，臨床応用上有用である． | ①欠損歯種が不明である．<br>②欠損歯数が不明である．<br>③前歯部における咬合支持能力が評価できない．<br>④支持能力に影響する残存歯の骨植状態は不明である．<br>⑤前方と側方の偏心位ガイドは評価できない． |

（歯学生のパーシャルデンチャー 第5版. p.82. より）

$\overline{4}$, $4$ と $\overline{5}$ には咬合接触関係はないことを基本とする．Eichner の分類の臨床応用上の利点と欠点を**表2**に示す．

## 第11章

# 局部床義歯（部分床義歯）の支持，把持，維持の考え方

**学修の目標**

1　支持，把持，維持の意義を説明できる．
2　支持，把持，維持にかかわる局部床義歯（部分床義歯）の構成要素を説明できる．
3　支持，把持，維持にかかわる構成要素の要件を説明できる．
4　Akers クラスプの構造と機能を説明できる．
5　支台装置の働き方を説明できる．

　咀嚼，構音などの機能を発揮する際，局部床義歯（部分床義歯）には多くの力が加わる．この力に抵抗して義歯を定位置に保持し，機能時に安定させ，同時に残存歯および顎堤の保全も求められる．そのための基本的な考え方が，支持，把持，維持の概念である（図1）．

## I　局部床義歯のバイオメカニクス（生体力学）

　局部床義歯の予後に強く影響する因子は，口腔衛生管理と力の管理の2つに分けられる．口腔衛生管理の面では，義歯の装着によって支台歯付近は不潔になりやすく，齲蝕や歯周疾患を起こしやすくなる．力の面では，義歯の装着によって支台歯が負担過重になりやすいことがある．しかし，適切に設計されている局部床義歯において，力の因子によって支台歯の生存率が低下するかどうかは，議論が分かれる．

　局部床義歯の機能時に加わる力の抵抗源は歯と粘膜であり，力学的性質は異なる．この異なった性質のものに同時に負担を求めるところに局部床義歯の難しさがある．したがって，

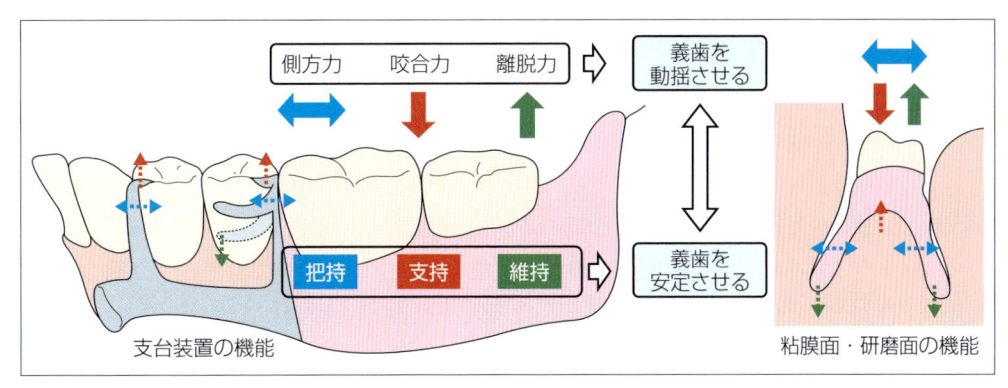

**図1**　義歯を安定させるための支持（赤矢印），把持（青矢印），維持（緑矢印）

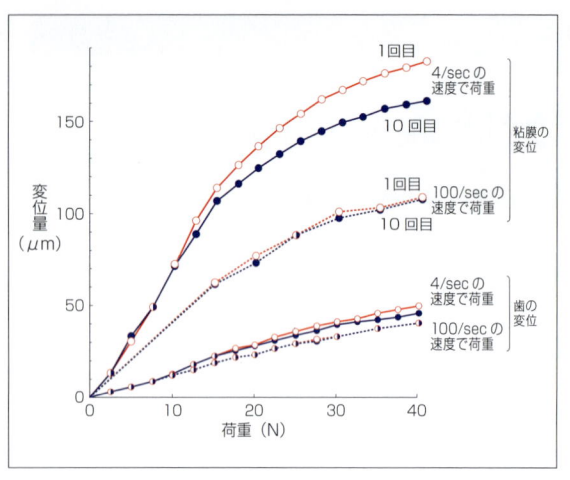

図2　歯と粘膜の荷重時の変位（Kydd ら，1982．をもとに作成）

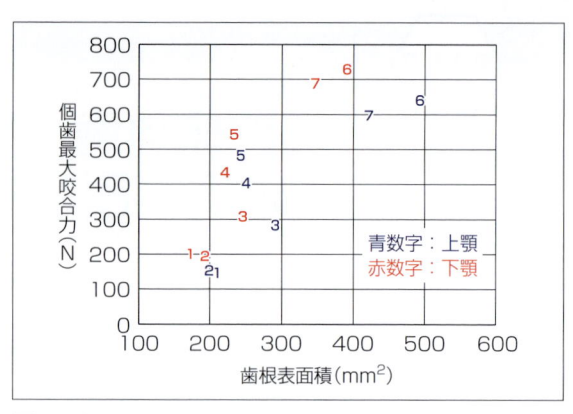

図3　歯種別の個歯最大咬合力と歯根表面積
個々の歯の負担能力と，どの歯に力が加わりやすいかが推定できる．上下顎同名歯間で発揮される最大咬合力は高見沢の報告[6]，歯根表面積は小田らの報告[7]による．

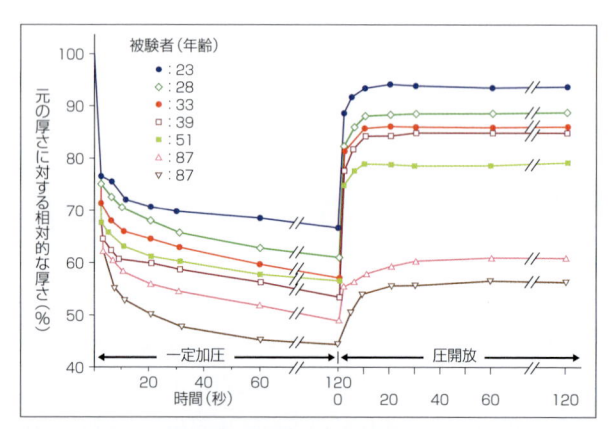

図4　加齢による粘膜の荷重時の変位の違い（粘膜を120秒加圧および圧開放後の変位）（Kydd ら，1982．をもとに作成）

機能を回復するとともに，加わる力を残存歯列および粘膜に適切に配分するために，支持，把持，維持の3つの観点から力の問題を考えることが重要である．ここでは，力の負担を求められる歯と粘膜のバイオメカニクスについて説明する．

　力が加わったときの歯と粘膜の変位様相を**図2**に示す．いずれも，力が加わる初期にはほぼ弾性体のように変位し，その後は力が加わっても変位量は少ない2相性を示す．ただし，変位量は粘膜のほうが大きく，歯とは一桁違う場合もある．また，力が開放されると変位はある程度瞬時に戻るが，完全に戻るには時間がかかり，これも粘膜が遅い．

　この荷重と変位の関係や最大負担能力は，歯種によっても異なり（**図3**），粘膜も部位によって異なる．また，加齢（**図4**）あるいは組織が病的な状態に陥るとさらに変化する．これらのことを念頭に，義歯を設計しなければならない．歯と粘膜に力が加わったときに考えるべき事項としての生体力学的特徴を**表**に整理する．

**表**　歯と顎堤粘膜の生体力学的特徴

| | 痛みが出るまでの耐圧 | 感覚機構 | 感覚の感度 | 生理的動揺（変位） | 動揺（変位）の様相 | 負担様相 | 負担過重のサイン |
|---|---|---|---|---|---|---|---|
| 歯 | 1〜2 MPa | 歯根膜の機械受容器 | 高い | 25〜100 μm 程度 | 2相性の変位（初期には非線形の急激な変化，その後は緩徐な直線的な変化） | 衝撃吸収，圧負担分散あり．側方力に対する抵抗源は根尖側 | 歯根膜の肥厚，フレミタス痛み，動揺，咬耗・摩耗 |
| 顎堤粘膜 | 数百 kPa | 粘膜の機械受容器 | 低い | 数百 μm〜1mm 程度 | 2相性の変位（初期には線形の直線的な変化，その後は緩徐な非線形な変化） | 義歯との適合関係，唾液の介在 | 粘膜のびらん，潰瘍，痛み，義歯不適合 |

## Ⅱ　局部床義歯の支持機構

### ❶ 支持の基本的考え方

　局部床義歯に加わる垂直力に抵抗して義歯を定位置に保持し，機能時の義歯の安定を図ることを支持（support）という．つまり，義歯の沈下を防止し，主たる咬合力を負担する機能が支持である．局部床義歯の支持は，支台歯の歯根膜および顎堤粘膜の両方に求めるものであり，咬合力の負担配分は欠損形態や義歯の設計によって大きく異なる．

### ❷ 支持機能を発揮する局部床義歯の構成要素

　支持機能を発揮する構成要素には，レストおよび咬合面部を覆う支台装置部分と，咬合力の垂直成分に対向する義歯床粘膜面がある．

### ❸ レスト（第18章参照）

　レスト（rest）は，支台歯に適合し咬合力による義歯の沈下を防ぐための小突起であり，支台歯に形成される凹み状のレストシート（rest seat，レスト窩）に設置される．

#### 1）役割と起こりうる有害事象

　〔レストの役割〕
①義歯に加わる咬合力を支台歯に伝達する．
②義歯の沈下を防ぐ．
③クラスプや義歯を定位置に保ち，義歯の動きを防止する．
④義歯と支台歯隣接部の間隙をレストで覆うことにより，食片圧入を防止する．
⑤咬合面部を覆うことにより，咬合接触関係を付与できる．
　〔レストにより生じる可能性がある有害事象〕
①レストの設定が不適切な場合，支台歯の長軸方向（抵抗性が高い方向）から外れた方向に力が伝達され，適切な支持の機能を果たせず，支台歯に有害となる．
②レストシート形成のためエナメル質を削除する場合，齲蝕を招くリスクがある．

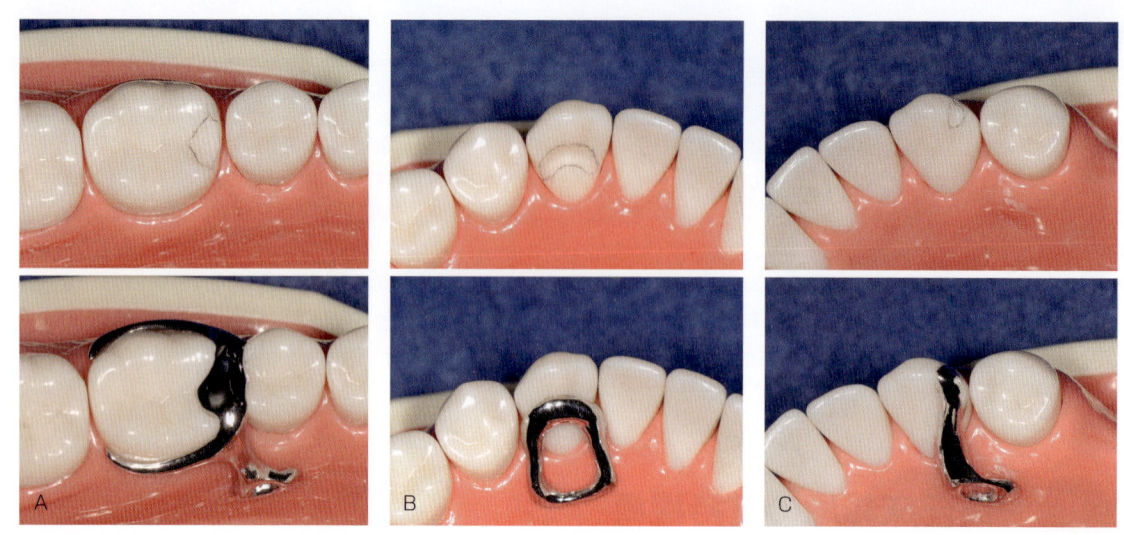

**図5** 各種レストシート（上）とレスト（下）
A：咬合面レスト．B：基底結節レスト．C：切縁レスト．

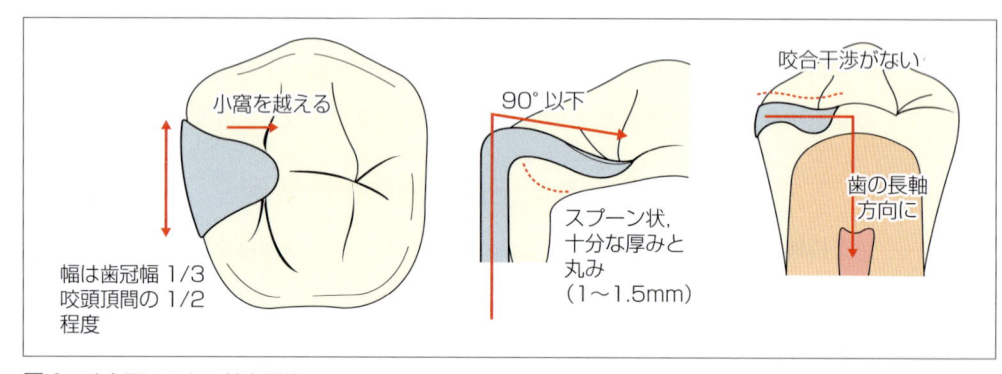

**図6** 咬合面レストの基本形態

③レストシートが不十分な場合，レストが薄くなり破折しやすくなるか，咬合面から突出して咬合干渉を起こしやすくなる．

## 2）レストの種類と要件（図5）

### （1）咬合面レスト

臼歯部の辺縁隆線から咬合面窩に向かって設置される．その基本形態を**図6**に示す．

咬合面レストは設定位置によって，以下のように分類される（**図7**）．

①欠損側レスト：中間欠損に多く用いられる．遊離端欠損に用いる場合は遠心レストとよぶ．

②非欠損側レスト：遊離端欠損に多く用いられ，その場合には近心レストとよぶ．

③近遠心レスト：咬合面の近心と遠心の両側に設定される．

咬合力を支台歯に伝達する場合には，欠損側に近い部位に設定するのが効果的であるが，遊離端欠損の場合には，支台歯への負担が少ない近心レストが好まれる（第16章参照）．

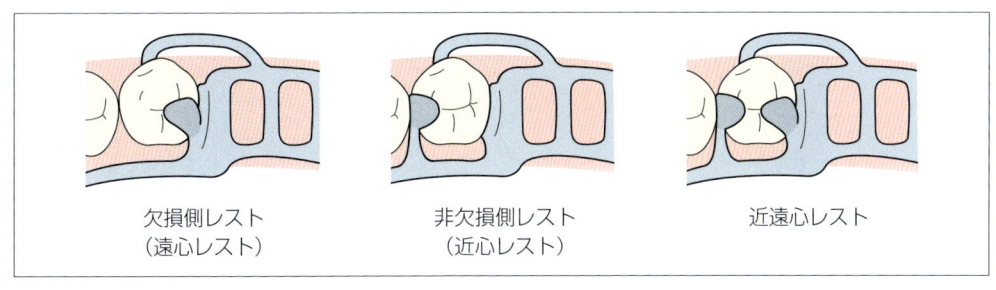

| 欠損側レスト<br>（遠心レスト） | 非欠損側レスト<br>（近心レスト） | 近遠心レスト |

**図7**　レストの設定位置（遊離端欠損症例）

### (2) 基底結節レスト

前歯部の舌面に設置され，舌面レストともよばれる．力を歯軸方向へ伝達することが解剖学的に難しく，レストシートの形成に十分注意する．

### (3) 切縁レスト

前歯部の切縁に設置される．力を歯軸方向に伝達しやすく効果的であるものの，審美性や舌感は悪い．歯間に設置されるものをエンブレジャーレストともいう．

### (4) その他のレスト

咬合面を覆うようなレストのほか，各種アタッチメントも基本的にレストの役割を果たす．

## Ⅲ 局部床義歯の把持機構

### ❶ 把持の基本的考え方

局部床義歯に加わる側方力に抵抗して義歯を定位置に保持し，機能時の義歯の安定を図ることを把持（bracing）という．つまり，義歯の水平的な動きに抵抗するものが把持である．

義歯の動きを完全に止めることは不可能であるが，負担組織に有害な作用を及ぼさない範囲で，できるだけ動きを少なくすることが大切である．そのためには，支持能力が高い歯の長軸方向で顎堤粘膜に対して垂直方向（沈下方向）に義歯の動きを誘導することである．とくに，ガイドプレーン（誘導面，guiding plane）と隣接面板（proximal plate）との密接な接触，および複数面でのガイドプレーンの設定，またその対向する位置での設置（ガイドプレーンと副ガイドプレーン）は，把持にきわめて有効である（図8）．

### ❷ 把持機能を発揮する局部床義歯の構成要素

把持機能を発揮する構成要素には，隣接面板，環状鉤の鉤体，鉤肩，鉤腕，バークラスプの歯面接触部（維持機能も発揮），小連結子の歯面接触部，顎堤斜面部に対向する義歯床粘膜面，大連結子，小連結子などがある．

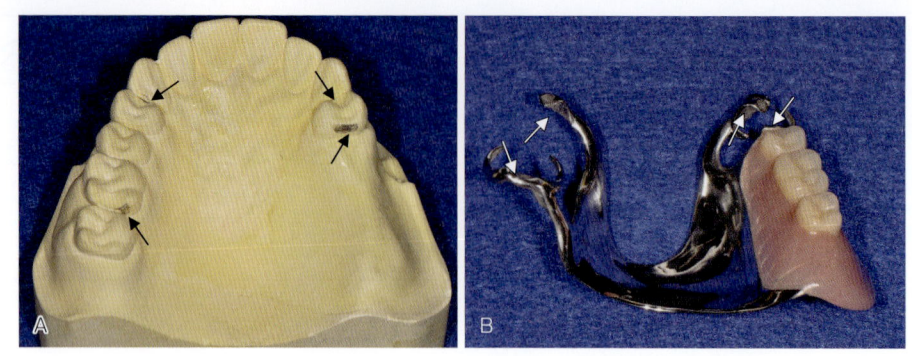

**図8** 上顎歯列上に形成された複数のガイドプレーン（A，矢印）と対応する義歯の部分（B，矢印）

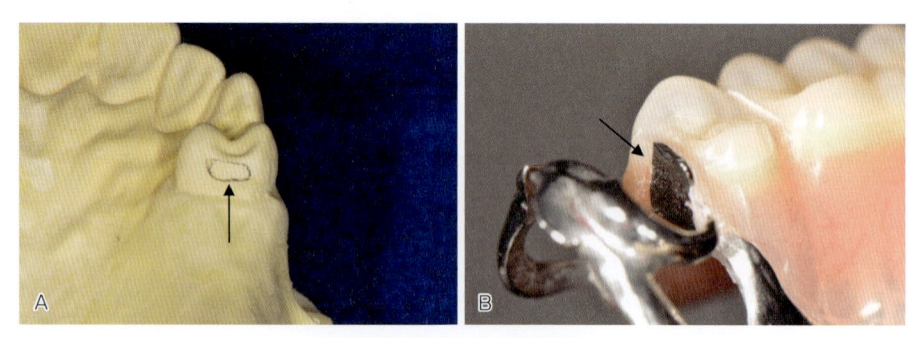

**図9** ガイドプレーン（A）と，それに接触する隣接面板（B）

## ❸ ガイドプレーンと隣接面板

　ガイドプレーンは，支台歯の軸面上に，義歯の着脱方向に平行に形成される面をいう．具体的には，欠損側隣接面や歯の舌側軸面，あるいは小連結子の立ち上がり部に設ける．隣接面板は，ガイドプレーンに接触する義歯側の金属製部分をいい，強い把持機能を発揮する．**（図9）**．これらは，RPI クラスプ（第12章参照）の考えから派生したものであるが，環状鉤にも適用される．

### 1）役割

①義歯の水平的な動き（横揺れ）を減少させ，義歯の安定と維持力を向上させる．
②着脱方向を規定し，着脱時に支台歯に加わる有害な力を減少させる．
③支台歯への側方分力を減少させ，歯周組織を保全する．
④ガイドプレーンの形成により，支台歯と義歯の間の死腔が減少する（**図10**）．
⑤食片圧入を防止する．
⑥クラスプにおいては維持腕に対する拮抗作用を示す．

### 2）要件

　ガイドプレーンの形態は，基本である欠損側隣接面においては，高さを2〜4 mm，幅を辺

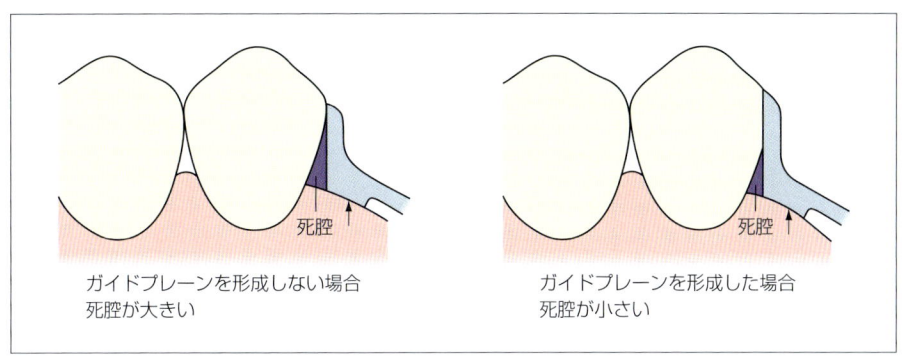

**図 10**　ガイドプレーンの形成と死腔との関係（小出ら，2004．より）
矢印部分はメタルタッチとする．金属はレジンに比べて衛生的なので，歯周組織が清潔に保たれる．

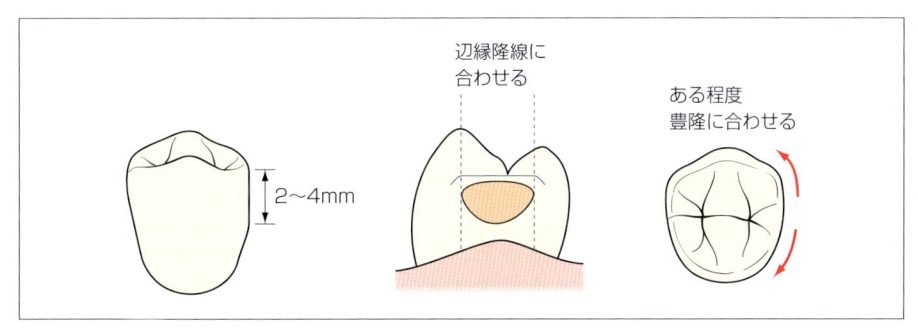

**図 11**　ガイドプレーンの基本形態（Phoenix ら，2003．より）
高さは 2〜4 mm，幅は辺縁隆線に合わせ，支台歯の豊隆にも合わせる．

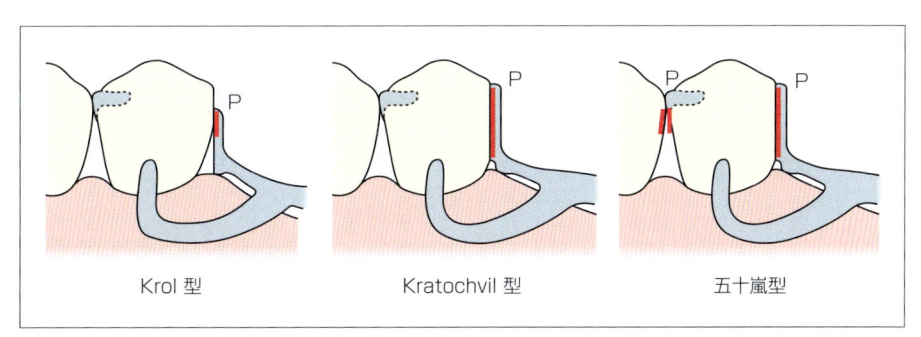

**図 12**　ガイドプレーン（赤線）と隣接面板（P）の与え方
ガイドプレーンの高さの違いに注意．

縁隆線の幅とする（**図 11**）．隣接面板は，ガイドプレーンと密接に接触することによって強い把持機能を発揮する．歯周組織のためには，隣接面板のガイドプレーン直下から義歯床内に移行する 3 mm 程度は，金属で粘膜に接触する（**図 10**）．

　ガイドプレーンと隣接面板の与え方は，Krol，Kratochvil，五十嵐などによって整理されている（**図 12**）．Krol の提唱した方法は，ガイドプレーンは上下的に狭く，隣接面板はその一部が接触し，このことで咬合圧を受けて義歯は近心レストを支点にわずかながら回転することを許す．Kratochvil は，より強固な把持機能を与えるため，できるだけ上下的に広いガ

イドプレーンを形成するとしている．五十嵐は，隣接面におけるガイドプレーンと拮抗して，近心レストの立ち下がる小連結子部分にもガイドプレーンを形成し，義歯をより強く沈下の方向に導くことを提唱している．

　歯の舌側軸面に形成されるガイドプレーンは，把持機能とともに義歯の着脱時に支台歯にかかる有害な力も減少させる．さらに，より強い把持効果と支持，二次固定効果をも期待して，レッジ（棚）の形成や複数歯にわたるガイドプレーンを形成することもある．

# Ⅳ 局部床義歯の維持機構および支台装置の基本的概念

## ❶ 維持の基本的考え方

　局部床義歯に加わる離脱力に抵抗して義歯を定位置に保持し，機能時の安定を図ることを維持（retention）という．つまり，義歯の離脱に抵抗するものが維持である．維持の主たる役割は，義歯を残存歯に連結する支台装置が担っている．さらに，義歯床が十分に広くて適合がよいこと，咬合関係が適正であることなども維持に役立つ（**図1**）．

## ❷ 維持機能を発揮する局部床義歯の構成要素

　維持機能を発揮する構成要素は，支持や把持と同様に，支台歯部と粘膜部に分けられる．支台歯部には，クラスプの鉤尖部のアンダーカット，アタッチメントの摩擦力やくさび効果（コーヌス効果），磁性アタッチメントの吸引力など支台装置による物理的維持力と，ガイドプレーンと隣接面板が平行であることによる摩擦力とがある．粘膜部には，義歯床との接着力，粘着力，吸着力による静的維持力と義歯床を取り囲む筋による動的維持力とがある．

## ❸ 支台装置とその分類

### 1）支台装置の要件

①義歯を口腔内の所定の位置に安定させ，口腔機能運動時の離脱や動揺を防止すること．
②支台歯に傷害を与えない（歯の動揺や移動を誘発しない）こと．そのために拮抗的構造（相互作用，把持作用）をもち，静止状態では歯に力を及ぼさないこと（受動性）．
③患者自身による着脱が容易であること．
④形態や材質が衛生的であること．
⑤かさばらず，装着感がよいこと．
⑥十分な機械的強度を備え，物理化学的にも安定であること．
⑦外観が不自然でないこと．
⑧支台装置間の相互効果を考慮して配置できること．

　これらのすべてを満たすことは困難であるが，主訴，要望などを考慮のうえで設計する．

### 2）支台装置の形態による分類とその特徴

　支台歯の歯冠を取り巻き，あるいは歯頸部寄りのアンダーカットに接触して，支台歯を抱きかかえるものをクラスプ（clasp）とよぶ．クラスプは，二腕鉤に代表される歯冠を取り囲

| クラスプの種類 | 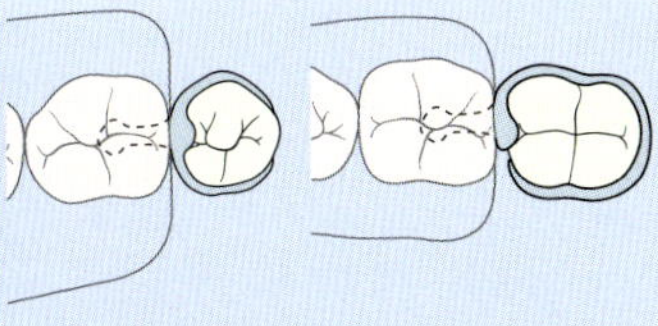 環状鉤（circumferential clasp） | 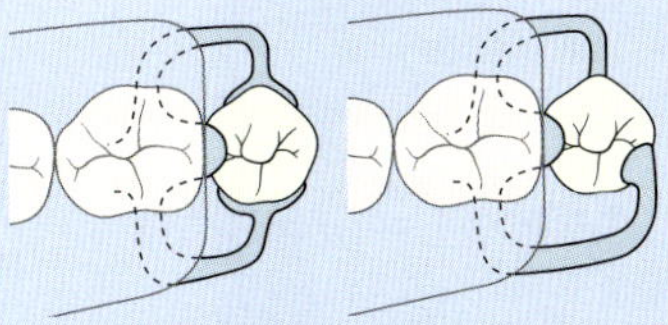 バークラスプ（bar clasp） | 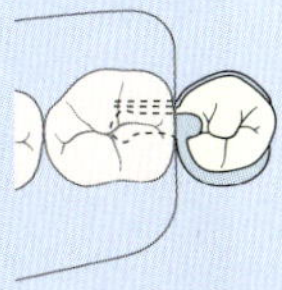 コンビネーションクラスプ |
|---|---|---|---|
| 長所 | ・支台歯付近の歯槽形態と関係がなく，多くの歯に応用できる．<br>・レスト，鉤体，鉤肩が一体で支持と把持を発揮する．<br>・かさばらず，装着感がよい．<br>・鉤尖で強固な維持力を発現できる． | ・咬合関係に影響を及ぼしにくい．<br>・緩やかな維持力を与えやすい．<br>・外観に触れにくく，審美的である．<br>・支台歯歯面との接触が少なく，自浄性が高い． | ・緩やかな維持力を期待し，環状鉤やバークラスプの短所を軽減することを目的としている． |
| 短所 | ・鉤腕が歯冠をとりまき，咬合関係（オーバーバイトとオーバージェット）に影響を与えやすい．<br>・歯冠外形が変化し，食物の流れが変わり，歯肉縁への機能的刺激と自浄作用が阻害されやすい．<br>・外観に触れやすく，審美的でない． | ・支台歯歯冠や顎堤が頬舌的に強く傾斜していると，設置できない場合もある．<br>・バー部分が支台歯の歯肉を覆うため，食片が停滞しやすい．自浄性を損なう場合もある．<br>・維持力が十分に発揮されない場合もある． | ・破損しやすくなる場合もある． |

**図13** 基本的なクラスプの種類とその特徴

む形態の環状鉤と，長いバー状の鉤腕が歯槽部を通って歯冠の下方から維持領域に接触するバークラスプ，コンビネーションクラスプ（後述）の3つに大別でき，それぞれ特徴を有する（図13）．

これに対して，支台歯に歯冠補綴を施し，これと義歯との接合部で互いが嵌合する特殊な連結機構をもつものをアタッチメント（attachment）とよぶ（第12章参照）．

### 3）製作法または使用材料による分類

製作法によって，金属を鋳造して製作する鋳造鉤（cast clasp），クラスプ線を屈曲して製作する線鉤（wire clasp），コンビネーションクラスプ（後述）の3つに分けられる．使用する材料として，鋳造用には金合金（タイプ4），金銀パラジウム合金，コバルトクロム合金，純チタン，チタン合金などがあり，クラスプ線にはコバルトクロム合金線，金合金線がある．

### 4）コンビネーションクラスプ

コンビネーションクラスプとは，環状鉤とバークラスプを組み合わせたクラスプ，鋳造鉤と線鉤を組み合わせたクラスプなど，形態や材質の異なった鉤腕を組み合わせたものをいう．一般に支持，把持の機能は強固に，審美性を高め，維持の機能は柔軟にする場合が多い．

### 5）直接支台装置と間接支台装置（図14）．

支台装置の設置部位のなかで，欠損部に隣接する支台歯に用いるものを直接支台装置（direct retainer）とよぶ．直接支台装置は義歯の垂直的動き（矢状回転，離脱方向の力）に

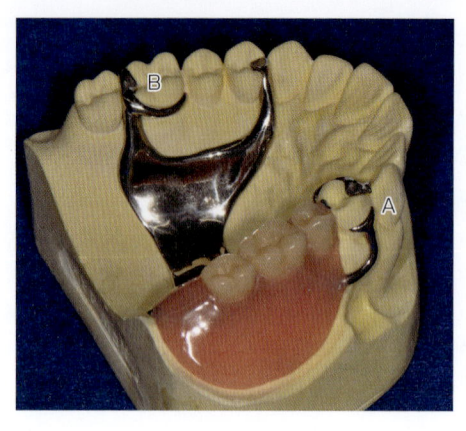

図 14　直接支台装置（A：T型バークラスプ）と
間接支台装置（B：Akers クラスプ）

対して強く抵抗し，側方力にも抵抗する．しかし，義歯の回転や傾斜を直接支台装置のみで防止しようとすると，支台歯に有害な力が及ぶおそれがある（第16章参照）．そのような不適切な力（動き）を緩和するため，欠損部から離れた位置にある残存歯に設置される支台装置を間接支台装置（indirect retainer）とよぶ．

## ❹ クラスプの基本的理解（レスト付き二腕鉤を例として）

### 1）クラスプの一般的構造と機能

　標準的なクラスプである Akers クラスプ（Akers clasp，レスト付き二腕鉤）を例に，クラスプの一般的構造と機能を説明する（図15，16）．

　クラスプは，鉤脚，鉤体，鉤肩，鉤腕，鉤尖の各部分から構成される．

　鉤脚は，鉤体から下方に続き，レジン床義歯では義歯床内に埋入，固定される部分である．短い鉤脚形態は不適切で，クラスプの義歯床からの離脱やレジン床の破折を引き起こす．

　鉤体（clasp body）は，歯の欠損部に隣接する咬合面に近くの支台歯面に適合するクラスプ中央部の強固な部分である．幅，厚みとも鉤腕の部分より大きく，鉤肩とともに維持力発現の支点となり，把持の中心となる．クラスプのほかの部分はすべてこの鉤体から枝分かれ

---

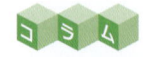

**緩圧クラスプ**

　歯根膜と義歯床下粘膜の被圧変位性の差異により生じる問題を解決し，咀嚼圧を支台歯と義歯床下粘膜に適切に配分するために，義歯との接続部に緩圧性をもたせたクラスプをいう．クラスプの緩圧性と歯根膜の被圧変位性により義歯床部の機能的動揺に対応し，支台歯への過重負担が避けられるが，緩圧性の調節が難しく，義歯の動揺も生じやすいことから，間接支持の併用，二次固定の効果は期待できない．鉤脚を長くしたものや，また緩圧装置としては緩圧型アタッチメント（第12章参照），連結子に緩圧作用をもたせたスプリットバー（図）があるが，臨床での使用頻度は少ない．

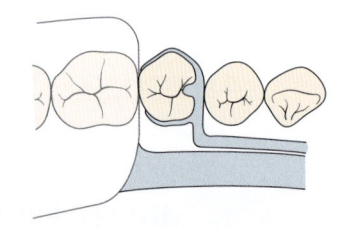

図　スプリットバーによる緩圧
クラスプ（歯学生のパー
シャルデンチャー 第5版.
p.100 より）

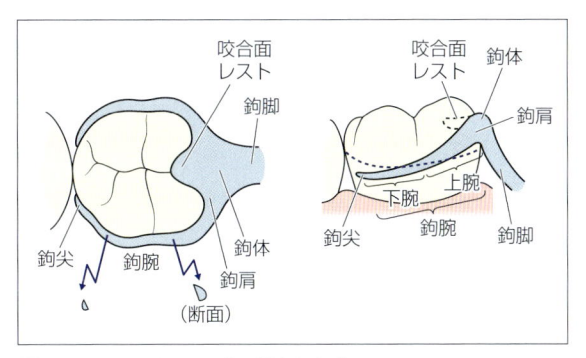

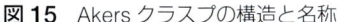

**図15**　Akersクラスプの構造と名称

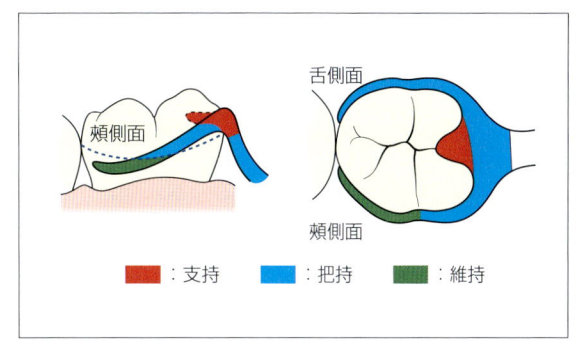

**図16**　Akersクラスプ各部の機能的役割

している．クラスプのタイプによっては，鉤体は舌側または頬側に位置することもある．

鉤肩（clasp shoulder）は，鉤体から鉤腕に移行する部分である．把持機能と，鉤腕の維持力の発現のための強靱さとわずかな弾性が重要である．咬合面に近づけすぎると咬合関係に影響し，オーバージェットが不足して頬粘膜や舌の咬傷を起こしやすくなる．

鉤腕（clasp arm）は，鉤肩から頬側と舌側に2本出て，歯面に沿って支台歯を囲み，厚みと幅を減じながら，鉤尖（clasp tip）に至る．鉤腕のサベイラインより上方部分を上腕，下方部分を下腕とよぶ．鉤尖は通常，歯面のアンダーカット域に位置する．

咬合面レストは，鉤体から支台歯咬合面に向かい，レストシートに密接に適合する．

## 2）クラスプの要件
### （1）支台歯の区分とサベイライン

クラスプを設計するには，支台歯の形態，とくに維持に役立つアンダーカットの位置と量を知ることが重要である．サベイヤーに装着して模型を動かし，義歯の着脱方向を少しずつ変えながら，支台歯に有効なアンダーカットを得られる装着方向を見出す．このための操作をサベイング（surveying，平行測定）といい，第17章で詳述する．サベイングによって印記されたサベイライン（survey line，最大豊隆部）を境に歯冠側の歯面を歯冠円錐（咬合円錐），歯頸部側の歯面を歯根円錐（歯肉円錐）とよぶ（**図17**）．歯冠円錐側が非アンダーカット領域であり，歯根円錐側がアンダーカット領域で維持力を発現できる領域となる．このサベイラインを基準として，クラスプのタイプや外形を決定する．また，支台歯の領域で欠損側に近い半分をニアゾーン（near zone），遠い半分をファーゾーン（far zone）とよぶ．

### （2）クラスプの外形と囲繞性

クラスプの外形では，鉤体と鉤肩はサベイラインの歯冠寄り，鉤腕が鉤尖に向かうにしたがい，サベイラインを越えてアンダーカット域に入る．維持領域として利用されるアンダーカットの位置は歯冠の歯頸部寄り1/3部にあるのが理想であり，アンダーカット量はクラスプのタイプ，使用材料，鉤腕の長さや断面の大きさによって異なる．通常，二腕鉤の鉤尖部で利用されるアンダーカット量は0.25〜0.75mmである．鉤肩，鉤体，鉤腕および鉤尖が支台歯の歯冠の3歯面4隅角をとりまく形態（囲繞性）を与える（**図18**）．

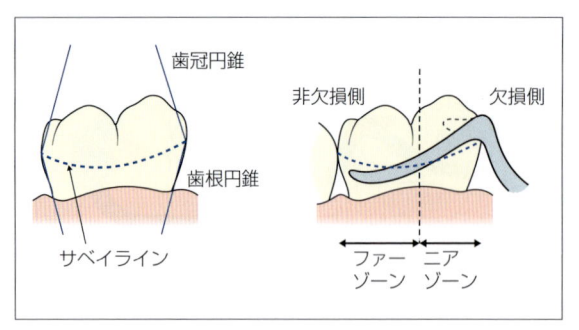

**図 17** クラスプに関連する支台歯の区分と名称

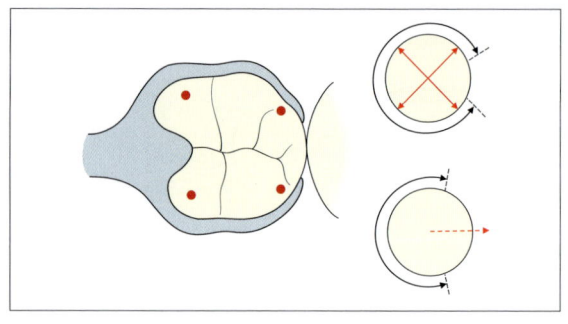

**図 18** Akers クラスプの囲繞性
3 歯面 4 隅角を囲むことによって，歯に対する拮抗作用が期待できる．

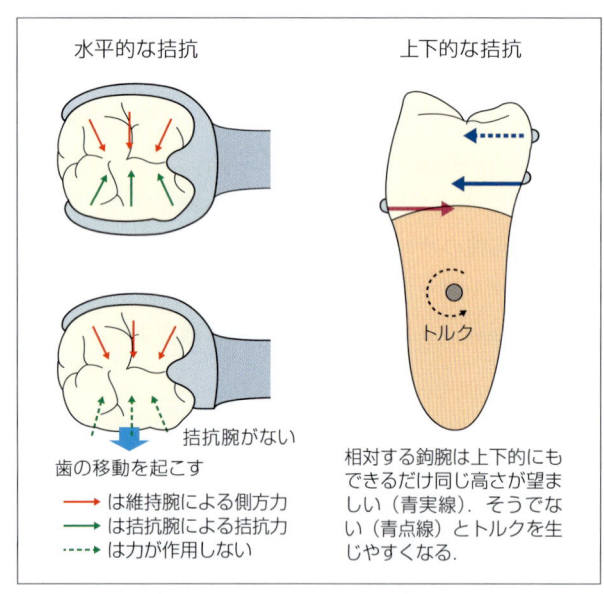

**図 19** 拮抗作用

**図 20** 維持腕（A）と拮抗腕（B）の基本的位置関係

### （3）クラスプの適合性と受動性

　クラスプは歯面にぴったりと適合すること（適合性），静止状態ではクラスプは支台歯に力を及ぼしていないこと（受動性）が大切である．義歯に何らかの力（たとえば咬合力や離脱力）が加わったときに，初めて支持，把持，維持の作用を現す．

### （4）クラスプの対向性と拮抗作用

　鉤腕などの部分に発生した力をほかの部分が相殺することを拮抗作用（相互作用，対抗作用，reciprocation）とよぶ（**図 19**）．この作用がないと，一方の鉤腕に加わった力で歯を圧迫するだけとなり，歯の移動をもたらし，最終的に把持や維持が失われる．

　鉤尖部がアンダーカット領域に入っている鉤腕を維持腕（retentive arm）とよび，対向する鉤腕を拮抗腕（reciprocal arm）とよぶ．拮抗腕は把持腕（bracing arm）ともよばれ，通常，歯面のサベイライン（**図 20**）あるいは形成されたガイドプレーンに接して設置され，維

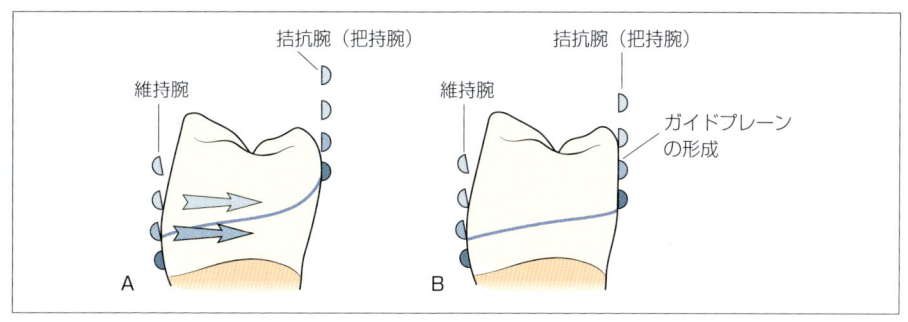

**図21** 舌側ガイドプレーンの設置と拮抗腕（Phoenix ら，2003. より）
クラスプ着脱時に支台歯にかかる有害な力を減少させる.

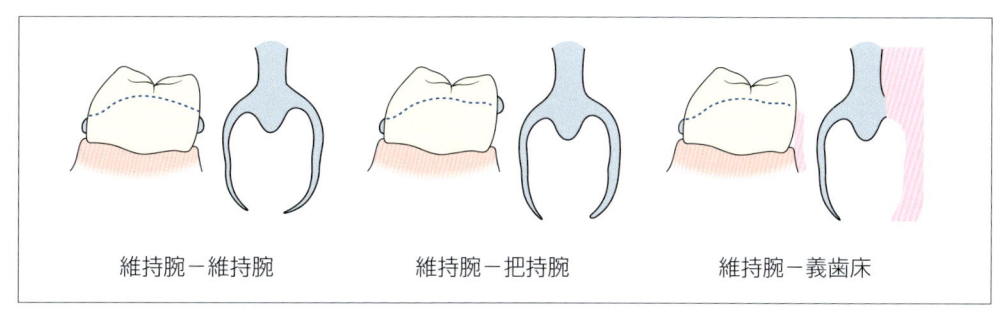

**図22** 維持腕とその対向する腕（拮抗腕）との種々の関係

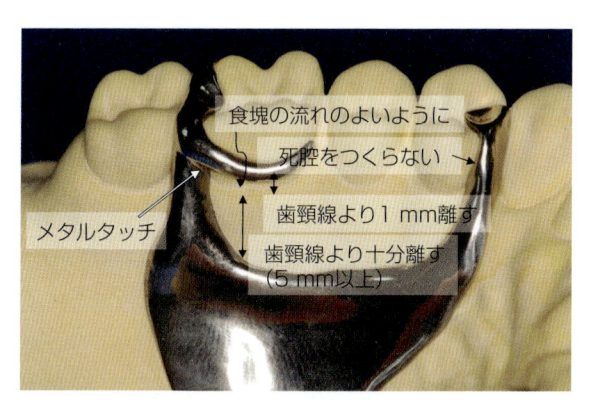

**図23** 支台装置の歯周組織への配慮

持腕の維持力や義歯の水平的な動きに抵抗（把持）するほか，着脱時に義歯を誘導する（**図21**）．ただし，両腕とも維持腕とし鉤尖がアンダーカット領域に入る場合や，拮抗作用を義歯床（床アップ）に求める場合もある（**図22**）.

### （5）歯周組織への配慮

クラスプは食物の流れを阻害して唾液などによる自浄性を低下させ，その周囲にプラークが付着しやすくなる．齲蝕や歯周病に対する配慮，つまり，鉤腕の形態，鉤腕と歯肉縁との距離の確保，隣接面部の歯肉と金属である鉤脚との接触（メタルタッチ）などが必要である（**図23**）．また，残存歯，粘膜，局部床義歯の清掃など，口腔衛生管理も重要である.

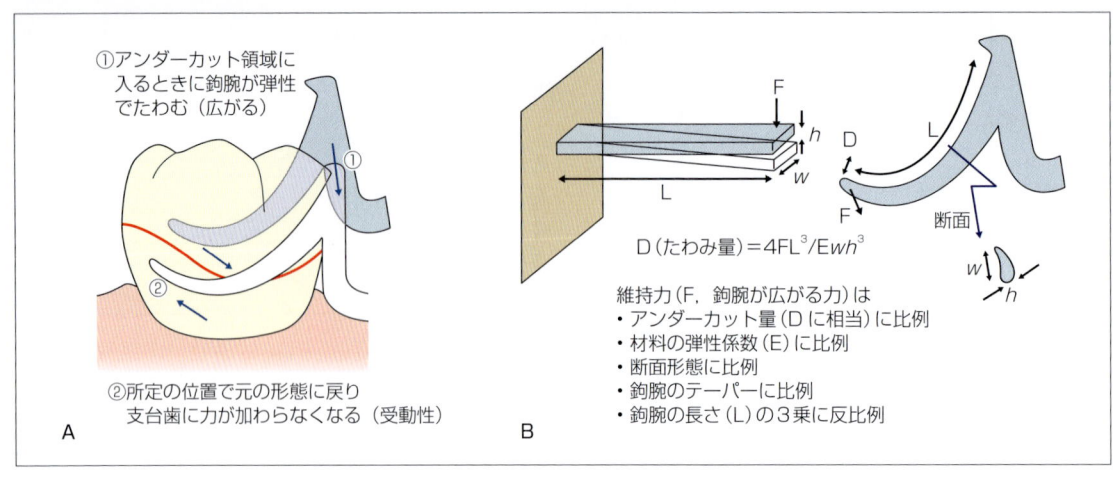

**図 24** クラスプの維持力発現の機構

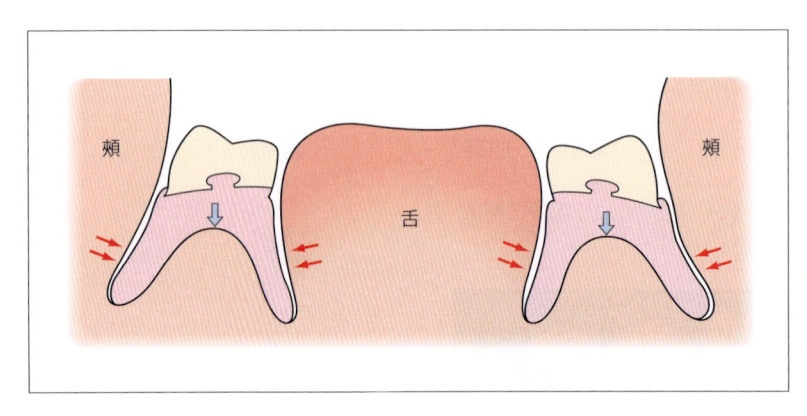

**図 25** 頬筋と舌筋による義歯の固定（把持および維持）作用
口唇，頬および舌からの筋力が静力学的ならびに動力学的に義歯の維持に役立つような床縁と床翼（フレンジ）の外形に仕上げる．

### 3）鉤腕の維持力の発現

　クラスプは，鉤腕がアンダーカットに入るときに，一度弾性でたわみ（広がり），所定の位置で元に戻り，歯面に適合する．クラスプの維持力は，鉤腕の歯面への適合による摩擦抵抗と，アンダーカットに入った材質のたわみ強さが離脱力への抵抗という形で発現する（**図24A**）．したがってクラスプのたわむ力は，鉤尖が入るアンダーカット量，材料の弾性係数，断面形態に比例し，長さの3乗に反比例する（**図24B**）．最終的に鉤腕の維持力は，永久変形を起こさずアンダーカットに入るだけの弾性と，離脱に抵抗する剛性との兼ね合いにより決定され，その維持力は経験的に数百 gf 程度となるように設計される．

　一方，クラスプの維持力は臨床上しばしば低下することを経験する．原因としては，義歯の繰り返しの着脱，動揺により鉤腕に生じる永久変形や摩耗，顎堤の吸収や支台歯の移動に伴う支台歯と鉤腕の相対的な位置の変化などが考えられる．

### ❺ 義歯床における維持

　義歯床による維持力は大きく分けて，粘膜と義歯床の密着による接着力，唾液などによる粘着力，陰圧による吸着力の静的維持力，筋による動的維持力などがある（**図25**）．総義歯

（全部床義歯）に近い少数歯残存症例では，床における維持力が重要となる．

　また，床を残存歯の舌側，口蓋側に接触適合させる方法は，把持効果と歯の二次固定の効果をもつが，歯と歯周組織の衛生を重視する観点からは，床を歯面（歯頸部）からできるだけ離す設計を採用する場合が多い．

# Ⅴ　支台装置の働き方

## 1）咬合力の負担様式

　機能時に局部床義歯に加わる力には，義歯を歯と粘膜に押しつける力（咬合力），水平的な横揺れを起こす力，義歯を歯や粘膜から離脱させる力があり，それらの力に対抗する義歯の要件として，支持，把持，維持に分けて説明した．このなかで最も大きな力は咬合力で，それに対抗するものが支持機能である．維持はこれに比べれば小さい．したがって，まず支持機能を第一に考え，支持機能が適切に働く方向に義歯の動きを導く把持を次に考える．

　支持，把持，維持を考える場合，少数歯残存であれば主として粘膜負担を，少数歯欠損ならば主に歯根膜負担を念頭に設計する．遊離端欠損などでは，歯と粘膜の両者に負担を求めることになり，それぞれに適切な応分の負担を求めることが重要となる．

## 2）リジッドサポートとフレキシブルサポート

　局部床義歯に加わる咬合力は，支台装置を介して支台歯に伝達される．支台歯と粘膜では力に対する挙動は異なり，支台歯にテコ作用が生じる．その問題を解決し，支台歯と義歯床下粘膜に適切な力が伝達されるように，支台装置に緩圧機構（義歯と支台歯の連結を緩いものにする）を付与する考え方があり，これをフレキシブルサポートとよぶ．緩圧クラスプや緩圧型アタッチメントが支台装置として用いられる．しかし，緩圧の調節が難しいこと，粘膜への過度の負担や義歯の動きが大きくなること，間接支台装置を併用しにくいこと，などの問題点も指摘されている．また，支台装置が破損や変形をすれば修正が困難である．

　一方，支台装置は非緩圧型で，支台歯と局部床義歯を強固に連結（リジッドコネクション）しても支障がないという考え方がある．支台歯の負担限界内で歯根膜負担を主体とする局部床義歯の設計の考え方で，これをリジッドサポートとよぶ（図26）．リジッドサポートは，もともとコーヌステレスコープ義歯（第12章参照）に対する考えであったが，現在はクラスプを用いた局部床義歯の設計もこのリジッドサポートに基づく考え方が主流になっている．

## 3）リジッドサポートとその要件

　リジッドサポートは，図26 に示すように，支台歯と義歯を一体化することにより，義歯床の近心は支台歯と強固に連結され，支台歯の生理的な動揺の範囲内で義歯床の遠心端の沈下が可能ということを前提としている．そのためには，支台歯は歯根部を回転中心とした歯根膜負担の範囲内での変位のみで，義歯の動揺（動き）が抑制される．ただし，歯根膜負担を主とするため，支台歯への負担が増すことに注意する必要がある．

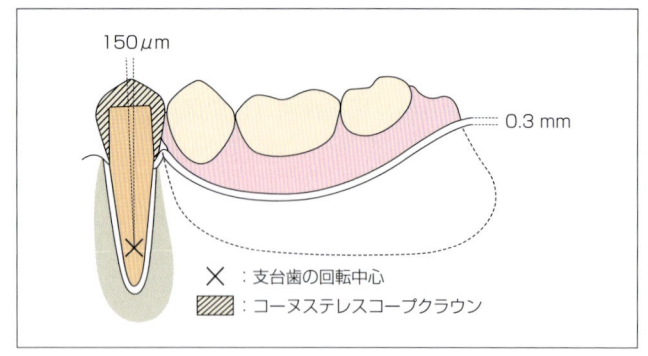

**図 26** コーヌステレスコープ義歯における支台歯と粘膜の変位との関係——リジッドサポートの可能性の考察

義歯床は支台装置（非緩圧型アタッチメント，ここではコーヌステレスコープ）を介して支台歯に強固に連結され，一体化している．そのため，支台歯の生理的動揺範囲（150 $\mu$m）で義歯床遠心端が 0.3 mm 沈下する．これにより，義歯床の動揺（動き）は抑制される（第 12 章参照）．　　　　　　　　　　（Rehm ら，1962. をもとに作成）

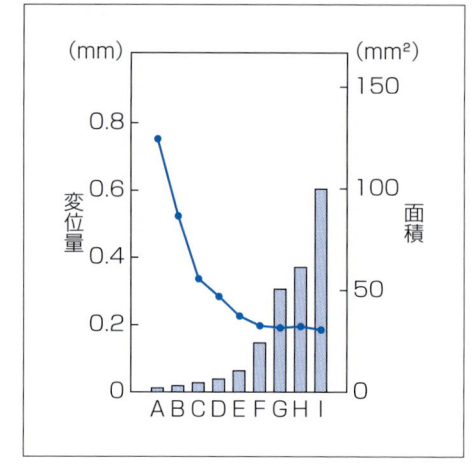

**図 27** 2 kgf の荷重をさまざまな面積の義歯床に加えた場合の粘膜の変位量

面積が 50〜60 mm² 以上になると粘膜の変位量はほぼ 0.2 mm 程度に収まる．

（岸ら，1992. をもとに作成）

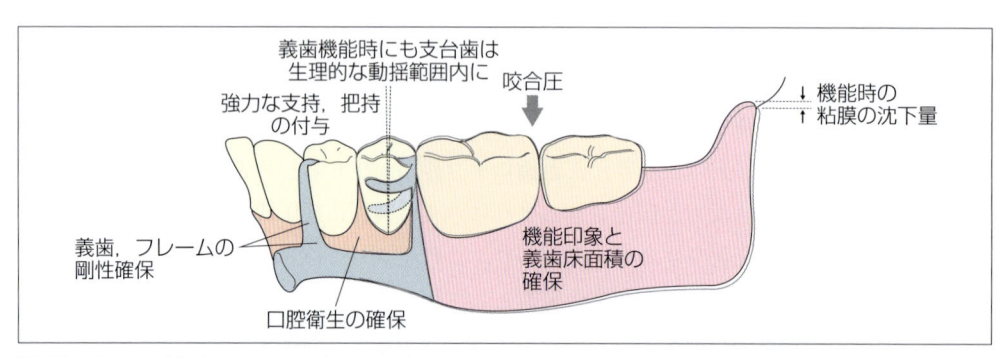

**図 28** クラスプ義歯におけるリジッドサポートに求められる要件

　　このリジッドサポートが成立する要件として，以下のことがあげられる（**図 27，28**）．

①**長い遊離端欠損である**：義歯床が長いほど，支台歯の変位量は少なくなる．

②**顎堤粘膜の変位量が少ない**：義歯床下の顎堤粘膜の変位量が小さいほど，支台歯の変位量は少なくなる．そのためには機能印象と義歯床面積の確保が必要である（**図 27**）．

③**支台歯に生じる動揺は一方向である**：支台歯と義歯床の配置によっては，支台歯の変位が 2 つの方向になり，その結果，動揺量が増して歯根膜負担が増加する．そのため，欠損様式や設計を十分に考慮する必要がある．

④**支台歯に病的動揺がなく歯周組織が健全である**：支台歯の動揺が大きければ，義歯の動きが増し，より支台歯の負担が増加する．

　　これら①〜④の要件を満たしたうえで，「最大限の支持と把持の付与」「義歯フレームワークの剛性確保」「口腔衛生の確保」などを可能にする設計が求められる（**図 28**）．

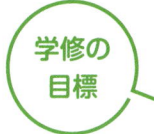

# 支台装置

## 第12章

> **学修の目標**
>
> 1 クラスプの分類を説明できる.
> 2 鋳造鉤と線鉤の種類と特徴を説明できる.
> 3 クラスプの材料を説明できる.
> 4 アタッチメントの種類と特徴を説明できる.

　支台装置とは，局部床義歯（部分床義歯）を支台歯に連結し，義歯の動きを抑制し，所定の位置に保持し，義歯を口腔内で安定させる構成要素であり，クラスプ，アタッチメント，レスト，隣接面板，フック，スパーなどに分類される．支台装置は，支持（咬合力による義歯の沈下に抵抗する作用），把持（義歯に加わる水平成分に抵抗する作用），維持（義歯に加わる離脱力に抵抗する作用）の機能によりその目的を達する（第8章参照）.

　支台装置を設計，選択する際には，とくに遊離端義歯に関しては連結強度を考慮する必要がある．連結強度とは義歯と支台歯との間に設定した支台装置に発現する変位性をいい，1973年に Körber（ケルバー）らによって初めて提唱された用語である．連結強度が小さければ粘膜負担が主となり，連結強度が大きければ歯根膜負担が主となる．臨床的には，レストのない線鉤は連結強度が小さく，テレスコープクラウンは連結強度が大きいとされる．リジッドサポートの概念（第11章参照）の具現化には，連結強度の大きい支台装置を用いる.

# I クラスプ

## ❶ クラスプの分類 （表）

### 1） 製作方法による分類

#### (1) 鋳造鉤（キャストクラスプ，図1A）

　鋳造法により製作されたクラスプであり，金合金，金銀パラジウム合金，コバルトクロム合金，純チタン，チタン合金などが使用される．通常は耐火模型上でワックスアップするか，既製のワックスパターンを使用して型ごと埋没法にて埋没，鋳造するが，作業用模型上でパターン用レジン（常温重合レジンもしくは光重合レジン）を用いてパターンを製作し，模型から取り外して埋没，鋳造する方法もある．鋳造鉤の特徴を以下に示す.

①歯面への適合性が高い.

②複雑な形態を付与できる.

③強度が大きいため把持と維持に優れるが，完成後の調整は困難である.

**表** クラスプの種類

| | | |
|---|---|---|
| 鋳造鉤 | 環状鉤 | Akers クラスプ |
| | | 双子鉤 |
| | | リングクラスプ |
| | | ハーフアンドハーフクラスプ |
| | | 延長腕鉤 |
| | | バックアクションクラスプ |
| | | リバースバックアクションクラスプ |
| | | ヘアピンクラスプ |
| | | 連続鉤 |
| | バークラスプ | Roach クラスプ |
| | | RPI クラスプ |
| 線鉤 | 二腕鉤 | レスト付き，レストなし |
| | 単純鉤 | |
| コンビネーションクラスプ | 鋳造鉤と線鉤 | |
| | 環状鉤とバークラスプ | |

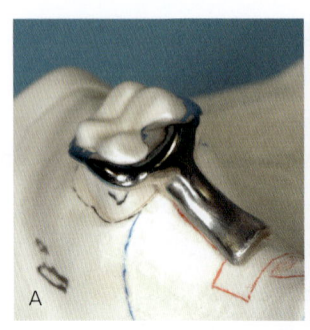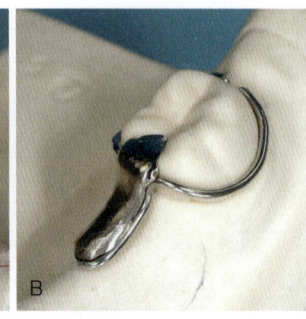

**図1** 鋳造鉤（A）と線鉤（B）（パーシャルデンチャーテクニック　第6版．p.94，98．より）

④鉤肩から鉤尖に向かい細くなる形態から，審美性に劣る．

### （2）線鉤（ワイヤークラスプ，図1B）

　既製のクラスプ用金属線を屈曲・適合して製作されたクラスプであり，金合金線，コバルトクロム合金線，チタン合金線などが使用され，各種のプライヤーを用いて屈曲する．唇・頬側面の一腕からなる単純鉤と二腕鉤がある．線鉤の特徴を以下に示す．
①鉤腕が細いため審美性に優れ，接触面積も少なく齲蝕のリスクが低い．
②弾性が大きいため支台歯への側方力を小さくすることができる．
③屈曲にて製作するため，複雑な形態の付与や歯面への適合が難しい．

## 2）形態による分類

### （1）環状鉤（図2A）

　鉤腕が支台歯の歯冠を取り巻く形態のクラスプの総称であり，鉤腕，鉤体，鉤脚から構成される．維持腕の鉤尖はサベイラインの歯根円錐側（第11章参照）のアンダーカット領域に設定されるが，把持腕の鉤尖はアンダーカット領域には設定されないことが多い．環状鉤の

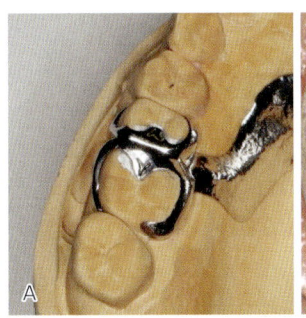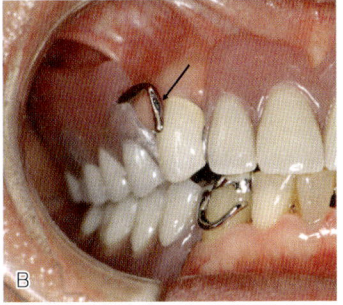

図2　環状鉤（A）とバークラスプ（B，矢印）

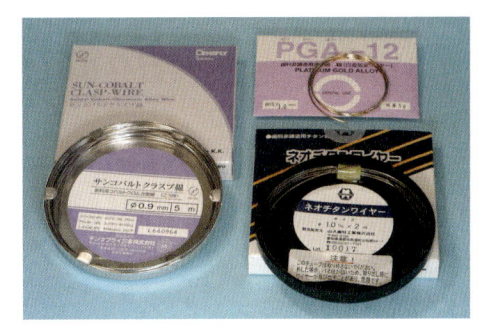

図3　線鉤用材料

特徴を以下に示す．

①支台歯の歯槽部の形態とは関係なく設定できる．

②歯冠を取り巻く鉤腕の形態から，把持機能が強くたわみにくいため維持力も強い．

③外観に触れやすく審美性に劣る．

④鉤腕により食物の流れが変わり，自浄作用が阻害される．

⑤鉤肩部分で咬合関係の影響を受けやすい．

### （2）バークラスプ（図2B）

　支台歯に近接する義歯床縁または連結子から起こり，バー状の鉤腕をもつクラスプの総称であり，鉤腕は歯槽部を支台歯に向かって横走し，支台歯の頬側面または舌側面に向かって彎曲し，鉤尖は支台歯のアンダーカット域に設定される．バークラスプの特徴を以下に示す．

①鉤腕の走行から，外観に触れにくく審美的である．

②歯面との接触が少ないため，齲蝕や歯周疾患になりにくい．

③食物の流れを変えることがないため，自浄作用が保たれる．

④支台歯の歯槽形態によっては使用できない．

⑤把持力に劣る．

## ❷ クラスプの材料

　鋳造鉤の製作には，フレームワークに使用される金属材料（第22章参照）のほかに金銀パラジウム合金（第2種），14K金合金（第2種）などが使用される．線鉤の製作には，加工用合金として，貴金属としては16K，14K金合金線あるいは白金加金線が，非貴金属としてはコバルトクロム合金線，チタン合金線，歯科用ステンレス鋼合金線が使用される（図3）．

## ❸ クラスプの種類（表）

### 1）鋳造鉤

### （1）環状鉤

①Akers クラスプ（Akers clasp，図4）

　レスト付き二腕鉤に相当する代表的な環状鉤である．鉤体を欠損側隣接面に設定し，2本の鉤腕で支台歯の3面4隅角を取り巻き，鉤尖をファーゾーンのアンダーカット領域に設定

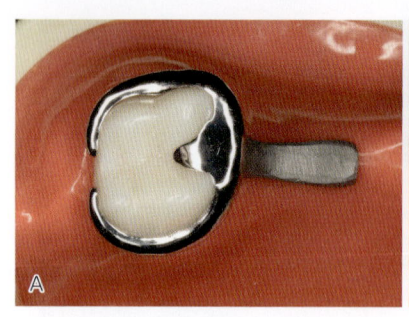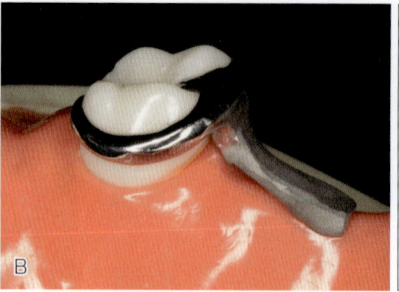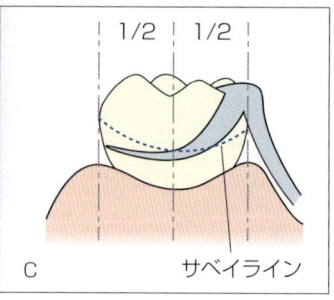

**図4** Akers クラスプ
A：咬合面観，B：舌側面観，C：サベイラインと維持腕との関係.

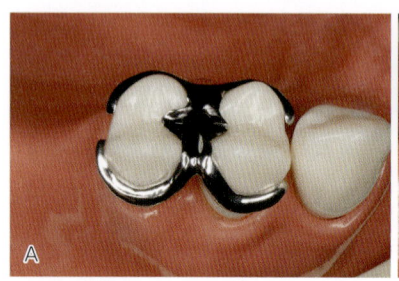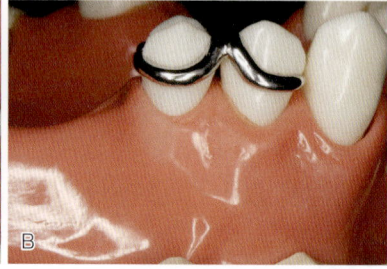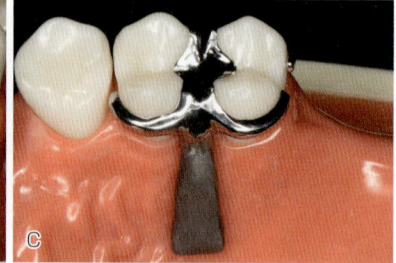

**図5** 双子鉤
A：咬合面観，B：頰側面観，C：舌側面観.

するクラスプであり，強固な支持・把持・維持が確保できる．鉤腕は，歯冠幅径を2等分した場合の近遠心的1/2からアンダーカット領域に入り，コバルトクロム合金で製作する場合，鉤尖のアンダーカット量は小臼歯で0.25 mm，大臼歯で0.25〜0.5 mmを標準とする（以降のアンダーカット量はコバルトクロム合金のものである）．コバルトクロム合金よりヤング率の小さな金合金を使用する場合のアンダーカット量はこの値より大きくなる．

②双子鉤（double Akers clasp，**図5**）

　レスト付き二腕鉤を鉤体部で背中合わせに結合し，2本の隣接する支台歯に設置する形態のクラスプである．それぞれ2本の鉤腕が辺縁隆線から咬合面側鼓形空隙にかけて設置されることからエンブレジャークラスプ（embrasure clasp）ともいう．維持力の増強と支台歯の二次固定効果があり，直接および間接支台装置として使用される．アンダーカット量は0.25〜0.5 mmを標準とする．

③リングクラスプ（ring clasp，**図6**）

　鉤体を欠損側隣接面に設定し，支台歯のほぼ全周を1本の鉤腕が取り巻き，その鉤尖をニアゾーンの深いアンダーカットに設定するクラスプである．孤立した最後方臼歯を支台歯とする場合に用いる．歯軸の傾斜の関係により，上顎大臼歯では口蓋側から，下顎では頬側から鉤腕が始まる．鉤腕が長いため補助鉤腕をつける場合もある．片側の鉤腕が把持，もう一方の鉤腕が維持を担うことから，左右対称的な適用が原則とされる．アンダーカット量は0.5〜0.75 mmを標準とする．

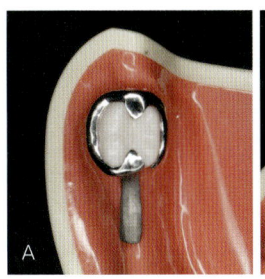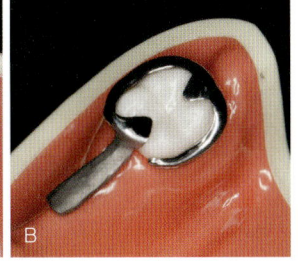

**図6**　リングクラスプ
A：咬合面観，B：舌側面観.

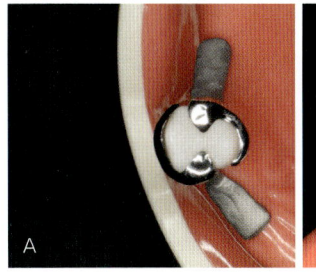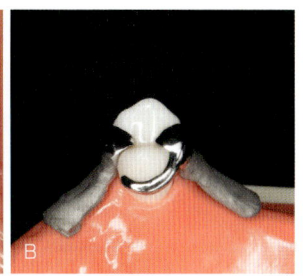

**図7**　ハーフアンドハーフクラスプ
A：咬合面観，B：舌側面観.

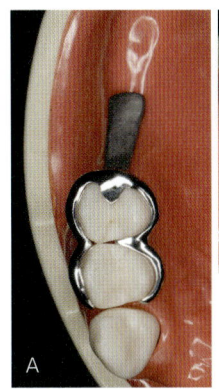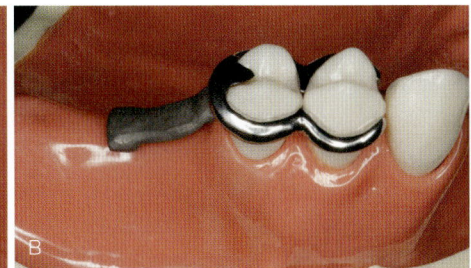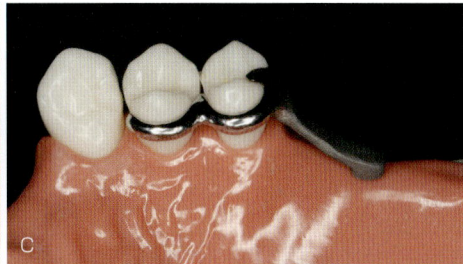

**図8**　延長腕鉤
A：咬合面観，B：頬側面観，C：舌側面観.

④ハーフアンドハーフクラスプ（half and half clasp, **図7**）

　支台歯の近遠心側にそれぞれ独立した体部とレストを有し，一方は頬側を他方は舌側を走行する鉤腕を有するクラスプである．孤立歯となった小臼歯に使用される．アンダーカット量は0.25 mmを標準とする．

⑤延長腕鉤（extended arm clasp, **図8**）

　レスト付き二腕鉤の頬・舌側鉤腕を支台歯の歯まで延長したクラスプである．欠損隣接歯である支台歯に有効なアンダーカット域が存在しない場合や側方力を2歯に分散する目的などで使用されるが，実際の臨床での使用頻度は低い．

⑥バックアクションクラスプ（back action clasp, **図9**）

　鉤体を舌側のファーゾーンに設定し，そこから鉤腕が欠損側隣接面，辺縁隆線部を通り，頬側面のファーゾーンのアンダーカット部に鉤尖を設定するクラスプである．歯軸の傾斜の関係から上顎小臼歯に使用されることが多い．リングクラスプと同様の理由から，両側性に設定される．鉤腕からレストの距離の分だけ鉤腕の弾性による緩圧作用が期待できる．アンダーカット量は0.25 mmを標準とする．

⑦リバースバックアクションクラスプ（reverse back action clasp, **図10**）

　バックアクションクラスプとは頬舌的に逆の構造を有し，鉤体を欠損側に近い頬側面に設定し，鉤腕が欠損側隣接面，辺縁隆線部を走行して，舌側面のファーゾーンのアンダーカット部に鉤尖を設定するクラスプである．歯軸傾斜の関係から下顎両側性遊離端欠損症例にお

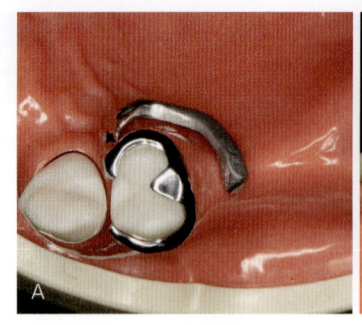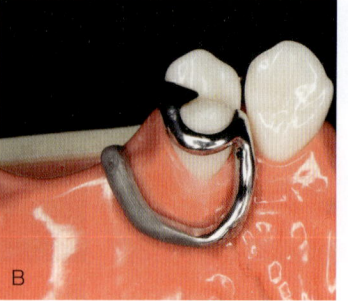

**図9** バックアクションクラスプ
A：咬合面観，B：舌側面観.

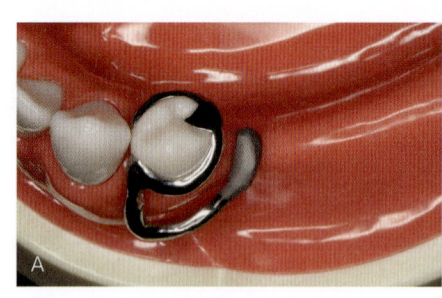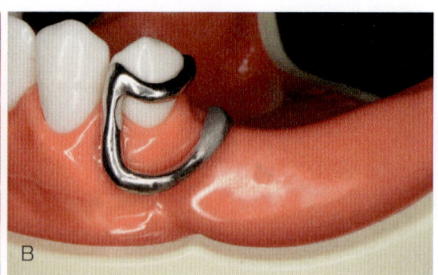

**図10** リバースバックアクションクラスプ
A：咬合面観，B：頬側面観.

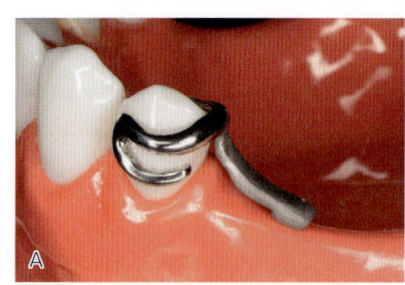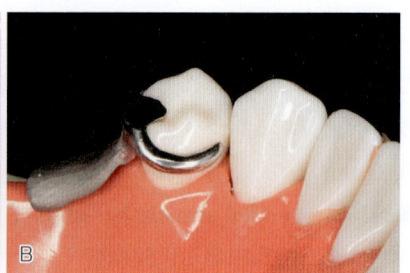

**図11** ヘアピンクラスプ
A：頬側面観，B：舌側面観.

ける小臼歯に使用されることが多い．アンダーカット量は 0.25 mm を標準とする．

⑧ヘアピンクラスプ（hairpin clasp，**図11**）

　鉤体を欠損側に設定し，頬・舌側面の鉤腕を中央部付近で方向を反転させてニアゾーンのアンダーカット部に鉤尖を設定したヘアピン状のクラスプである．ニアゾーンにアンダーカットがあり，歯冠長の長い犬歯や小臼歯に使用される．アンダーカット量は 0.25 mm を標準とする．

⑨連続鉤（continuous clasp，**図12**）

 ⅰ）鉤腕がレストからはじまり複数歯の頬舌面を走行し，最も離れた歯のアンダーカットに鉤尖を設定したクラスプ．

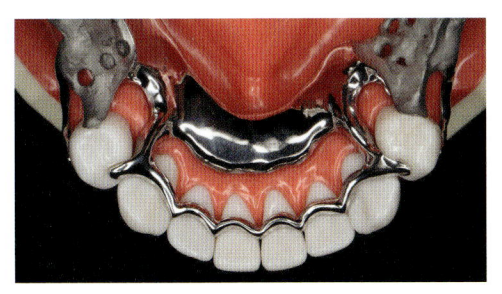

**図12**　連続鉤

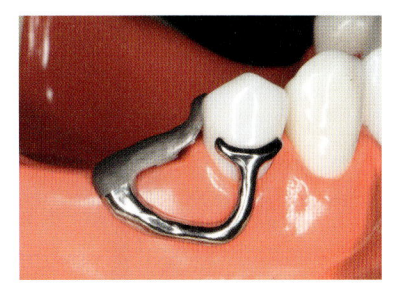

**図13**　Roach クラスプ（T型クラスプ）

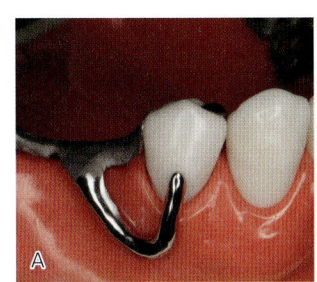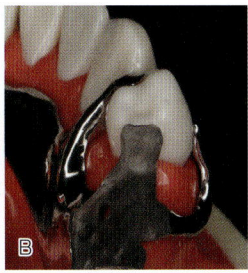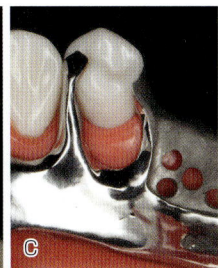

**図14**　RPI クラスプ（Kratochvil 型）
A：頬側面観，B：遠心面観，C：舌側面観．

ii）前歯舌面の基底結節上を数歯にわたって連続的に走行する金属の構造体．Kennedy バーと同義である．維持機能はない．下顎遊離端義歯においてリンガルバーと併用される．

## （2）バークラスプ

### ①Roach クラスプ（Roach clasp，**図13**）

鉤腕が義歯床あるいは連結子から出て歯肉部を横走し，支台歯部で垂直に屈曲して支台歯のアンダーカットに鉤尖が接触するバークラスプである．鉤尖の形態がアルファベットの文字に似ていることから I，L，T，U 型など種々の呼称があるが，代表的なものは T 型クラスプである．アンダーカット量は 0.25 mm を標準とする．

### ②RPI クラスプ（RPI clasp，**図14**）

近心レスト（mesial rest），隣接面板（proximal plate），I バー（I bar）の3部分から構成されるクラスプであり．3者が互いに拮抗的に働き，支持，把持，維持機能を発揮する．遊離端義歯の小臼歯に使用されることが多い．遊離端義歯の垂直方向の動きに対する考え方の違いにより Krol 型と Kratochvil 型の2種類があり，前者は隣接面板を短くすることで緩圧を図り，後者は長くすることで義歯の動きを歯軸方向に誘導する（第11章参照）．

## 2）線鉤

### ①単純鉤（一腕鉤，**図15A**）

支台歯の頬・唇側面に設置された1つの鉤腕からなる環状鉤である．レストがないため支持能力はなく，また1腕では拮抗作用が得られないため，支台歯の舌面には義歯床を密着させることが必要となる．

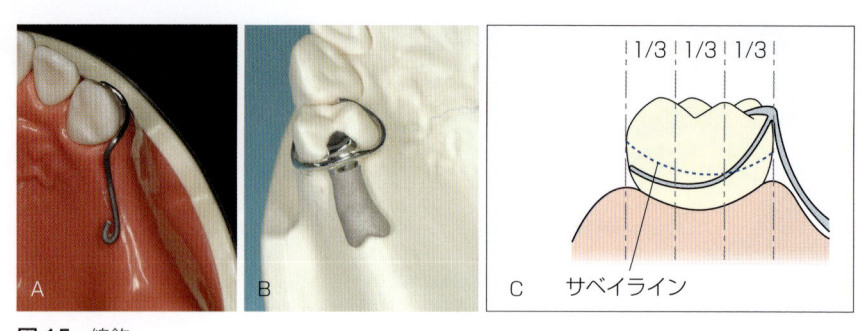

**図 15** 線鉤
A：単純鉤，B：二腕鉤（レスト付き），C：サベイラインと維持腕の関係.

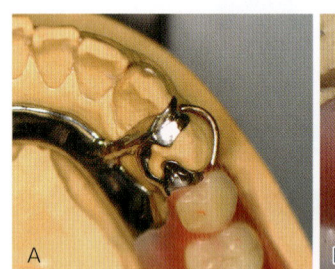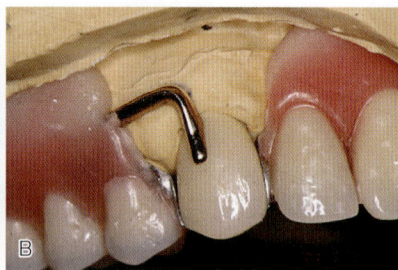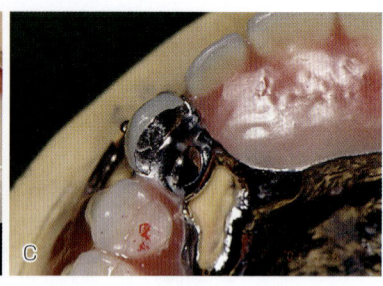

**図 16** コンビネーションクラスプ
A：唇側が線鉤，舌側が鋳造鉤である．B：頬側面観，C：咬合面観．唇側がバークラスプ，舌側が環状鉤である（AとBCは別症例）.

### ②レスト付き二腕鉤（図15B）

鉤体を欠損側隣接面に設定し，2本の鉤腕が支台歯頬舌側面を取り囲んで走行し，ファーゾーンのアンダーカットに鉤尖を設定するクラスプである．鋳造鉤である Akers クラスプと異なる点は，鉤腕の走行とサベイラインとの関係であり，線鉤では歯冠幅径を3等分した場合の 2/3 がアンダーカットに入る（**図15C**）．鉤尖部のアンダーカット量は 0.5 mm を標準とする．レストは適合性の観点から鋳造による製作が推奨され，鉤腕とはろう付け，鋳接により結合，もしくはレジン床内でレジンにより機械的に固定する.

### 3) コンビネーションクラスプ（図16）

鋳造鉤と線鉤，あるいは環状鉤とバークラスプのように，製作方法や形態の異なる鉤腕を組み合わせ，両者の長所を活かし，短所を補うクラスプである．たとえば唇・頬側は線鉤やバークラスプとして審美性を，舌側は鋳造鉤や環状鉤として強度や把持効果を得るなどの長所を活かし短所を補う設計が可能である．線鉤と鋳造鉤はろう付け，溶接，鋳接，レジン床への埋め込みなどにより固定する.

## Ⅱ　アタッチメント

局部床義歯の支台装置にはクラスプが使用されることが多いが，鉤腕による審美性，さら

には支台歯にかかる力の制御の問題などがある．これらの問題を解決する方法としてアタッチメントが考案された．アタッチメントはマトリックスとパトリックスとから構成され，一方は支台歯に固着され，他方は義歯に組み込まれる．この両者が互いに嵌合することにより，維持・支持・把持力が発揮される．アタッチメントの特徴を以下に示す．

①鉤腕がないため審美的であり，構音障害が少なく，装着感にも優れる．

②支台歯に設定される固定部と義歯床に設定される可撤部の連結により的確な維持力を発揮する．

③支台歯に伝達される力の方向，配分，着力点などを規制することにより支台歯の負担を軽減できる．

④歯質の切削が必要である．

⑤製作が煩雑で，高い技工技術を必要とする．

⑥破損した場合の修理が困難である．

⑦アタッチメント自体が高額である．

## ❶ アタッチメントの分類

### 1）設定位置，形態による分類

#### （1）歯冠外アタッチメント（extracoronal attachment, 図17）

固定部のすべて，または一部が歯冠の外側に設置されているアタッチメントである．歯質削除量が少ないが，支点が支台歯の外側にあるため支台歯を傾斜，回転させたり，不潔域を生じることもある．緩圧型と非緩圧型アタッチメントがある．

#### （2）歯冠内アタッチメント（intracoronal attachment, 図18）

固定部が歯冠形態内に設置されたアタッチメントである．歯質削除量が多いが，支点がアタッチメントの中心に近いため機能圧を歯の長軸方向へ伝達しやすい利点がある．そのため，連結強度の大きい非緩圧型（固定性）アタッチメントが適用されることが多い．

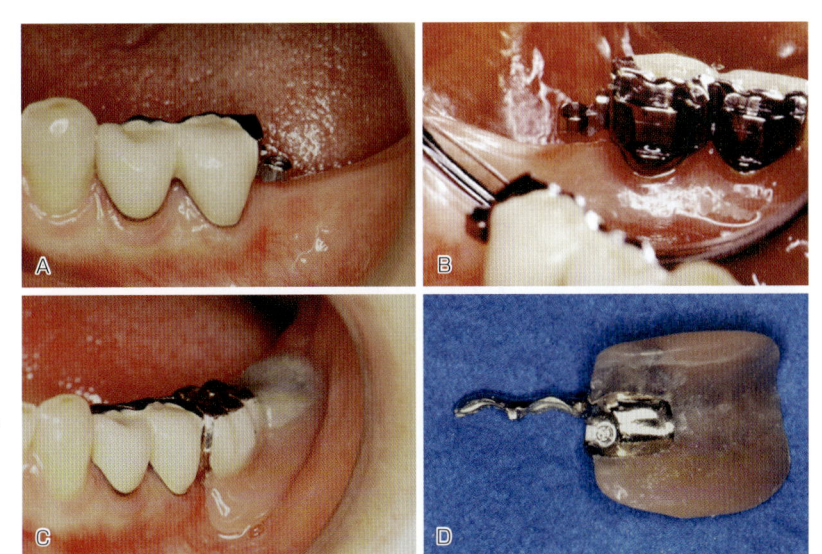

**図17　歯冠外アタッチメント**
A：頬側面観
B：舌側面観
C：義歯装着時
D：義歯粘膜面観

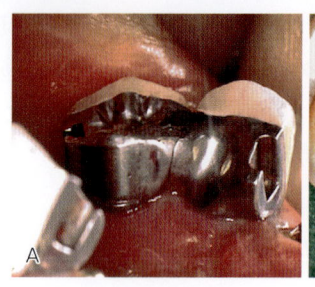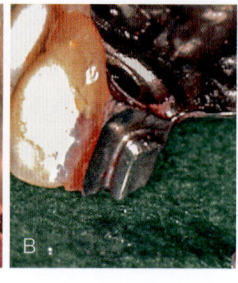

**図18** 歯冠内アタッチメント
A：固定部，B：可撤部.

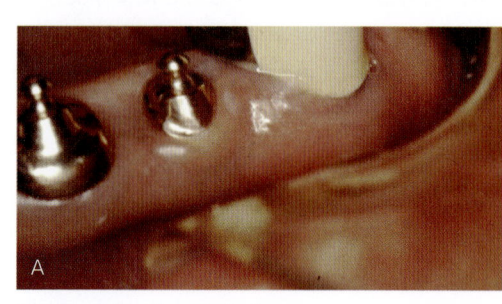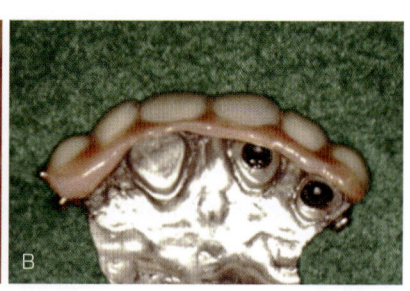

**図19** 根面アタッチメント
A：固定部，B：可撤部.

### （3）**根面アタッチメント**（stud attachment，**図19**）

残存歯の根面またはインプラントを支台とするアタッチメントである．オーバーデンチャーとの組み合わせで用いられ，緩圧型（可動性）と非緩圧型（固定性）とがあり，着力点が低いため側方力による支台歯への過重負担が起きにくく骨植不良な歯にも使用される．磁性アタッチメントは根面アタッチメントとして使用されることが多い（第29, 30章参照）.

### （4）**バーアタッチメント**（**図20**）

離れた支台歯を連結固定するバーと，これを把持するために義歯側に設置されるスリーブからなるアタッチメントである．緩圧型（可動性）のバージョイントタイプ（bar joint type）と非緩圧型（固定性）のバーユニットタイプ（bar unit type）がある（第29, 30章参照）.

## 2）緩圧作用の有無による分類

### （1）**緩圧型アタッチメント**

支台歯に伝達される力が過大となるのを防止する目的で，緩圧機構が付与されているアタッチメントである．緩圧方法には蝶番，スプリング，スペース付与の3種類がある.

### （2）**非緩圧型アタッチメント**

義歯に加わる機能圧を支台歯に直接伝達するアタッチメントであり，義歯と支台歯を強固に連結する.

## 3）製作方法による分類

### （1）**既製アタッチメント**（**図21**）

精密な構造を有し，鋳接やろう付けにより歯冠補綴装置，根面板などに組み込まれるア

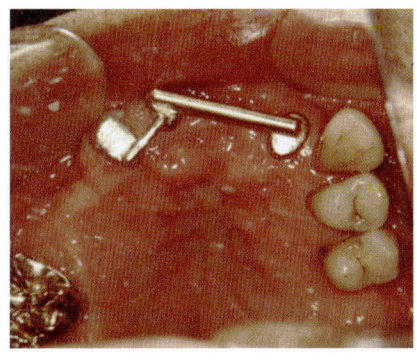

**図20**　バーアタッチメント（Dolder バー）

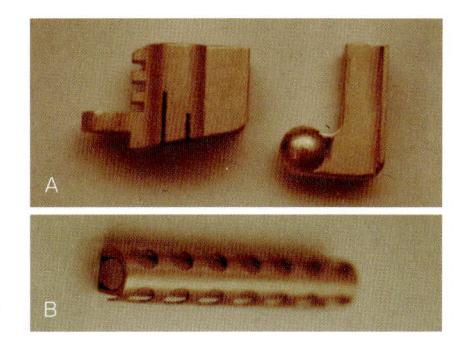

**図21**　精密アタッチメント
A：Dalbo, B：Dolder バー.

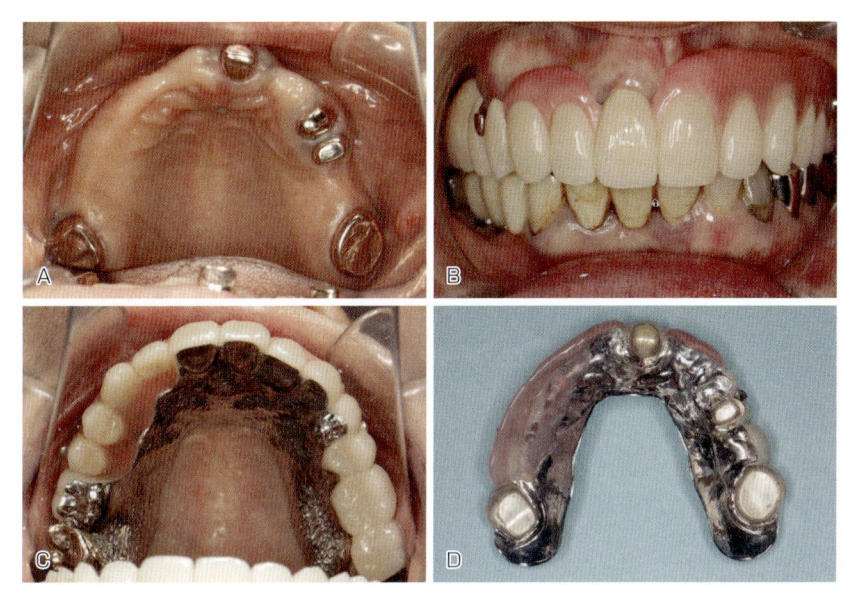

**図22**　コーヌステレスコープ義歯
A：咬合面観（内冠）, B：正面観, C：義歯装着時咬合面観, D：義歯粘膜面観.

タッチメントである.

## (2) 自家製アタッチメント

　各個人の歯の大きさや顎堤形態など症例に応じて製作するアタッチメントであり, 一部がプラスチックパターンなどで半既製品化されているものもあるが, 鋳造や平行切削器（パラレロメーター）によるミリングによって製作する. チャネルショルダーピン, テレスコープクラウンなどがある. テレスコープ義歯は, 外冠と内冠の二重の金属冠からなるテレスコープクラウンを支台装置として使用する（**図22**）. 内冠には通常6°のテーパー（コーヌス角）を付与し, 義歯に組み込まれる外冠との接触によるくさび効果により維持力を発揮し, 強固な支持を得ることができる.

## 第13章

# 連結子，義歯床，人工歯

1　大連結子および小連結子の目的を説明できる．
2　大連結子の設計および種類を説明できる．
3　各種の大連結子の適応症を説明できる．
4　義歯床用レジンおよび人工歯の種類を説明できる．

　連結子（連結装置）は，大連結子と小連結子に分類される．大連結子は義歯床と義歯床，義歯床と支台装置を連結する装置で，小連結子はクラスプやレストなどの支台装置を義歯床や大連結子に連結する装置である．

## I　大連結子

　大連結子によって，前後左右にある構成要素が連結され単一となる．これにより，義歯に加わる咬合力や離脱力が複数の支台歯や義歯床に伝達・配分されて1支台歯の負担が軽減し，義歯は安定する（**図1**）．また，単一化によって安定に必要な義歯床の面積を少なくでき，構音障害や口腔感覚の障害が抑制されて異物感が軽減する．大連結子は力を伝達するため，材質的にも構造的にも強固でなければならない．

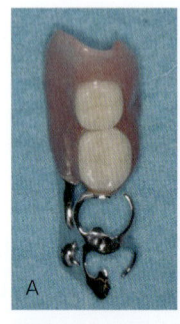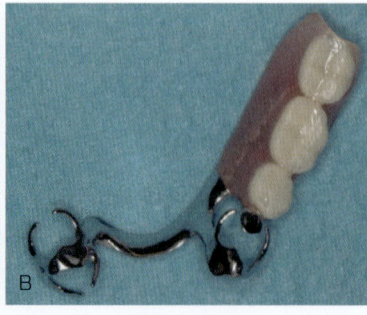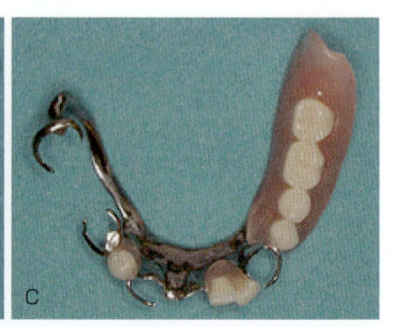

**図1**　支台歯への負担
A：片側処理では支台歯への負担が大きい．
B：大連結子にて対側に間接支台装置を設置することで義歯は安定し，支台歯の負担は軽減する．
C：さらに対側の後方に間接支台装置を設置すると義歯は安定するが，異物感も増大するので，適切な大きさを検討する必要がある．

## 1）設計

### （1）大連結子の適用

　小規模な片側性の中間欠損では，大連結子を用いると異物感が大きいため用いないのが一般的である．欠損範囲が大きくなるにつれ，大連結子を用いた両側性の設計とすることが多い．遊離端欠損の場合，欠損が片側であっても対側に維持を求めたうえで大連結子により連結し（**図1**），両側性にすることが望ましい．欠損が複数の場合，複数の義歯を装着しないで大連結子によって1つの義歯とする．

### （2）設置位置

　周囲軟組織の運動を阻害しない部位に設置し，異物感を少なくする．予防歯学的配慮から，大連結子は辺縁歯肉より上顎では5mm以上，下顎では3mm以上離す．上顎の大連結子は口蓋があるので設計の自由度は高く，広くすれば粘膜負担を獲得できるが異物感が増加するので，欠損部位・歯数・粘膜の被圧変位量などを考慮しながら装置を決定する．下顎では舌の運動を阻害しないように考慮する．

## 2）上顎の大連結子

　欠損部位の分布や支台装置の数・位置により，さまざまな形態がある．一般的に幅径が約3〜8mm，厚さ約2〜3mm以下のものをバー，幅径がそれ以上の8〜20mmのものをストラップ，それ以上に広いものをプレートとよぶ．上顎の大連結子は下顎の大連結子に比べ粘膜負担の役割が大きい（**図2，3**）．

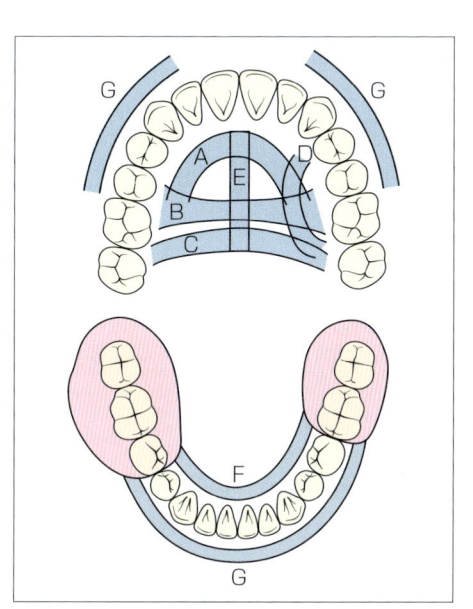

**図2**　上下顎に設置される大連結子
　　　（設定位置による分類）
A：前パラタルバー．　B：中パラタルバー．
C：後パラタルバー．　D：側方パラタルバー．
E：正中パラタルバー．　F：リンガルバー．
G：外側バー．

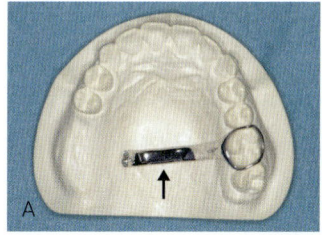
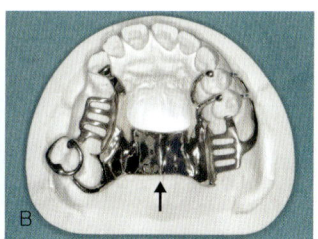
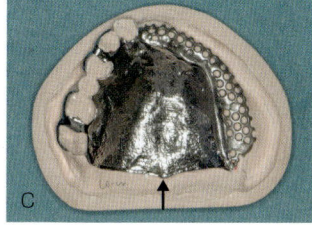

**図3**　上顎の大連結子（幅による
　　　分類）（矢印）
A：バー．
B：ストラップ．
C：プレート．

## (1) パラタルバー

大連結子による粘膜負担を積極的に必要としない両側に存在する中間欠損，片側性遊離端欠損での対側固定，小規模な両側性の遊離端欠損などに用いられる．設置する部位により，下記の7種類に区別される（図2A〜E，3A）．

①前パラタルバー：口蓋前方部（犬歯付近）を弓状に走行する．構音障害や異物感が大きいので，可能な限り薄く広く設計する．なお，前パラタルバーを前歯だけに接触させると，義歯の沈下に伴い前歯が大連結子によって押し出されて唇側に偏位する可能性があるため，原則として接触させない．やむをえず前歯に接触させる場合は沈下を最小限にする設計を心がけ，小臼歯・犬歯を含む設計とする．

②中パラタルバー：口蓋中央部（第二小臼歯部付近）を横走する．構音に対する影響や異物感は前・後パラタルバーに比べて少ない．口蓋隆起がある場合は設置しない．

③後パラタルバー：口蓋後方（第二大臼歯部付近）を横走する．構音障害や異物感は少なくなるものの，嘔吐反射を招くことがある．

④側方パラタルバー：前後的な構成要素を結合させるため，口蓋の側方を前後的に走行する．後パラタルバーと併用する場合もある．2つ以上のバーを用いることを複合パラタルバーとよぶ．

⑤正中パラタルバー：前方の構成要素と後パラタルバーを結合し，口蓋の正中を前後的に走行する（複合パラタルバー）．口蓋が深い患者に用いるが，使用頻度は少ない．

⑥馬蹄形バー（ホースシューバー）：口蓋の前方から後方に向かって馬蹄形に走行する（図4）．口蓋隆起がある場合，前歯部欠損で臼歯部に間接維持を求める場合，前歯・臼歯の欠損症例などに用いる（複合パラタルバーとして，強度を増すために後方を後パラタルバーで結合することもあり，閉鎖型馬蹄形バーとよぶ）．

⑦前後パラタルバー（A-Pバー）：前・後のパラタルバーを併用したものである（複合パラタルバー）．口蓋隆起がある場合，前歯部欠損で臼歯部に間接維持を求める場合，前歯・臼歯の欠損症例などに用いる．

## (2) パラタルストラップ

幅が広いので薄くすることができ（コバルトクロム合金で0.7 mm程度），バーと比べて構音障害や異物感が少ない（図3B）．口蓋の被覆面積が広いため，パラタルバーよりも粘膜負担が期待できる．

## (3) パラタルプレート

ストラップの幅をさらに広げ，口蓋を広範囲に被覆したものである（図3C）．遊離端欠損や多数歯欠損症例など積極的に粘膜負担を求めるときに用いる．異物感は大きい．

## 3）口蓋の大連結子と口蓋粘膜の関係

口蓋粘膜は口蓋正中部で菲薄なので，適度なリリーフが必要になる．口蓋隆起が存在し，バーにて大きなリリーフが必要な場合，異物感が大きくなるため，設置位置を変更し幅の広いストラップやプレートを用いる必要がある．また，義歯床縁の封鎖や舌感の向上のため，粘膜面側にビーディング（次頁コラム参照）を施す．

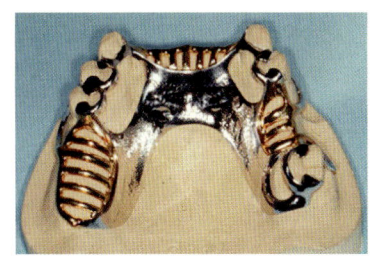

**図4** 馬蹄形バー（岡崎定司先生のご厚意による）

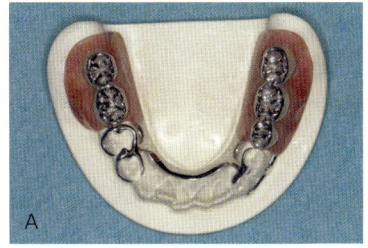

**図5** 下顎の大連結子
A：リンガルバー．B：リンガルプレート．

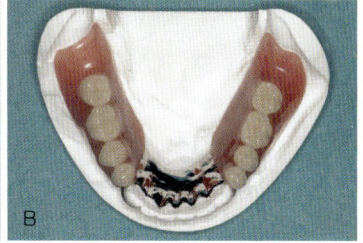

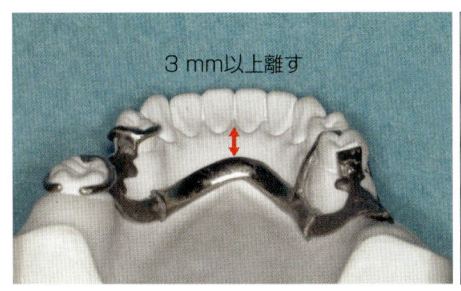

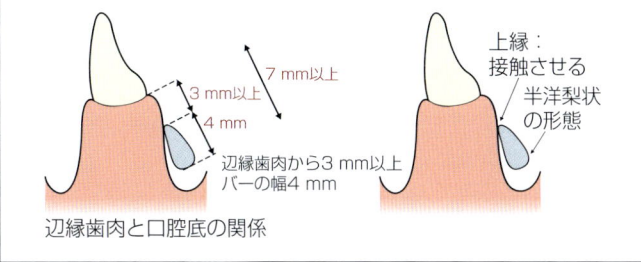

**図6** リンガルバーの設置場所と基本形態

## 4）下顎の大連結子

　舌側に用いるリンガルバーと歯面まで延長するリンガルプレートに大別される（**図5**）．粘膜負担はない．

### （1）リンガルバー

　舌側顎堤粘膜上を横走するバーである（**図2F，6，7**）．歯や辺縁歯肉と接触しないため，予防歯学的に最も有利である（**表1**）．可能であればリンガルバーを第一選択とする．バーの幅は4〜5mm，厚さ2〜3mmで，上縁は歯肉縁から3mm以上離す．使用する金属によっ

---

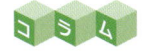

### ビーディング

　上顎大連結子の辺縁封鎖を確実にするために，設計線に沿って作業用模型に溝を付与する操作をいう．これにより，大連結子の粘膜面辺縁に凸部ができる（図）．具体的には大連結子の設計線（辺縁外形線）に沿って作業用模型上に0.3〜0.5mm程度の幅・深さの溝を付与する．辺縁歯肉から6mm以内には形成しない．機能を以下に示す．
①辺縁部が粘膜に食い込んで封鎖性を高め，大連結子と粘膜が移行的になり，違和感が少ない．
②大連結子の下に食物が侵入するのを防ぐ．
③辺縁部は金属の厚みが増すので強固となる．

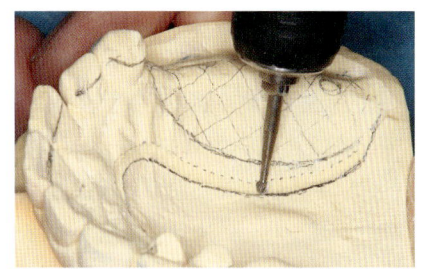

**図** ビーディング（大川周治先生のご厚意による）

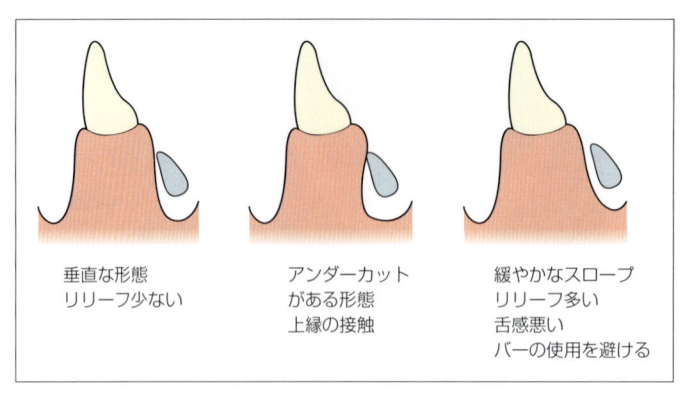

**図7** リンガルバーにおける舌側歯槽形態とリリーフとの関係

垂直な形態
リリーフ少ない

アンダーカット
がある形態
上縁の接触

緩やかなスロープ
リリーフ多い
舌感悪い
バーの使用を避ける

**表1** リンガルバーの適応症，非適応症

| 適応症 | 非適応症 |
| --- | --- |
| ①支台歯の状態がよい（支持力が高い）．<br>②歯肉縁から口腔底までの距離が7 mm以上ある．<br>③歯槽の形態が垂直またはアンダーカットである． | ①舌側顎堤が緩やかなスロープを呈する．<br>②舌小帯が高位に存在する．<br>③下顎隆起が存在する．<br>④患者が異物感を訴える．<br>⑤バーが走行する近傍の歯の喪失が予測される． |

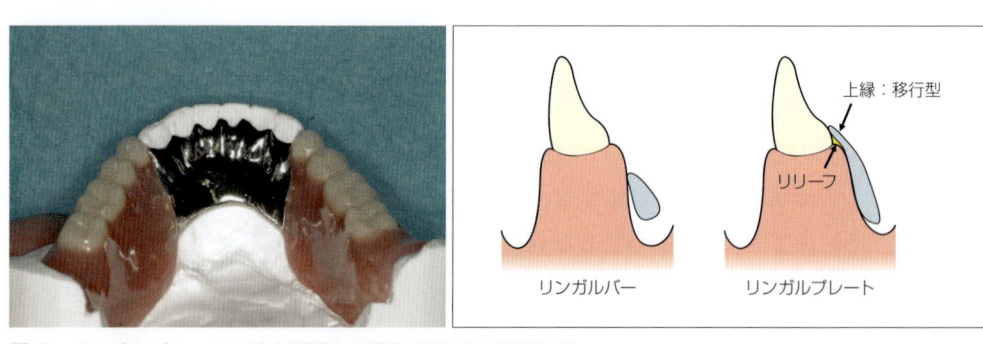

上縁：移行型

リリーフ

リンガルバー　　リンガルプレート

**図8** リンガルプレートの基本形態と下顎大連結子の設置場所

て強度が異なるため，厚さや幅を調整する．断面形態は半洋梨形が多く，上縁は粘膜面とわずかに接触させて食片の圧入を防ぐ．それ以外は，義歯の沈下により粘膜に食い込むのでリリーフする（**図7**）．口腔底が浅い場合に断面形態がL字に近似したものをサブリンガルバー（第21章の**図18**参照）という．

### (2) リンガルプレート

　舌側顎堤粘膜から残存歯舌面までを薄く広く覆って横走する大連結子である（**図8**）．リンガルバーに比べて義歯の維持・安定と舌感に優れるが，辺縁歯肉を覆うため予防歯学的には劣り，舌側の歯肉炎や齲蝕が生じやすい（**表2**）．なお，歯肉縁部はリリーフする．残存歯に接触して間接維持が期待できる．リンガルプレートの上縁を残存歯の舌面に延長して歯面の一部を覆うように設計したものを，とくにリンガルエプロンという．

**表2**　リンガルプレートの特徴

| 適応症 | 長所 | 短所 |
| --- | --- | --- |
| ①口腔底までの距離が不足している．<br>②舌側顎堤が緩やかなスロープを呈する．<br>③舌小帯が高位に存在する．<br>④下顎隆起が存在する．<br>⑤患者が異物感を訴える．<br>⑥バーが走行する近傍の歯の喪失が予測される．<br>⑦残存歯の固定が必要である（二次固定）．<br>⑧残存歯の抜歯が考えられる． | ①支持・把持が発揮され，義歯に加わる力に対して抵抗する．<br>②強度が大きい．<br>③舌感がよい．<br>④間接維持装置としても働く．<br>⑤歯間空隙への食物の嵌入を防ぐ． | ①舌側歯肉部の生理的刺激を遮断する．<br>②自浄性を阻害する．<br>③歯周疾患に罹患しやすい．<br>④齲蝕に罹患しやすい．<br>⑤審美性に劣る． |

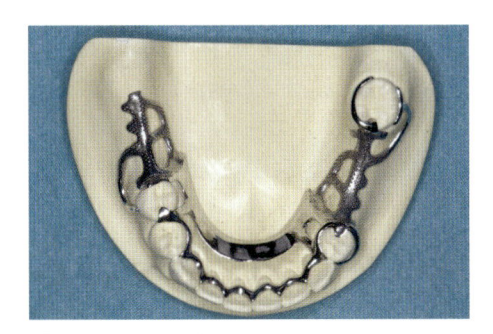

**図9**　Kennedy バー

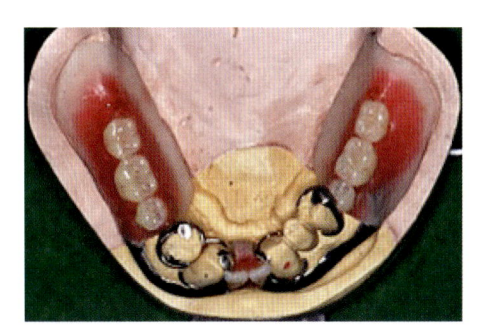

**図10**　外側バー（横山敦郎先生のご厚意による）

**表3**　外側バーの特徴

| 適応症 | 長所 | 短所 |
| --- | --- | --- |
| ①残存歯列が舌側に強く傾斜している．<br>②顎堤の舌側に大きなアンダーカットが存在する．<br>③大きな下顎隆起がある． | ①構音障害がない．<br>②味覚障害がない．<br>③舌の運動を妨害しない． | ①支持力がない．<br>②審美的に不良である．<br>③食物残渣が停滞しやすい．<br>④口唇や頬の動きを妨害する．<br>⑤異物感が大きい． |

## 5）その他の大連結子

### （1）Kennedy バー

　連続鉤の鉤腕が前歯の舌面基底結節上を波状に走行し，リンガルバーと組み合わせたものである（**図9**）．バー自身が細く，強度は十分でない．自浄性のよいリンガルバーに，リンガルプレートの残存歯の固定や義歯の間接維持機能を期待して用いるが，異物感が大きい．

### （2）外側バー

　顎堤の外側（唇・頬側）に設置されるバーで，設置部位により唇側バー，頬側バーとよばれる（**図2G, 10**）．通常の大連結子を舌側に使用できない症例で，かつ適応症（**表3**）の条件を満たす場合に用いる．

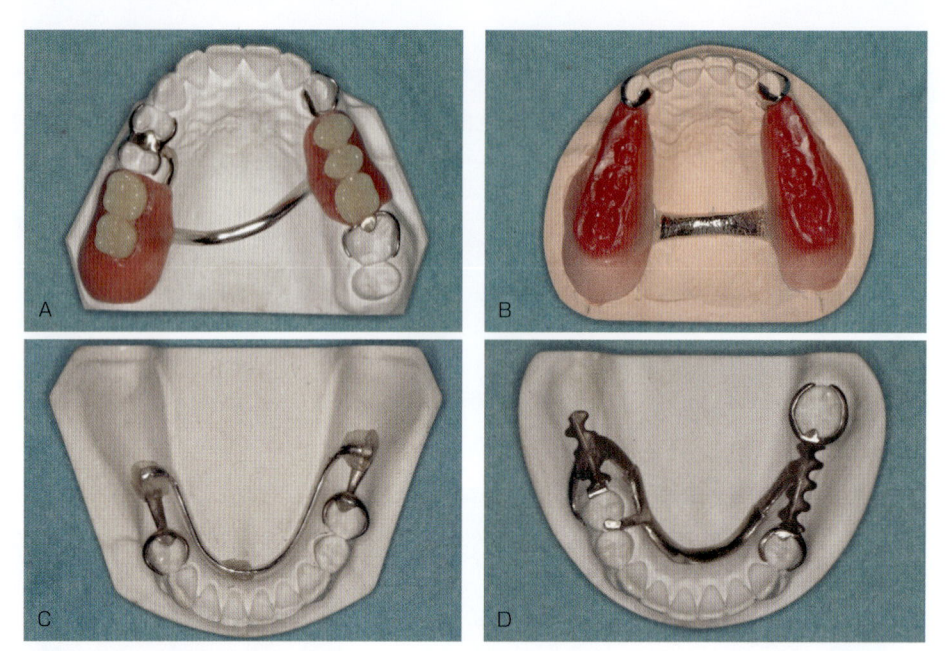

**図11** 製作法の違いによる差異
A, C：屈曲バー. B, D：鋳造バー.

### 6) バーの製作法の違い

鋳造して製作する鋳造バーと，楕円形の断面をもつ既製のバー用金属線を屈曲して製作する屈曲バーがある．屈曲バーは安価で簡単に製作できるが，強度や適合性に劣る（**図11**）.

## Ⅱ ── 小連結子

支台装置を義歯床や大連結子に連結する金属部分である（**図12**）．小連結子間は 5 mm 以上空ける．役割を以下に示す．
①レストと大連結子の連結
②鉤脚
③フレームワークと義歯床の連結（床維持格子）
④フレームワークとバークラスプの維持部の連結

連結子の材料については第 22 章参照.

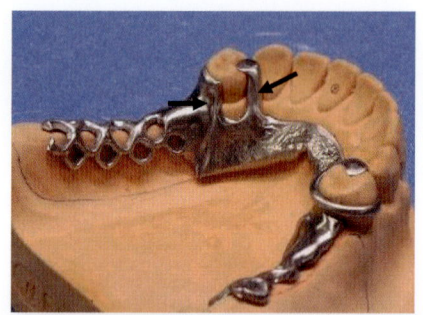
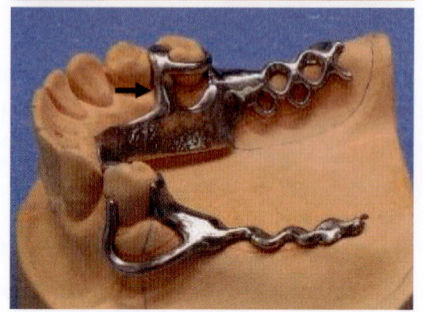

**図12** さまざまな小連結子（矢印）

# Ⅲ 義歯床

　義歯床は欠損部顎堤や口蓋部を覆い，欠損部の形態回復を図り，人工歯を保持して咬合力を顎堤に伝達する．また，連結子，支台装置，フレームワークなどの脚部を包み，構成要素相互を結合させる部分でもある．顎堤が咬合力を負担する粘膜負担を担う部分でもあり，主に支持の役割を果たすが，把持や維持にも働く．研磨面，床縁，粘膜面に分けられる．

## 1）義歯床の外形

　局部床義歯（部分床義歯）の義歯床外形は，欠損歯数，支台歯の状態，欠損様式，顎堤形態，顎堤粘膜の被圧変位性などにより異なる．少数歯の中間欠損において義歯床外形は小さく支持域のみを被覆し，床縁は周囲組織に移行する形態とする．欠損歯の増加，とくに遊離端欠損において義歯床は総義歯に準じた外形となり，床縁はコルベン状とする．残存歯部については，原則として上顎では歯頸部から5〜6mm以上，下顎では3〜4mm以上離す．義歯床縁を残存歯に接触させる場合，前歯部では基底結節を被覆し，臼歯部ではサベイライン上か少し上方に設定する．

## 2）義歯床用レジン

　義歯床用レジンとして使用されている材料を**表4**に示す．ポリメチルメタクリレート（PMMA）は線状高分子であり，有機溶媒やMMA（モノマー）に容易に溶解膨潤するため義歯破折時の修理やリラインが容易である．古い材料であるにもかかわらず義歯床用材料として現在，最も多く使用されている．本項では高頻度に使用されているMMAレジンを中心に説明する．重合様式には加熱重合・常温重合・光重合があるが，光重合は使用されていない．

### （1）吸水性と義歯の水中保存

　重合したレジンは水中あるいは口腔内で吸水膨張を起こし，約0.1〜0.2%の線膨張を示す．吸水は機械的強さの低下を招くものの重合収縮を一部補償するので，製作後は必ず義歯を水中に保存する．また，就寝時は義歯を外して水中保管する．この際，義歯洗浄剤を使用すると合理的である．ただし，顎機能障害を呈する患者の場合は夜間装着を推奨することもある．

表4　義歯床用レジンの材料

| 義歯床用 MMA | 熱可塑性レジン（重合操作を伴わない） |
| --- | --- |
| 加熱重合レジン | ポリカーボネート樹脂 |
| マイクロ波重合レジン | ポリスルフォン樹脂 |
| 常温重合レジン（流し込み） | ポリアミド樹脂（ナイロン） |
| ヒートショックレジン | ポリエステル樹脂 |
| 光重合レジン | 熱可塑性アクリリックレジン |

**表5** MMAレジンの液と粉末の組成

| | | 加熱重合レジン | 常温重合レジン |
|---|---|---|---|
| 液 | 主成分 | MMA | |
| | 重合禁止剤 | ハイドロキノン：0.005〜0.006% | |
| | 架橋剤 | 架橋性モノマー（数%） | |
| | 分子量 | 100.12 | |
| | 沸点 | 100.3℃ | |
| | 重合促進剤 | —— | 第3級アミン（DMPTなど） |
| 粉末 | 主成分 | PMMA | |
| | 重合開始剤 | BPO：0.1〜0.5% | BPO：0.5〜3% |
| | 着色剤 | 顔料 | |
| | その他 | ナイロン・アクリル繊維など | |
| | 分子量 | 30〜80万 | 約40万 |
| | 粒子径 | 30〜80μm | 25〜50μm |
| 粉末：液の比率 | | 2〜2.5：1 | 1.5〜1.8：1 |

### （2）消毒

　有機溶剤に溶解しやすく，アルコールによる清拭は表面に亀裂を誘発するので行わない．また，熱可塑性樹脂でありガラス転移温度（82〜102℃）を超えると変形するので煮沸消毒は厳禁である．

### （3）レジンと陶歯・金属クラスプとの接着

　互いに接着性はないので，接着性プライマーを用いるか機械的な嵌合を考慮する（フィニッシュラインや床維持部）．

## 3）加熱重合レジン

　組成レジンの液の主成分はMMAである（**表5**）．MMAは熱や紫外線などの刺激によって重合を開始するので茶色の瓶で保管し，さらに重合禁止剤を添加している．また，強度を上げるために架橋性モノマー（EGDMA；エチレングリコールジメタクリレート）を添加している．粉末の主成分はPMMA（MMAを懸濁重合して作られる）である．重合開始剤となる過酸化ベンゾイル（BPO）が加えられる．液と粉を混和し60℃以上に加熱すると，BPOが分解してラジカルが生成され重合反応（硬化）が開始される．

### （1）粉液重合法

　義歯床用レジンは粉末と液を混和して重合する粉液重合法で行われる．操作が容易であり，重合収縮や気泡の発生を抑制する．加熱重合レジンの場合，粉末：液＝2〜2.5：1（重量比）である．

### （2）重合収縮

　MMAは重合に伴い収縮する．MMAのみで重合を行った場合，約21%体積収縮する．粉液比が2：1の場合，MMAの量は混和泥中1/3となるので体積収縮率は21%×1/3で約7%，線収縮率とすると約2.3%になる．実際に製作されたレジン床の測定値から約0.3〜0.5%線収縮するといわれている．

表6 加熱重合レジンにおける内部気泡の発生原因と対策

| 発生原因 | 対策 |
|---|---|
| 急加熱による重合 | 60〜70℃で予備重合後，沸騰水で重合する |
| 餅状以外の填入 | 適切な填入時期にする |
| モノマーの過多 | 粉液比を適切にする |
| フラスコの加圧不足 | 重合前にクランプの緩みを確認する |

表7 加熱重合レジンと常温重合レジンの比較

| | 加熱重合レジン | 常温重合レジン |
|---|---|---|
| 重合後の分子量 | 大きい | 小さい |
| 未反応モノマー | 少ない（0.2〜0.5%） | 多い（3〜5%） |
| 為害作用 | 少ない | 多い |
| 硬化時の収縮（寸法変化） | 大きい（0.3〜0.5%） | 小さい（0.2%） |
| 適合性 | やや不良 | 良好 |
| 機械的性質 | 良好 | やや不良 |
| 耐変色性 | 良好 | やや不良 |

### （3）未反応モノマー

　適切な加熱条件で重合されたレジン義歯床中にある未反応モノマー量は 0.2〜0.5% である．填入時期や重合条件が不適切であると未反応モノマー量は多くなり，口腔内でモノマーが溶出して粘膜を刺激する．製作した義歯床を水中保存すると未反応モノマーは溶出し，刺激は減少する．また，未反応モノマーの増加によって機械的性質は低下する．

### （4）気泡の発生

　加熱重合を行ったレジンに気泡が発生していることがある．気泡はレジン義歯床破折の原因となり，審美性も低下する．発生原因（**表6**）を考慮しこれを防ぐ．

## 4）常温重合レジン

　組成は加熱重合レジンとほとんど同じで，重合促進剤に第3級アミン（DMPT）が添加されることと，粉成分の PMMA の分子量や粒子径，重合開始剤の添加量が異なる（**表5**）．粉と液を混和すると液中の DMPT によって常温でも粉中の BPO が分解され，ラジカルを生成する．常温重合レジンの実際の線収縮は 0.2% 程度であり，加熱重合レジンと比べ適合がよい．これは重合時に加熱する必要がないので重合終了後の冷却に伴う熱収縮が少なく，内部応力の発生が少ないことによる．しかしながら，重合度が低く未反応モノマーも多い（3〜5%）ので機械的性質は低く，着色しやすい（**表7**）．

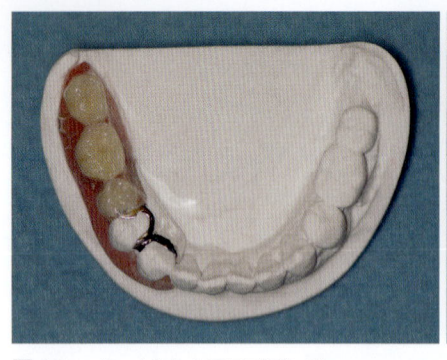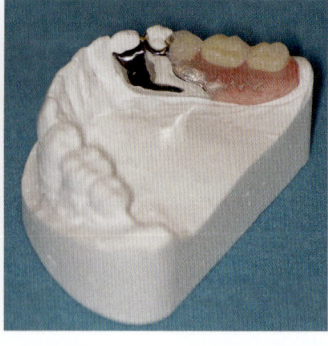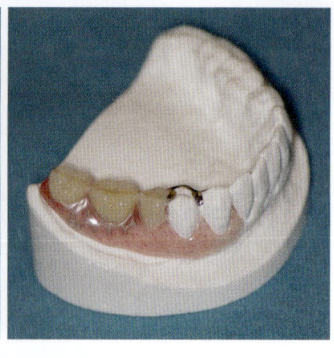

**図13** ノンメタルクラスプデンチャー
弾性のある熱可塑性レジンで製作した義歯で，クラスプは義歯床と一体化しており唇頬側に金属が露出しないため，審美性に優れている．レストを付与することが望ましい．（伊比　篤歯科技工士のご厚意による）

## 5) その他の床用レジン（表4）

　熱可塑性レジンは加熱圧縮成形あるいは射出成形し，重合操作を伴わないので残留モノマーは非常に少なく，レジンアレルギーを呈する症例に有効である．

### (1) ポリスルフォン樹脂

　MMAレジンに比べて衝撃強さに優れているが，MMAと接着しにくく修理が困難であるなど操作性が低く，現在ではほとんど使用されていない．

### (2) ポリカーボネート樹脂

　MMAレジンに比べて衝撃強さに優れており，射出成形用のペレットと加熱圧縮成形用のプレフォームがある．義歯床の補修ではプライマー処理が不要で，MMAレジン義歯床と同様の方法で補修できる．

## 6) ノンメタルクラスプデンチャーに用いられるレジン（表4，図13）

　局部床義歯の支台装置には金属が用いられるが，金属を前歯部に用いると審美性に劣る．ノンメタルクラスプデンチャーは支台装置に樹脂を用いているため，そういった症例では審美性をカバーしうる．また，金属を全く使用しなくとも製作が可能なため金属アレルギーを呈する患者ではメリットがあるが，義歯の剛性が低いので義歯の支持・把持を担う部分には金属を使用することが望ましい．

### (1) ポリアミド樹脂

　アミド結合によって構成され，一般にナイロンとよばれる．柔軟性に優れ，耐衝撃性は高く強靭で，耐酸性・耐アルカリ性に優れている．一方，レジンとの接着性はなく，吸水性が大きく，脱色や変色が起こりやすい．

### (2) ポリエステル樹脂

　飲料のボトルとして使用されているポリエチレンテレフタレート共重合体（PET）である．ポリアミド系よりやや硬く，着色しにくい．残留モノマーや溶出物が少なく吸水性は低いが，70℃以上で変形や変色を起こし強アルカリに弱い．

### （3）ポリカーボネート樹脂（再掲）

比較的弾性が低い．表面が傷つきにくく，耐衝撃性，耐熱性および研磨性が良好である．吸水性は低い．

### （4）アセタール樹脂

白色のプラスチッククラスプとして臨床で用いられている．床用材料としてではなく軟性クラスプに特化して使用されている．

## Ⅳ 人工歯

材質による分類として陶歯，レジン歯，硬質レジン歯，金属歯などがある（表8，図14）．

### （1）陶歯

耐久性があり，着色しにくく，審美性もよい．MMAレジンと化学的に結合しないので維持孔やピンを要する．素材としては望ましいが，短所もある．①咬合調整が煩雑，②対合歯や対合する材料を摩耗する可能性がある，③クラスプ脚部・床維持部などが人工歯直下にあ

表8　各種人工歯の比較

| | 陶歯 | レジン歯（PMMA） | 硬質レジン歯 | 金属歯 |
|---|---|---|---|---|
| 機械的性質 | 脆く，破折しやすい | 靱性があり，破折しにくい | | |
| 義歯床との化学結合 | ない（保持装置が必要） | ある | ない（基底面にPMMA層） | ない（接着性プライマー） |
| 吸水性 | ない | ある | ある（レジン歯より少ない） | ない |
| 着色 | ない | ある | ある（レジン歯より少ない） | ある（変色・腐食） |
| 審美性 | 優れる | 良い | 良い | 不良 |
| 咬合調整 | 困難 | 容易（添加も容易） | 容易 | 容易 |
| 対合歯の摩耗 | 起こる | ない | 少ない | 少ない |
| 対合歯との接触音 | ある | ない | ない | ない |
| 生体適合性 | 優れる | アレルギー（可能性低い） | 良い | 金属アレルギーの可能性 |
| プラークの付着 | とくに少ない | 多い | 少ない | 少ない |
| 咀嚼による摩耗 | 少ない（対合歯を減ずる） | 起こる | 起こる（レジン歯より少ない） | 少ない |

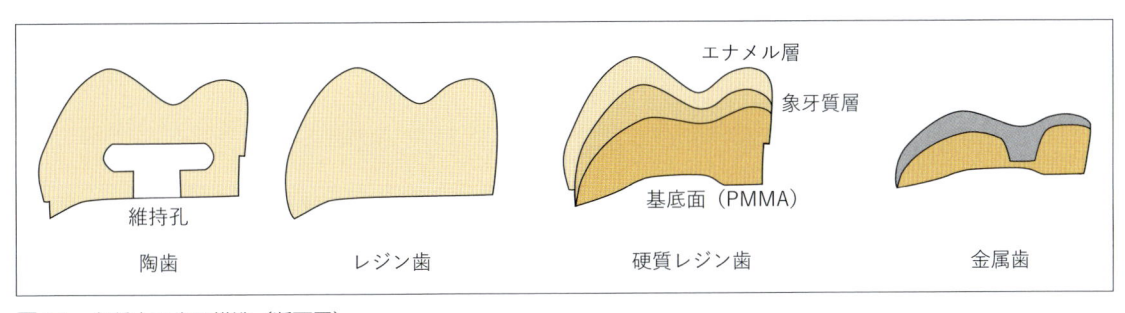

図14　各種人工歯の構造（断面図）

陶歯　　　レジン歯　　　硬質レジン歯　　　金属歯

維持孔　　エナメル層　　象牙質層　　基底面（PMMA）

る場合，それを避けるために人工歯基底部を削合する咬合調整が重なると人工歯が薄くなり破折しやすい，という点である．これらの理由で，局部床義歯での使用頻度は低い．

### (2) レジン歯

PMMAが主材で耐久性は低い．咬合調整が容易でレジンを添加できるので，咬合再建や顎機能障害を生じた患者に用いる治療用義歯に用いる．

### (3) 硬質レジン歯

コンポジットレジンを歯冠部に用い，人工歯基底面に床用レジンとの接着を目的としたPMMA層を有する(**図14**)．レジン歯と比べて強度や耐摩耗性が改善されている．咬合調整は陶歯に比べて容易で，対合歯への影響も少ない．これらの理由で，局部床義歯に使用される人工歯のほとんどを占める．留意点は，クラスプ脚部・床維持部を避けるために基底部を削りすぎると人工歯が脱離することである．

### (4) 金属歯

臼歯部で対合歯とのクリアランスがない場合や，微妙な咬合面形態の追求，あるいはレジン歯と陶歯の中間の適度な耐摩耗性を求める場合などに用いる．

# 第2編　臨床編

## 第14章

# 局部床義歯（部分床義歯）治療の臨床ステップ

1　局部床義歯（部分床義歯）補綴治療の臨床ステップとその術式を説明できる.

　局部床義歯（部分床義歯）の構造は，総義歯（全部床義歯）に比べてはるかに多様な構成要素から成立しており，鋳造床，クラスプ，バー，アタッチメントなどの金属部分の製作が加わって，義歯完成までに多くの過程が必要となる（図）．以下に標準的な治療ステップを列記する.

## I　局部床義歯治療のステップとチェックポイント

（*は診療室での行為を示す）

### 1）診察，検査*
①一般的診察：医療面接により主訴，現病歴，既往歴を聴取する.
②現症の診察と検査：口腔外と口腔内の診察ならびに模型検査，エックス線検査，顎機能検査と義歯の検査を行う.

### 2）概形印象採得
①簡単な口腔清掃を行う*.
②歯列や顎堤に適合する既製トレーを選択し，試適する*.
③アルジネート印象材による概形印象採得を行う*.
④概形印象に硬質石膏を注入し，研究用模型を製作する.

### 3）サベイング（仮設計）
サベイヤーを使用し，
①アナライジングロッドで義歯の着脱方向を決定する.
②カーボンマーカーでサベイラインを描記する.
③アンダーカットゲージで鉤尖の位置を決定する.

### 4）治療計画の立案
①得られた情報から診断を行い，プロブレムリストを作成する．
②治療計画を立案する．

### 5）治療計画の提示・インフォームドコンセント*
治療計画を提示し，インフォームドコンセントを得る．

### 6）口腔内前処置*
①外科処置（抜歯や小帯切除など），保存処置（齲蝕治療，根管治療など），歯周治療（口腔清掃や歯石除去，歯周外科など），矯正治療（MTM）などを行う．
②咬合治療や粘膜治療（治療用義歯を含む），ガイドプレーンの形成，支台歯のカントゥアの修正，レストシートの形成，支台歯の連結固定や歯冠修復などのクラウン・ブリッジ補綴歯科治療（アタッチメント加工を含む）などを行う．

### 7）精密印象採得と作業用模型の製作
①研究用模型で個人トレーを製作する．
②簡単な口腔清掃を行う*．
③個人トレーを試適・調整し，筋圧形成を行う*．
④残存歯の不要なアンダーカットはブロックアウトし，シリコーンゴム印象材により精密印象採得を行う*．
⑤ボクシングを行い，超硬質石膏あるいは硬質石膏を注入して作業用模型を製作する．

### 8）咬合採得
①基礎床と咬合堤で構成される咬合床を製作し，これを用いて咬合採得を行う．金属床義歯の場合などは，作業用模型が完成した後に下記10）のサベイングと義歯の本設計を行い，フレームワークを鋳造，製作し，これを利用して咬合採得を行う場合もある（図）．
②残存歯による顎間関係が存在する場合はそれを基準に，存在しない場合は総義歯の場合に準じて上下顎間関係を記録する*．
③半調節性咬合器を使用する場合は，偏心位（前方位および側方位）でのチェックバイトも採得する．フェイスボウを利用して咬合器装着を行う場合は，フェイスボウによる記録も行う*．
④人工歯の材料，色調（シェード），形態（モールド），大きさ（サイズ）を選択する*．

遊離端欠損症例では，精密印象採得後にオルタードキャスト法を行うこともある（咬合採得時，ろう義歯試適時に行うこともある）．
①基礎床辺縁の筋圧形成を行った後，咬合床で欠損部の機能印象を行う*．
②作業用模型の欠損顎堤部を切断し，フレームワークを作業用模型に戻す．
③ボクシングを行い，超硬質石膏あるいは硬質石膏を注入してその部分の模型を改造する．

### 9) 作業用模型の咬合器装着

①咬合平面板またはフェイスボウを用いる.

②切歯点あるいは正中線が表記されている咬合平面板上に上顎模型を位置づけることで,上顎模型は咬合器に対して平均的な位置に装着される.

③フェイスボウを利用して上顎模型を咬合器に装着すると頭蓋に対する上顎の位置が,咬合器の上弓に対する上顎模型の位置として再現される.次に,咬頭嵌合位のチェックバイトによって下顎模型を装着する.

④口腔内で採得したチェックバイト(前方,側方)により咬合器の顆路傾斜角を調節する.

### 10) サベイングと義歯の設計(本設計)

①サベイングの結果に基づいて義歯を設計し,作業用模型に設計線を記入する.

②作業用模型のリリーフと不要なアンダーカットのブロックアウトをワックスや石膏などで行う.

### 11) 人工歯排列

①選択した人工歯を排列する.

②歯肉形成を行い,ろう義歯を仕上げる.

### 12) ろう義歯の試適*

①ろう義歯を口腔内に試適して調整する.各構成要素が設計通りに製作されたか,咬合と外観・審美性に問題がないことを確認し,必要に応じて修正する.

②義歯床用レジンの色調(シェード)を選択する.

### 13) ろう義歯の埋没・重合

#### (1) フラスク埋没

　人工歯,クラスプ,バーをフラスクの上部か下部あるいは両者に埋没するかでアメリカ式埋没法,フランス式埋没法,アメリカ・フランス併用式埋没法を選択する.

#### (2) レジン塡入,重合

①義歯の重合は,加熱重合法,常温重合法(流し込み法)により行う.

②選択した重合法に従ってレジンを重合する.

#### (3) 取り出し

　模型が破損しないよう埋没材を除去する.

### 14）咬合器再装着・削合・研磨

　以下に示すいずれかの方法で咬合器に再装着し，咬合器上で人工歯を削合・調整後，研磨する．

①スプリットキャストを利用する方法

②Tench のコアと咬頭嵌合位のチェックバイトを用いる方法

　研磨した義歯を口腔内に試適し，フェイスボウと咬頭嵌合位のチェックバイトを用い，ピックアップ印象による義歯を取り込んだ模型を咬合器に再装着し，削合する方法もある．研磨は，レジン床の修正と研磨，金属構成要素の研磨の順に行う．

### 15）義歯装着と患者指導*

**（1）装着前の点検**

①完成義歯は患者に装着するまで水中に保管しておく．

②装着前に，研磨状態や義歯床内面の気泡の有無，クラスプや床辺縁の鋭縁などの有無を点検しておく．

**（2）義歯の装着と調整**

　義歯の維持・安定状態，咬合，適合状態などの検査を行い，必要があれば調整あるいは修正する．

**（3）患者指導**

　義歯の着脱，清掃などの取り扱い方法，翌日に再来院することを指導する．

### 16）義歯調整（装着後2回目）*

①軟組織，残存歯，義歯の維持・安定状態，咬合，適合状態などの検査を行い，必要があれば調整あるいは修正する．

②義歯の着脱，取り扱い方法，適応の問題を含む患者の教育と指導を行う．

### 17）定期検診（リコール）*

　装着日以降は定期的なリコール・メインテナンス（1か月後，3か月後，6か月後，それ以降は6か月ごと）を行い，生体や義歯の経時的な変化に対応する．

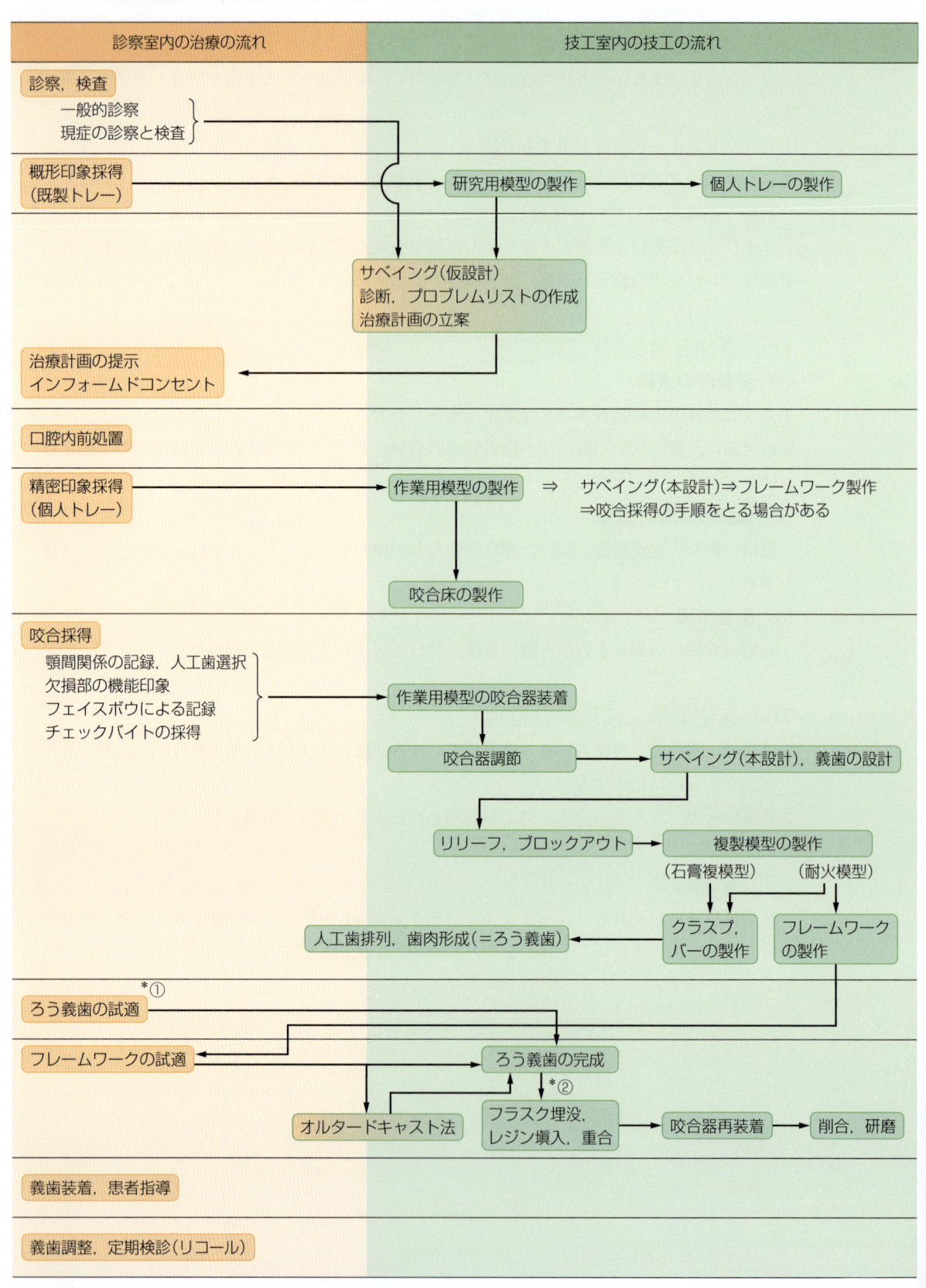

| 診察室内の治療の流れ | 技工室内の技工の流れ |
|---|---|

**診察，検査**
　　一般的診察
　　現症の診察と検査

**概形印象採得**
**（既製トレー）** → 研究用模型の製作 → 個人トレーの製作

サベイング（仮設計）
診断，プロブレムリストの作成
治療計画の立案

**治療計画の提示**
**インフォームドコンセント**

**口腔内前処置**

**精密印象採得**
**（個人トレー）** → 作業用模型の製作 ⇒ サベイング（本設計）⇒フレームワーク製作
⇒咬合採得の手順をとる場合がある

咬合床の製作

**咬合採得**
　　顎間関係の記録，人工歯選択
　　欠損部の機能印象
　　フェイスボウによる記録
　　チェックバイトの採得 → 作業用模型の咬合器装着

咬合器調節 → サベイング（本設計），義歯の設計

リリーフ，ブロックアウト → 複製模型の製作
（石膏複模型）　　（耐火模型）

人工歯排列，歯肉形成（＝ろう義歯） ← クラスプ，バーの製作　　フレームワークの製作

**ろう義歯の試適** *①

**フレームワークの試適** → ろう義歯の完成 *②

オルタードキャスト法　　フラスク埋没，レジン塡入，重合 → 咬合器再装着 → 削合，研磨

**義歯装着，患者指導**

**義歯調整，定期検診（リコール）**

図　局部床義歯治療の手順
*①ろう義歯試適後に最終的な設計を行い，フレームワーク製作を行う場合もある.
*②フレームワーク付きろう義歯を口腔内に試適する場合もある.

# 診察と診断

1 医療面接のあり方とコミュニケーションスキルについて説明できる.
2 問題志向型診療録（POMR）について説明できる.
3 局部床義歯（部分床義歯）に必要な現症の診察，検査について説明できる.
4 局部床義歯に必要な咬合関係の検査について説明できる.
5 医療面接，診察，検査によるデータに基づくプロブレムリストを説明できる.
6 診察，検査に基づいた局部床義歯に関する診断を説明できる.

　本章では，問題解決志向システム（problem-oriented system；POS）に従って，患者の初診から診察（医療面接と検査）を経て診断に至る手順について述べる.

　POSとは，医療面接，ラポールの確立，診察，検査，診断などを通じ，患者のもつ問題を列挙し，整理することによってプロブレムリストを作成，明確な問題解決型治療計画による治療を行うシステムである．Weedの提唱（1968）に始まる[1]．20世紀中期までの医学では「疾患中心の医療（disease-oriented system；DOS）」が一般的であったが，これに代わり1970年ごろから認知が広がり，今日では診療規範として定着している．現在広く用いられている医療面接，EBM，インフォームドコンセント，セカンドオピニオンなどはPOSに基づく用語である.

## I 医療面接

　医療面接（medical interview）とは，診療の第一段階で，患者を思いやる一貫した姿勢での対話を通じ，患者との良好な信頼関係（ラポール）を築き，主訴，病歴，自覚症状などを正確に聞き取り，患者の言葉でその内容を診療録に記入することをいう．歯科医療の最終目的は患者の心身の健康回復であることから，医療者は患者の受診行動，精神的・社会的背景も含めて患者を全人的に理解する必要がある．開始しようとする医療，すなわち現症の診察・検査，プロブレム（問題）リストの作成，診断，治療計画の提示・説明，インフォームドコンセントの取得ならびに治療の円滑な遂行にとって，面接記録は基本的な情報源となる.

　治療計画についてのインフォームドコンセントを得るためには，「何もしない」を含め複数の治療法の提示が必要であり，患者の受け入れやすい選択肢が含まれていることが望ましい．なお，ラポールの成立は，患者の理解と協力を得る基本的な条件である.

## 1）面接のはじめに

　初対面では「○○さんですね．私は担当医の△△です」のように，患者の氏名の確認とともに自己紹介を行う．あいさつは人間関係の基礎であり，欠かすことができない．一般に初診患者は長く待たされていることが多いため，「お待たせしました」の一言でも患者の緊張感は和らぐ．面接場所では，患者が安楽な姿勢をとれることや，プライバシーの確保に配慮する．そのため最近では，歯科治療ユニット上ではなく，専用の面接室を設けている医療機関も増えている．また，患者に不快感を与えないよう，身だしなみに注意する．

## 2）面接をスムーズに行うためのコミュニケーションスキル

### （1）開放型の質問（opened question）

　「どうなされましたか」，「何がお困りですか」など，患者が自分の状態を自由に表現することができる質問から始める．歯科受診申込票などで主訴がすでに明らかな場合には，「いまお困りのことについて，詳しくお聞かせください」のような質問で，患者に自発的な発言を促す．

### （2）積極的傾聴・共感的対応

　あいづちを打つ，あるいは適度に視線を合わせる（アイコンタクト）などして，患者の話に関心をもっていることを積極的に表現する．患者の話を不用意に遮ってしまうと，それ以上の情報は得られなくなってしまう．もし，話がそれてしまった場合は，患者の発言が一段落するのを待って本題へ戻す．患者が感じている苦しみや不安などに対する共感を表現することは，患者に安心感を与え，患者との信頼関係を築くことにつながる．

### （3）聴取内容の要約と確認

　聴取した患者の訴えは時間経過に沿って要約し，復唱する．これによってお互いの理解に不一致がないかを確認する．このとき，「言い忘れたことはありませんか」，「ほかに話しておきたいことはありませんか」などの表現で，感じていることを自由に話してほしい旨を再度伝える．

## 3）病歴の聴取

　主訴を含め，患者がいままでにかかった病気の歴史を病歴という．現病歴，既往歴および生活歴（家族歴と社会歴）に分けられる．

### （1）主訴

　患者が最も苦痛または不快と感じている症状，障害についての訴えを主訴（chief complaint）という．受診の直接の動機となっている症状であり，正確に聞き取り，患者が用いた言葉や表現を入れて具体的に記録する．主訴は，診断と治療計画立案の基本となる情報である．

### （2）現病歴

　現時点で患者が有している症状や障害を現症（present condition）という．現症に関する既往歴を現病歴（現症歴）［history of present illness (history of present condition)］という．

①発症の時期と症状

②来院までの経過

③現在の自覚症状（主訴と関連する）

### (3) 既往歴

　過去に患った全身的および局所的疾患，障害の経過などを既往歴（past history，anamnesis）という．

#### ①全身的既往歴

　口腔内の状態と全身の健康状態との関係を考慮しながら，過去に罹患した疾患，障害の経過に加え，体質，疾病や薬物に対する反応，出血性素因の有無などを聞く．

#### ②局所的既往歴

　過去に罹患した口腔および口腔周囲の疾患，障害の経過を聞くとともに，補綴歯科治療に関係する以下の内容を把握する．

・過去の歯科治療の内容（抜歯の時期と原因，義歯経験，装着している義歯の使用年数と満足度，その他の歯科受診内容など）

・口腔習癖（爪噛み，口呼吸，ブラキシズムなど）

### (4) 生活歴（家族歴と社会歴）

　患者と歯科医師間の信頼関係の程度に留意して，可能な範囲で職業や家族状況ならびに食事，飲酒，喫煙，睡眠などの日常生活について話を向ける．日常生活の内容には患者の訴える病状に関連する生活習慣，あるいは日常生活で感じているストレスなど重要な情報が含まれていることがある．

　また，患者が自分の症状をどのように理解しているのか，どのような治療が必要だと思っているのかなど，患者自身の解釈モデルを引き出す．これにより患者と歯科医師間での症状の受け止め方や治療の目標などでのくい違いを防ぐことができ，個々の患者に適した説明，指導方法を選択するなど，より効果的な治療計画を立案できる．

## 4) その他

　感染症など，患者本人はもとよりほかの受診患者，診療スタッフあるいは地域全体に影響が及ぶ事項については，歯科医師として適正に対応するため（専門医への受診を促す，保健所などへの届出など）必要な情報を収集しなければならない．

## Ⅱ　問題志向型診療録（POMR）の導入

　POS に基づく診療記録として，問題志向型診療録（problem-oriented medical record；POMR）が提示され[2]，歯科臨床でも広く導入されている．歯科医師法ならびに同施行規則に則った診療録では，行った処置内容の記録が中心となっているが，POMR では，「術者が患者の抱えるどの問題点の解決を目指していたのか」，「行われた処置が問題の解決につながったのか」などについての記録が明確になる．以下にその概要について述べる．

| 月日 | 部位 | 療法　　　　　　　　　　　　　処置 |
|---|---|---|
| 11/4 | 7——┼——5 | **初診** |

[主訴] 上の入れ歯が落ちやすく，物が噛めない．

[現病歴] 5年前に他の歯科医院で上下の入れ歯を作ってもらった．当初は違和感が強かっ
たが，次第に慣れて以後問題なく使用していた．本年7月に胆嚢腫瘍のため入院して手
術を受けたが，その前後に右上犬歯が自然に抜け，入れ歯がはずれやすくなった．

[既往歴] 胆嚢腫瘍(7/2　摘出手術，現在投薬治療中)．糖尿病の傾向があるといわれてい

[生活歴] 1人暮らしである．飲酒，喫煙の習慣はない．午前7時前後に起床し，午後9時
には就寝する．日中は友人と話したり，テレビを見て過ごすことが多い．通院時には友
人の娘さんに付き添われている．

[現症] 全身所見：体格は小柄．体温36.5℃，血圧136/78 mmHg
局所所見：3|が脱落しており，6|と|4 3 2|のみが残存している．
下顎の残存歯には連結 Cr が装着されているが，$M_1$〜$M_2$の歯の動揺が認められる．
下顎両側欠損部の顎堤の吸収が著明である．

[義歯の状態] 3|部には不要になったクラスプが残存している．上下顎義歯ともにガタツ
キがあり，安定不良である．

[プロブレムリスト]
M 1　歯の欠損の放置，上下顎義歯不適合
M 2　残存歯の歯周炎
M 3　胆嚢腫瘍，糖尿病の傾向
P　　特記事項なし
S　　1人暮らしで，通院時には隣人の付添が必要

[初期治療計画]
M 1　①3|部に人工歯を増歯し，咀嚼機能の回復をはかる．
　　　②残存歯の歯周治療が終了した後，新義歯の製作に着手する．
　　　③補綴歯科治療の効果と限界，残存歯の重要性，定期的リコールの必要性を説明する．
M 2　①必要な検査などとともに，PMTC，TBI を行う．
　　　②プラークコントロールの重要性とその方法について指導する．
M 3　糖尿病による易感染性，創傷治癒の遅延に注意する．
S　　付添人にも治療の必要性や方法，進行度について十分説明し，協力を得る．
[治療] 3|部のクラスプ除去，床の拡大・人工歯追補．

| 11/11 | 7——┼——5 | **再診** |

S：上の入れ歯がまだ落ちやすい．唇を邪魔する感じはしなくなった．
O：シリコーン系適合試験材で検査した結果，上顎義歯は全体的に適合不良．
A：義歯粘膜面の適合の改善が必要と思われる．
P：口腔内直接法によるリラインを行う．
[治療] 床裏装

| 11/18 | 7——┼——5 | **再診** |

S：上の入れ歯がはずれなくなり，少し噛みやすくなった．右上の歯ぐきが痛い．
O：右側上顎結節部の頬側に潰瘍がみられる．義歯の安定は良好．
A：褥瘡性潰瘍による痛み．
P：床粘膜面の過圧部を削合・調整する．
　　義歯の状態が落ち着いたら，歯周治療に対する動機づけ，TBI を行う．
[治療] 義歯調整（上顎右側頬側の床後方部を削合）

**図1**　義歯不調を訴える患者の POMR 記載例

## 1）POMR の構造

　　POMR は次の4段階で構成される（**図1**）．

**(1) 基礎データ**

病歴と現症，検査所見を記載する．

**(2) プロブレムリスト**

基礎データから得られた患者の医学的問題（M：medical problem），心理的問題（P：psychological problem）および社会的問題（S：socio-economic problem）をリストアップし，治療目標の一覧表を作成する．

**(3) 初期治療計画**

検査結果に基づく問題点ごとの処置，治療計画を列記する．これに基づいて，患者に問題，診断，処置内容，治療計画などを説明するとともに，患者への教育を行う．教育内容は，インフォームドコンセントの内容と一致する．

**(4) 経過記録**

SOAP 方式で日々の診療の記録を記載する．

S：患者の主観的情報（subjective data），すなわち自覚症状

O：歯科医師や歯科衛生士が得た客観的情報（objective data），すなわち他覚症状

A：歯科医師や歯科衛生士の判断による評価，診断（assessment）

P：医療チームスタッフによる今後の処置方針（plan）

なお，問題が複数に及ぶ際には，SO を一括記載した後，問題別に AP を記載する．これらに続いて当日の治療を順に記入する．

## 2) POMR の特徴

①様式を標準化することにより，チームスタッフが治療目標と経過，処置などを一目で理解できる．

②治療経過や結果に対する医療者の判断を明示することにより，カルテ開示にも耐えうる診療記録となる．

③問題の把握により，高齢者，いわゆる有病者などに対するほかの医療機関などとの情報共有に役立つ．

④第三者の監査による治療内容の評価が可能になる．

# Ⅲ　現症の診察と検査

診断とそれに続く治療計画の立案のため，医療面接で聴取した病状，病歴に加え，詳細な診察，検査により現症を正確に把握する．なお，咬合に関する事項は項を改めて記す．

## ❶ 口腔外の診察

### 1) 全身的診察

患者の顔色（紅潮か，蒼白か，疲労感があるか），栄養状態，体質，体格などを診察する．状態に問題があるときはバイタルサイン（脈拍，呼吸，体温，血圧など）を検査する．

## 2）局所的診察

顔貌，顎関節，咀嚼筋，顎下および頸部リンパ節などを診察する．

### （1）顔貌の診察

顔貌の左右対称性，口唇の形態と位置などを，主に視診により診察する．上顎および下顎骨の変形，下顎の偏位などに関連するため，異常が認められた際にはパノラマエックス線検査を併用する．

### （2）顎関節の診察

疼痛，運動異常（開口制限など），クリッキングなどの関節雑音などについて診察する．ゆっくり開閉口させ，運動軌跡を視診により診察する．開閉口路が不規則であったり，運動がスムーズでない場合，開閉口路が2mm以上片側（通常は患側）へ偏位したり，前歯切縁部での最大開口距離が40mm以下の場合などでは，顎関節の異常を疑う．開閉口運動時の下顎頭の運動を左右同時に触診するのも有効である．関節雑音が生じる場合は，聴診とエックス線検査，必要に応じてMRI検査などを併用する．

### （3）咀嚼筋の診察

睡眠時ブラキシズムやクレンチングなどの異常機能や咬合の不調和があると，特定の咀嚼筋の異常緊張や自発痛，運動痛を生じることがある．問診により咀嚼筋やほかの頭頸部の筋の疼痛の有無，程度を聴取するとともに，触診により圧痛の有無や程度を診察する．

## ❷ 口腔内の診察

## 1）残存歯

エックス線画像を参考にしながら，上顎右側臼歯から1歯ごとに順次，診察する．

### （1）齲蝕の有無と程度

### （2）修復物，補綴装置の状況

修復物や補綴装置が装着されている場合には，その形態（軸面，咬合面），適合状態，二次齲蝕，咬合状態（咬合接触）などを診察し，撤去や再製作が必要か否かを診断する．

### （3）咬耗の有無と程度

加齢とともに進行する生理的咬耗のほかに，特定の歯に高度の咬耗（犬歯切縁など）がみられる場合には，ブラキシズムの存在あるいは咬合干渉を疑う．

### （4）歯周組織

残存歯の動揺度，歯肉の炎症，出血，増殖，退縮などの有無，ポケット深さ，骨縁下ポケット深さ，歯石沈着，プラーク付着，隣接歯間の接触状態，食片圧入の有無など，一般的な歯周検査法に準じて診察する．セメント質，歯根膜および歯槽骨の状態は，主にエックス線検査により把握する．

## 2）口腔軟組織

口唇，頰，口蓋および口腔底の形態異常，炎症，腫脹，新生物の有無，粘膜の色調などをみる．貧血があると口腔粘膜は蒼白となる．義歯床，とくに床縁やパラタルバー，リンガルバーなどに関係ある部位には注意を払う．著しい口蓋隆起（**図2**）や下顎隆起（**図3**），小帯

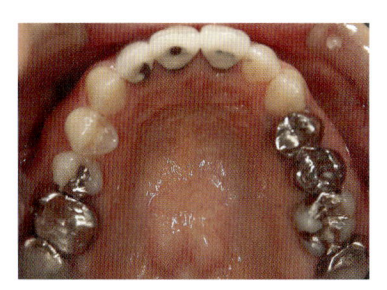

**図2**　口蓋隆起

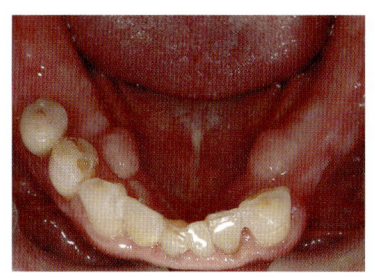

**図3**　下顎隆起

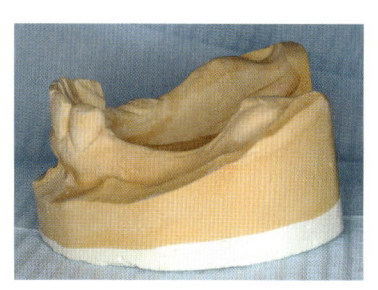

**図4**　歯槽頂線の近心傾斜例

の位置異常は，義歯の装着を困難にすることがある．

　欠損部の唇・頬側の口腔前庭は，床による支持や維持のため粘膜の可動部と非可動部の境界に義歯床縁を設定するのが原則であり，それによって義歯の支持，安定，審美性が満たされる．上唇小帯や頬小帯が歯槽頂近くに付着しているときは，口腔前庭拡張術の適用を検討する．

　口蓋の後方部は義歯床後縁や後パラタルバーの設置に関係するので，アーライン（vibrating-line）部の被圧変位性を診察し，床の後方限界線（口蓋小窩の位置とほぼ一致）を研究用模型上に印記する．頬粘膜圧痕，舌側縁の圧痕（舌圧痕）はクレンチングの存在を示唆する．

### 3）欠損部顎堤

　欠損歯数と部位，欠損部の顎堤形態と吸収程度，アンダーカットの有無，骨を被覆する粘膜の色，厚さ，弾性および表面の平滑さ，フラビーガムの有無，粘膜下の骨隆起，骨鋭縁などを視診，触診し，所見を診療録と研究用模型上に記載する．また，対顎の歯列や顎堤との対向関係にも注意する．

　顎堤部に骨隆起や骨鋭縁などがあると，疼痛や義歯が動く原因となり，審美的にも不良な結果を招くので，過度の場合には外科的に切除する．顎堤吸収が著しく十分な支持域が得られない症例や歯槽頂線が近遠心的に著しく傾斜している遊離端症例（**図4**）などでは，排列する人工歯の数が制限される．

### 4）唾液

　唾液の分泌量と性状は，義歯の維持，自浄性や治療術式に影響を及ぼす．分泌量は口腔粘膜の乾燥状態や涎唾（えんだ）を観察，あるいは安静時唾液分泌量を測定することにより診察する．性状は主に粘稠度を観察する．適度な粘性と量の唾液は義歯と粘膜との間の潤滑剤として作用し，義歯の維持に役立つ．一方，粘性や量の過多や過少は，印象採得や義歯の装着・使用の妨げとなる．過少な場合は Sjögren 症候群，糖尿病，腎炎などの全身的疾患の徴候や，服用している薬剤の副作用の可能性があるため，内科医などに照会することも検討する．

### 5）現義歯

　患者が義歯を所持している場合には，**表**の事項を診察する．歯列の部分欠損を有する患者

**表　現義歯の診察事項**

| | | |
|---|---|---|
| **（1）義歯の種類（レジン床義歯，金属床義歯），使用材料** | **（4）連結子** | **（6）咬合** |
| | ①種類 | ①咬合平面の位置，傾斜 |
| **（2）義歯床** | ②使用材料 | ②咬合接触状態 |
| ①粘膜との適合性 | ③走行 | **（7）衛生状態** |
| ②義歯床縁の位置 | ④適合状態 | ①デンチャープラークの付着 |
| ③義歯床の厚さ | **（5）人工歯** | ②歯石の沈着状態 |
| **（3）支台装置** | ①排列位置 | ③義歯性口内炎 |
| ①支台歯の位置，配置 | ②材質 | **（8）審美性** |
| ②種類 | ③咬耗の有無 | |
| ③使用材料 | | |
| ④破損の有無 | | |
| ⑤支台歯への適合状態 | | |

では，主訴が現義歯に関連している場合が多く，問題を抽出することが治療の成功への鍵となる．

## ❸ 研究用模型上での検査

　初診時または2回目の来院時に，アルジネート印象材により概形印象採得を行い，研究用模型を製作する．正確な印象を得るには，歯石除去，ブラッシング指導完了後，または歯周治療完了後に行う．研究用模型上で以下を検査する．

### 1）残存歯

　残存歯ならびに既存の修復物，補綴装置の形態，さらに咬合面の咬耗，咬合高径の低下，咬合平面，咬合彎曲の不整などについて検査する．局部床義歯設計の概要に基づいて，支台歯（鉤歯）となりうる歯について，サベイヤーを用いて歯冠の形態，位置および各支台歯間の平行性を検査し，支台装置の部位，種類をあらかじめ想定する．また，レストをどこに設置するか，その設置部の咬合関係を調べ，レストシートの形成や支台装置製作時の参考とする．

### 2）義歯床外形

　最大限の床外形を得ることを基本として，負担様式，支台歯の位置，支台装置の種類などを考慮した義歯設計を想定しつつ，模型上に予備的な床外形線を油性ペンで明記する．顎堤部のアンダーカットは，必要に応じて歯槽骨整形術を考慮する．

## ❹ エックス線検査

　初診時に全顎10〜14枚（咬翼法を併用すると16枚）の口内法エックス線撮影（**図5**）あるいはパノラマエックス線撮影を行う．これらのエックス線検査では，以下の事項を検査する（**図6**）．

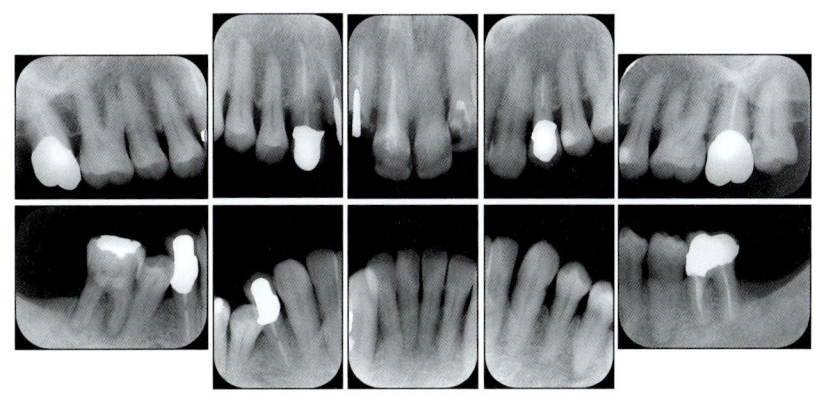

**図 5**　全顎エックス線画像（10 枚法）

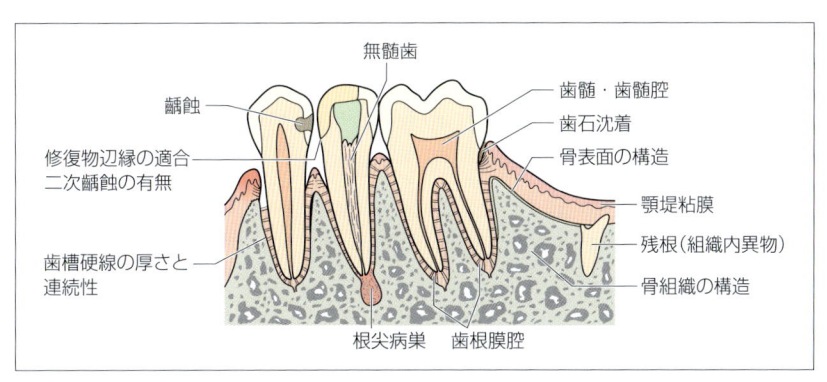

**図 6**　エックス線検査による検査事項

①齲蝕の進行状態と初期齲蝕

②修復物辺縁の適合と二次齲蝕・歯石沈着の有無

③歯髄の状態：生活歯か否か，歯髄腔の大きさ，根管充塡の状態と根尖病巣の有無

④歯根の形態と支持組織の状態：歯根膜腔，歯槽骨縁，歯槽硬線

⑤抜歯窩の治癒状態と骨内病変：組織内の異物の存在，残根

⑥欠損部顎堤の骨組織の構造（骨表面，骨内部）

⑦顎堤粘膜の厚さ

# Ⅳ　咬合関係の検査

## 1）口腔内の検査

### （1）歯列の検査

　上下顎の歯列を咬合面から視診する．残存歯が正しい隣接面接触を保つ歯列弓を構成していない，すなわち転位歯，傾斜歯，挺出歯などが存在する場合には，辺縁隆線に段差のみられる部位の咬合干渉を疑う．次いで，咬頭嵌合位での前歯から臼歯にかけての咬合関係を唇・頬側から視診し，歯列や咬合平面の不整，咬合高径の低下，歯の傾斜，移動，挺出，あ

るいは対顎の顎堤の肥厚による補綴スペースの過小などの有無を検査する.

### (2) 咬合位の検査

部分歯列欠損を有する患者では，咬合干渉や咬合高径の低下，あるいは異常な口腔習癖，咀嚼筋の緊張亢進などにより，咬頭嵌合位が適正な下顎位から偏位している場合が多い．そこで，下顎安静位からの軽い閉口運動によって得られる下顎位と，咬頭嵌合位とのずれを咬合紙，シリコーンゴム検査材などを用いて検査する.

### (3) 咬頭嵌合位（中心咬合位）での早期接触

咬頭嵌合位での咬合接触，とくに早期接触の有無を検査する．軽いタッピング運動を行わせ，問診により患者の感覚による早期接触を検出するとともに，上顎歯列の唇・頬側面に順次，指頭を当てがい，特定の歯に生じている早期接触を感じ取る（フレミタス）．また，咬合紙やオクルーザルインディケータワックスなどで早期接触部を検出する.

### (4) 偏心位（側方位および前方位，後方位）での咬頭干渉

咬頭嵌合位に引き続き，偏心位での咬合接触，すなわち咬合様式や咬頭干渉の有無を視診，手指による歯の振動の触診ならびに咬合紙などを用いて検査する．咬頭嵌合位からまず一側へ偏心滑走を行わせ，平衡側と作業側で特定の歯面に強い接触部がないか検査する．次いで，他側への運動に移り，最後に前方（および後方）滑走させて検査する.

## 2）咬合器上での検査

早期接触や咬頭干渉の有無，その存在部位とその程度の概略は，咬合器に装着した研究用模型を用いて検査できる．一般に，咬頭嵌合位直前で採得したワックスバイトを用いて研究用模型を咬合器に装着して検査し，咬合調整が必要か否か，その際に削合すべき歯質の量などを診断する.

## Ⅴ 機能検査

局部床義歯治療の主な目的が機能の回復および維持であることから，機能検査により機能の障害や回復の程度を把握することが重要である．機能検査には，下顎運動検査，筋電図検査，咬合力検査，咀嚼能力検査などがある.

下顎運動検査では，限界運動の範囲や量，開閉口時の下顎偏位の有無，咀嚼運動時の経路のパターン，経路とリズム，安定性などを評価する．筋電図検査では，安静時の筋活動量や咀嚼運動時のリズムなどを評価する．咬合力検査では，個歯咬合力や全歯列の咬合力など評価する．咀嚼能力検査では，食品摂取アンケートによる主観的評価と，篩分法や寒天印象材，シリコーンゴム印象材，チューインガム，パラフィンワックス，グミゼリーなどを用いた検査法による客観的評価とがある．これらのうち，感圧シートを用いる咬合力検査とグミゼリー咀嚼時のグルコース溶出量の測定を行う咀嚼能力検査（**図7**）は下顎運動測定器（非接触型）を用いた下顎運動検査とともに保険導入されている.

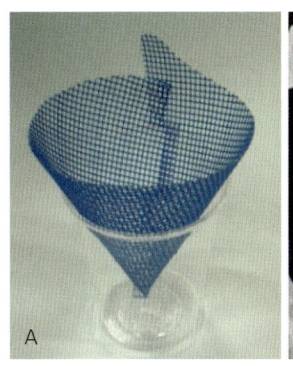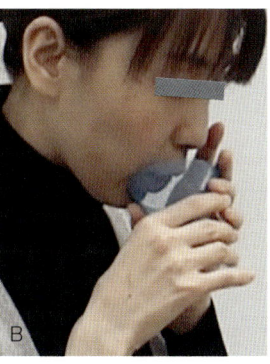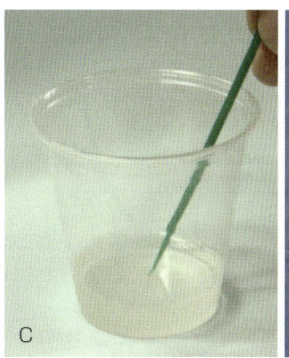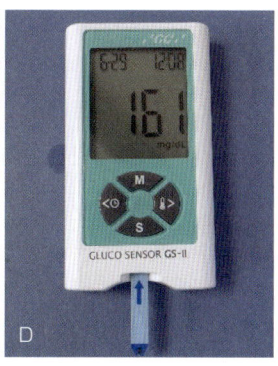

**図7**　咀嚼能力検査（グルコースの溶出量）の手順

A：水10mLを入れたコップと篩（ふるい）を準備する.

B：グミゼリーを片側で20秒間咀嚼させた後，コップの水を口に含ませ，コップの上に置いた篩にグミゼリーと一緒に吐き出させる. この際，すべてを無理に吐き出すのではなく，軽く吐き出させる.

C：コップ中のろ液を被験試料として採取する.

D：被験試料を測定チップに点着すると，数秒後にグルコース濃度（グルコースの溶出量）が表示される.

## Ⅵ　チャートの記入とプロブレムリストの作成

### 1）チャートの記載

　診察や検査の結果は，診療録のチャートに一定の記号で記載する（**図8**）. また，研究用模型上にも必要事項を描記する（**図9**）. これらを治療計画立案の資料とする.

### 2）プロブレムリストの作成

　医療面接，診察，検査所見をまとめたデータ（基礎データ，データベース）から，その患者の抱えている種々の問題（プロブレム）がはっきりと浮かび上がってくる. それらの問題を，先に述べた項目別，すなわちM（医学的問題），P（心理的問題），S（社会的問題）に区分し，明記したものをプロブレムリスト（**図1**）とよぶ. POMRでは，プロブレムを内容別に番号をつけて記載することになる. 問題の一つひとつに関して診断が必要であり，それらを解決する道筋が治療計画の立案である.

## Ⅶ　診断

　プロブレムリストに基づき，病状・障害の有無ならびに病態を診断し，主訴をはじめとする患者の病悩を解決，改善するために最適な治療方法を選択，治療順序を検討する. そのためには，加齢変化を加味した健全な顎口腔形態，機能について理解するとともに，患者の年齢，健康状態への配慮，すなわち咀嚼能力回復の緊急性や治療回数，治療後に求められる機能期間などを考慮した治療計画の立案が必要となる.

No.　　　　　Ⓟ.Ⓓ Ｒ 6 年 4 月 20日

予防歯科
保存科（Ⅰ・Ⅱ）　鈴木
口腔外科（Ⅰ・Ⅱ）　佐藤
小児歯科
口腔診断科
矯正科

# 部分床義歯製作用初診時プロトコール

カルテ No. 0000001

患者氏名　●●　●●　　　　　　　　　　　　　（男・女）
生年月日 M・T・S・Ⓗ　30 年　10 月　20 日（68歳）　　TEL ●●●-●●●-●●●●
担当者 No.　　　氏名　佐々木 啓一　　　　　　指導者　渡辺

## Ⅰ. 一般的診査項目

1. 主訴(新しい義歯を作る気になった最も強い理由)

　　　入れ歯が動くようになってきて、食べると痛い

2. 既往歴
・一般既往歴
　　　無・有　　〔高血圧、糖尿病　　　　　　　　　　　　　〕
・常用薬
　　　無・有　　（フルイトラン、オイグルコン　　　　　　　）
・アレルギー
　　　無・有　　（花粉症　　　　　　　　　　　　　　　　　）
・喫煙習慣
　　　無・有　　（10 本／日）
・義歯の経験
　　　無・有　　過去に使用した義歯の数：上顎（ 2 ）個・下顎（ 2 ）個
　　　　　　　　使用開始時期：（ 10 ）年前
　　　　　　　　義歯の種類　上顎（部分床義歯・全部床義歯）
　　　　　　　　　　　　　　下顎（部分床義歯・全部床義歯）
・歯牙の喪失
　　　無・有　　最後に抜歯した時期（約2年前）部位（ ─6─ ）
　　　　　　　　抜歯した時期がわかる歯については以下に記入
　　　　　　　　〔2＋2：約10年前. それ以外は、はっきり覚えていない〕
・顎関節症の既往
　　　無・有　　（疼痛・開口障害・関節雑音・その他：　　　　）
　　　　　　　　　　　　現在は消失

## Ⅱ. 顔貌および口腔の診査

1. 口腔内所見(旧義歯の外形、維持装置、連結装置等も記入)
金属：赤線　レジン：青線　人工歯：黒線

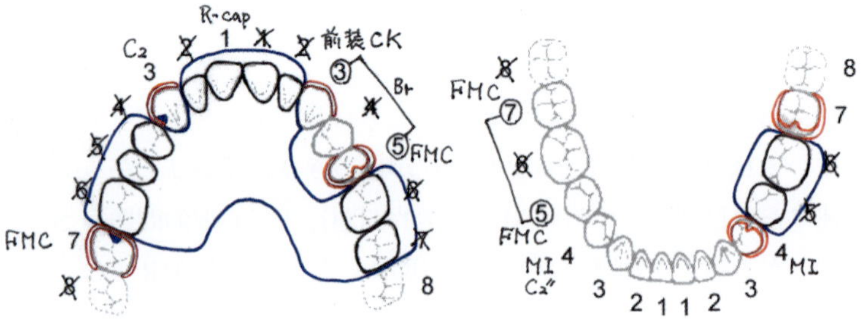

2. 顔貌、残存歯および咬合診査
・顔貌所見　　　　　左右対称・非対称（オトガイ部右偏　　　　）
　　　　　　　　　　その他の問題点（　　　　　　　　　　　　）
・残存歯数　　　　　上顎（ 5 ）本・下顎（ 11 ）本
・ケネディー分類　　上顎（ 2 ）級 2 類）
　　　　　　　　　　下顎（ 3 ）級　　類）
・アイヒナー分類　　A1・A2・A3・B1・B2・B3・B4・C1・C2・C3
・咬合状態　　　　　正常・上顎前突・下顎前突・切端咬合・開咬・交叉咬合・過蓋咬合
・咬耗状態　　　　　正常・軽度・高度（部位：4 ）
・咬合高径　　　　　正常・高い・低い（約1.5mm）
・水平的下顎位　　　正常・偏位（右偏約1mm）
・被蓋関係　　　　　オーバーバイト（　　mm）・オーバージェット（　　mm）
・正中線のずれ　　　無・有（上顎 0 mm, 下顎 1 mm）
・歯列の乱れ　　　　無・有（部位：1|2 ）
3. 残存歯の歯周組織の状態
4. X線検査(支台歯および問題のある残存歯についてはすべて記入)
5. 欠損部顎堤および軟組織所見

図8　補綴用チャートの1例

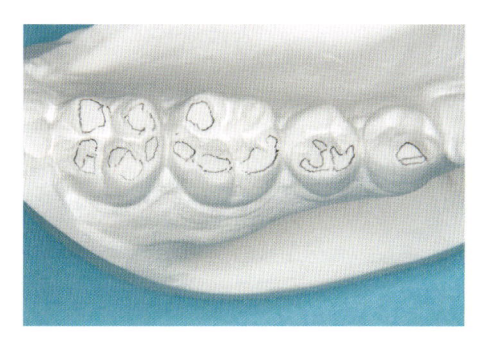

**図 9**　研究用模型上での咬耗面の印記

## 1）顎口腔系の状況

### （1）全身状態を反映した口腔内状況

　口腔内乾燥や下顎の不随意運動（オーラルディスキネジア），嚥下障害などが全身的な疾患や服用している薬剤の副作用によって生じている場合がある．疾患や薬剤の副作用による口腔内状況を適切に診断し，必要な場合にはかかりつけ医，関連診療科への照会，対診を行う．

### （2）筋・顎関節

　咀嚼筋の疼痛や顎関節の疼痛・雑音，下顎運動障害が認められる場合には，その病態，症型，治療の要否を診断する．治療が必要と認められたときには，これらの症状の治療を優先し，補綴歯科治療前に顎口腔機能を改善する．場合によっては専門医に照会する．

### （3）欠損部顎堤・義歯床下組織

　咬合力の支持を欠損部顎堤に求める粘膜負担や歯根膜粘膜負担の義歯では，欠損部顎堤粘膜の被圧変位性，エックス線画像による皮質骨ならびに骨梁所見などから，圧負担能力を診断する．粘膜下組織がある程度存在して，適度な被圧変位性を有する粘膜，厚い皮質骨，緻密な骨梁などは圧負担能力が高いとされる．粘膜下の骨鋭縁，骨隆起，残根，フラビーガムなどは支持の障害となり，外科的除去などの要否を診断する．その他の部位の軟組織，骨組織の異常が認められる場合も，その病変について適切に診断することが必要であり，専門医への照会も考慮する．

### （4）咬合位

　咬合位が垂直的にも水平的にも適正であるか否かを診断する．咬合高径は下顎安静位，安静空隙，顔貌，残存歯の歯冠長，咬耗の程度などを参考に診断する．咬頭嵌合位は，下顎安静位から静かに閉じた下顎位，軽いタッピング運動時の下顎位を基準として診断する．しかし，歯列が部分的に欠損している患者では，上下顎の残存歯による咬合支持を有する場合と失われている場合がある．後者では上記の基準に従い，義歯により適正な咬合位の回復を図る．前者では咬合支持を有している咬合位が適正の場合とそうではない場合がある．咬合位が偏位している場合には，治療用義歯で咬合位を適切に修正する．

### （5）咬合平面，咬合彎曲

　残存歯の挺出，傾斜，移動，不適切な形状の歯冠補綴装置などにより，咬合平面や咬合彎曲に異常が認められることがある．咬合平面は口角，安静時の舌側縁の位置，両瞳孔線など

を参考に診断する．咬合彎曲の適否は Spee の彎曲，Wilson の彎曲，Monson 球面などを指標に診断する．

### (6) 残存歯

残存歯の挺出，偏位，傾斜を診断する．とくに，上述の咬合位，咬合平面，咬合彎曲の異常があれば，どの程度これらが関与しているのかを診断し，治療の要否を判断する．また，咬合接触の適否，すなわち早期接触，咬頭干渉の有無を診断し，介入の要否を判断する．さらに，齲蝕，歯周状態，歯冠補綴装置・修復物の良否，これらへの治療の要否を診断する．とくに，支台歯となる歯では，その支持能力を歯冠歯根比，動揺度，歯槽骨吸収度などを指標に診断する．

### (7) 口腔清掃状態

残存歯へのプラークの付着状態，現義歯へのデンチャープラークの付着状況から，患者の口腔衛生状態を診断する．これらは義歯の設計，インフォームドコンセント，患者指導の参考となる．

## 2）治療方法の選択

残存歯や咬合関係など口腔内・口腔外の状況によって，すぐに補綴処置が開始できる場合と，最終的な補綴歯科治療に先立ってさまざまな前処置や機能回復を図ることが必要な場合とがある．また，最終治療として局部床義歯のみならず，さまざまな選択肢が存在するので，患者の形態，機能，QOL の回復にとって，どれが適切かを選択することが重要となる．

### (1) 暫間義歯・治療用義歯

さまざまな前処置を必要とする場合，その期間中，暫間的に形態と機能の回復を図るために暫間義歯を装着する．抜歯後の審美性の低下，咀嚼や構音などの機能低下を避けるため，抜歯前に製作し抜歯直後に装着する即時義歯，また直近に抜歯予定で順次，人工歯部を追加していく移行義歯など，目的に応じた種類がある．また，筋や顎関節の症状の改善や咬合位の確立，義歯床下粘膜の炎症の改善などを目的とする場合には，治療用義歯を選択する．

### (2) 最終補綴歯科治療の選択肢と局部床義歯

歯列の部分欠損を有する患者に対する補綴歯科治療として，局部床義歯，可撤性ブリッジ，固定性ブリッジ，さらに可撤性・固定性のインプラント義歯などが主な選択肢となる．これらは，補綴装置の部位・支持様式と残存歯・顎堤部の支持能力の関係，欠損部顎堤の幅・高さ・骨質，全身状況，歯科医師の技術，患者の価値観などにより選択が異なる．

ブリッジは，咬合力すべてを支台歯で負担する歯根膜負担様式であり，欠損が大きく，残存歯の支持能力が伴わない症例では適用されない．局部床義歯は，支台装置を介して支台歯へ支持を求めるのに加え，欠損部顎堤や口蓋などの粘膜にも負担を期待する歯根膜粘膜負担様式の特徴を有し，残存歯のみでの支持が困難な症例にも幅広く対応しうる．また，インプラントに比べて侵襲が少なく，患者の全身状況や顎堤の状況の制約が少ない．それぞれの治療の特徴を正しく理解し，患者に適した方法を選択する．

## 第 16 章

# 義歯の動き

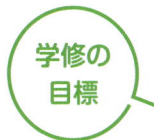
1 　義歯の動きを理解する.
2 　支台歯間線と維持線を説明できる.
3 　近心レストと遠心レストの違いを説明できる.

## I 義歯の動き

　機能時の義歯の動きには，矢状回転（ピッチング），水平回転（ヨーイング），頬舌回転（ローリング）などがある（**図1**）．上下的動きのうち，義歯の沈下に抵抗する作用を支持，義歯の離脱に抵抗する作用を維持という．また，義歯の水平的動き（側方力）に抵抗する作用を把持という（**図2**）．義歯の沈下にはレストや義歯床を介する歯や顎堤（**図2A**）が，義歯の離脱には直接支台装置のクラスプの鉤尖や間接支台装置（**図2B**）が，義歯の水平的動きには直接支台装置のクラスプや義歯床を介する顎堤（**図2C**）が，それぞれ抵抗する.

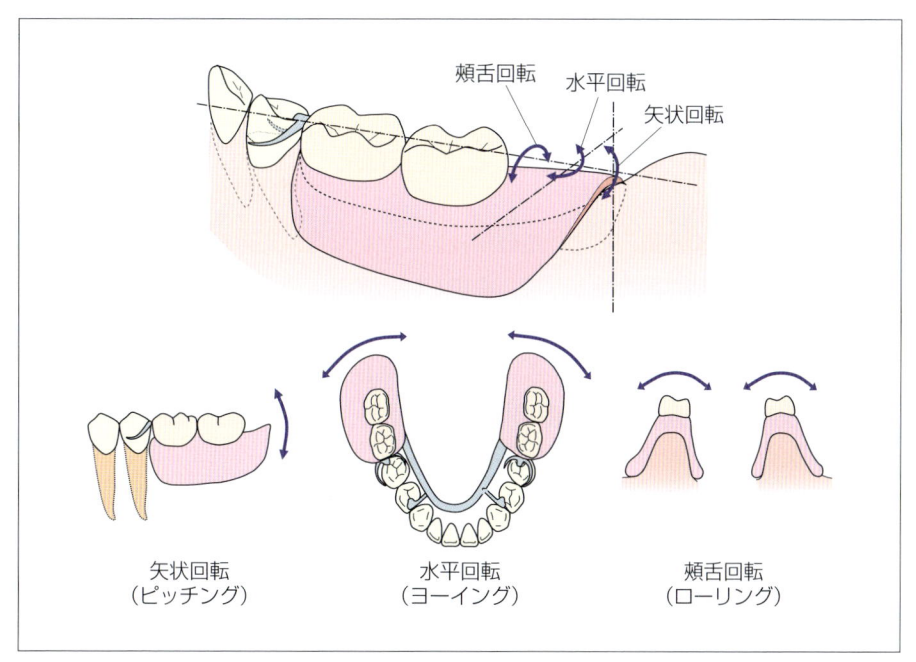

頬舌回転　水平回転　矢状回転

矢状回転
（ピッチング）　水平回転
（ヨーイング）　頬舌回転
（ローリング）

**図1**　義歯の動き

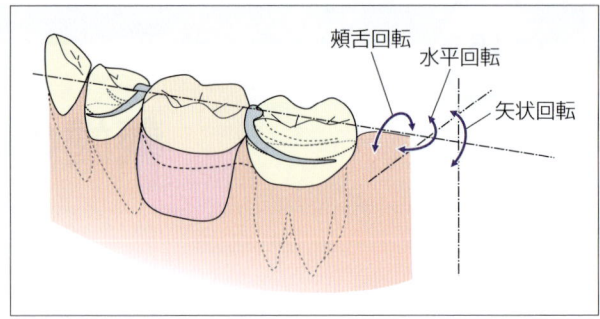

図3 歯根膜負担義歯の動き

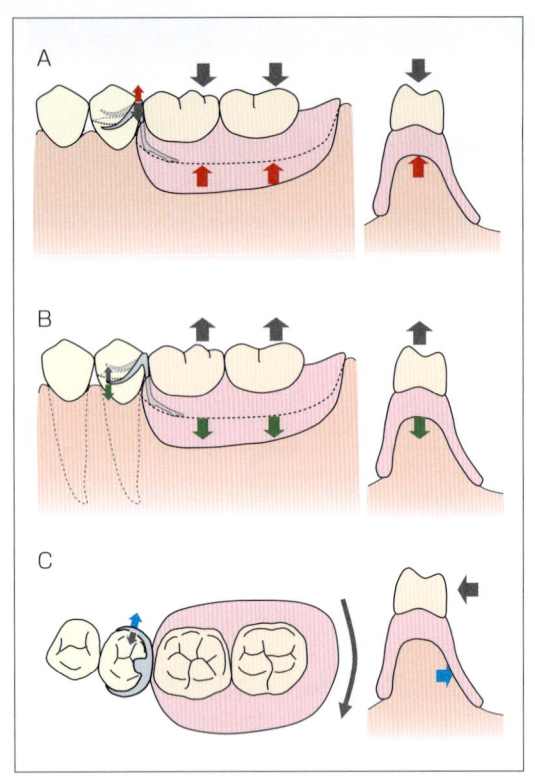

図2 義歯の支持・維持・把持
A：支持（█）．B：維持（█）．C：把持（█）．
黒矢印：義歯に加わる力．

　歯根膜負担義歯では，あらゆる方向への動きを複数の直接支台装置だけで防止できる場合が多い（**図3**）．一方，歯根膜粘膜負担義歯，とくに遊離端義歯では，支台歯間線（鉤間線）や維持線を軸とする矢状回転，遊離端部の水平回転，欠損部歯槽頂を軸とする頬舌回転などの動きを考慮し，できる限り動きが少ない義歯を設計することが重要である．

## Ⅱ 支台歯間線（鉤間線）と維持線

　歯根膜粘膜負担義歯，とくに遊離端義歯においては，支台歯の咬合面レストやクラスプの維持腕の鉤尖を結ぶ線を軸として，義歯が回転する．このような動きの軸となりうる仮想線として，支台歯の咬合面レストを結ぶ支台歯間線（鉤間線，**図4**），クラスプの維持腕の鉤尖を結ぶ維持線（**図5**）などがある．咬合力が加わったとき，支台歯間線を軸として遊離端部の義歯床が粘膜方向へ沈下（**図4**）し，離脱力が加わったとき，維持線を軸として遊離端部の義歯床が粘膜から浮上（**図5**）する．

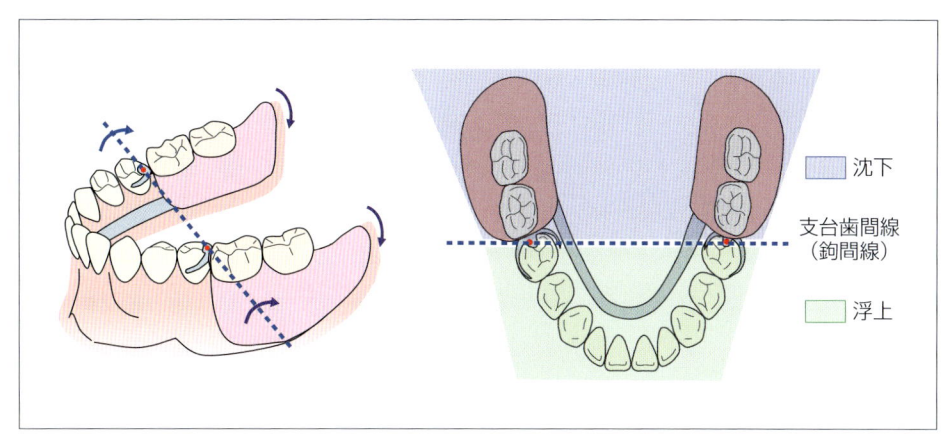

**図 4**　支台歯間線（鉤間線）

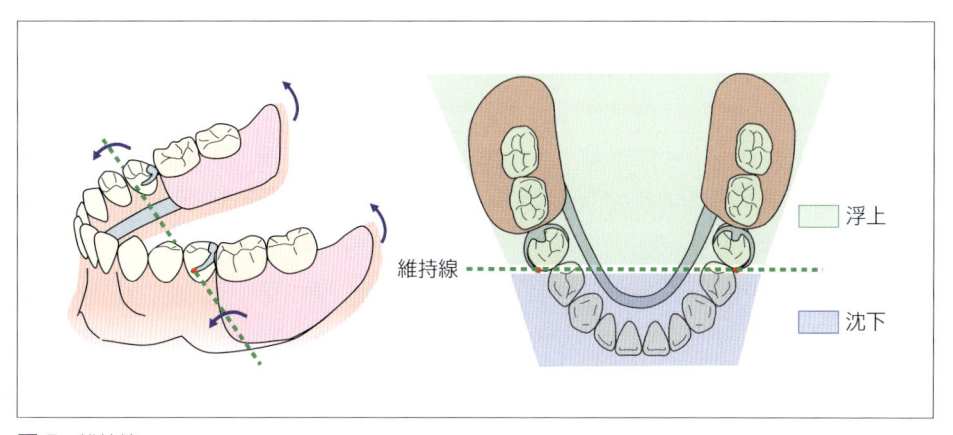

**図 5**　維持線

## Ⅲ 近心レストと遠心レスト

　遊離端義歯では，咬合力が加わると咬合面レストを結ぶ支台歯間線を軸に回転する．遠心レストを有する支台装置では，レスト部では支台歯を遠心に傾斜させる力が働き，鉤尖部では支台歯を挙上する力がそれぞれ働く．一方，近心レストを有する支台装置では，レスト部で支台歯を近心に傾斜させる力が働くが，近心の隣接歯がその力に抵抗する（**図 6**）．また，鉤尖部で支台歯から離れる力が働くが，為害作用が生じない．そのため，できるだけ近心レストを設計する．なお，近心レストでは，遠心レストに比べて義歯の回転半径（**図 6A** の緑点線）が長くなり，粘膜負担の均等化と支台歯の負担が少なくなることが期待できる．

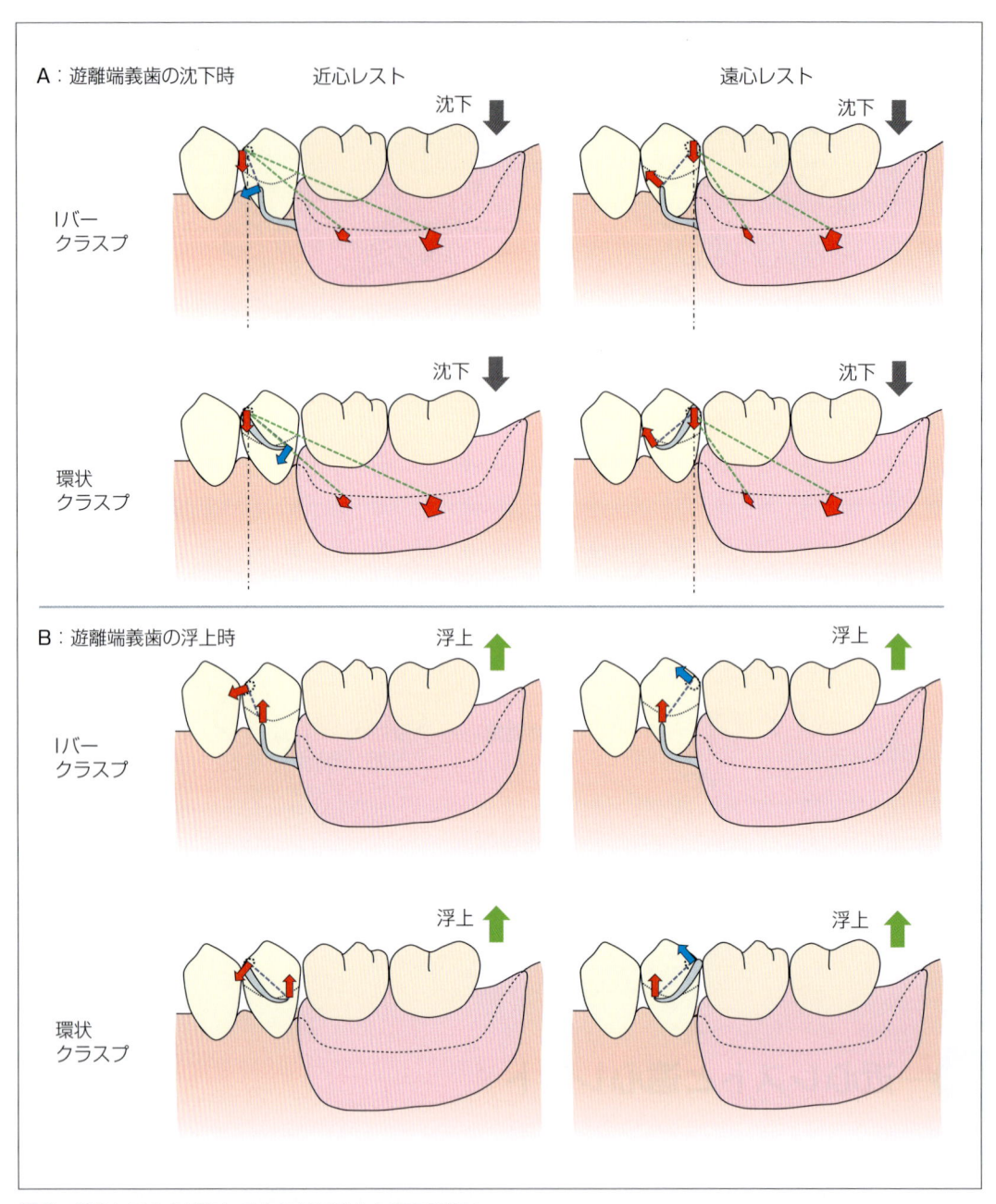

**図6** 近心レストと遠心レストにおける力と方向の違い

遊離端義歯が沈下（A），あるいは浮上（B）するときのレスト，鉤尖，床下粘膜に生じる力とその方向を示す．赤矢印では歯に力が働くが，青矢印では歯に力が働かない．近心レストの優位性がわかる．

## 第17章

# 研究用模型のサベイング（仮設計）と治療計画

学修の目標

1 サベイングの目的を理解する．
2 サベイヤーの構造を理解する．
3 局部床義歯（部分床義歯）におけるサベイングの重要性を理解する．
4 研究用模型におけるサベイング（仮設計）操作を習得する．

　局部床義歯（部分床義歯）は原則として一方向（基本は咬合平面に対して直角な方向）から装着し，その逆の方向で取り外す．着脱が容易で機能時に必要な維持力をもち，口腔内の残存諸組織と調和した局部床義歯を製作することが必要である．そのためには，まずサベイヤーを用いて模型に対して義歯の着脱方向を決定する．その後，残存歯や顎堤について，相互の平行関係，最大豊隆部やアンダーカット量などの形態的検査を行い，支台歯や支台装置を決定，あるいは形態修正の有無などについて調べる．サベイヤーを用いて行う一連の操作をサベイングという．サベイングの目的は，以下の4段階に分けられる．
①研究用模型上で検査と治療計画（口腔内前処置）の情報を得る．
②作業用模型上に義歯設計に必要なサベイラインを描記する．
③作業用模型上にブロックアウトを行う．
④支台歯（鉤歯）の歯冠補綴（アタッチメントを含む）に平行性を付与する．

## I　サベイヤーの構造

　サベイヤーは，垂直杆が上下に動くのみで模型台を水平台上で水平移動させてサベイングするタイプと，模型台が固定され垂直杆が上下および水平に動くタイプの2つがある（図1）．いずれの型式でも自在雲台（模型を固定したまま，方向は自由に動かせる）の構造を有している．上述のように水平台上を自由に滑らせて移動できるものと，水平台に固定されているものとに分かれる．

### （1）構成部品
①水平台，②支柱，③水平腕（アーム），④垂直杆，⑤模型台．

### （2）付属部品（図2）
①アナライジングロッド（測定杆）：着脱方向の決定，支台歯の平行性の目測，支台歯や顎堤のアンダーカットの目測を行う．
②カーボンマーカー（炭素棒）：模型上にサベイラインとブロックアウトラインを記入する．

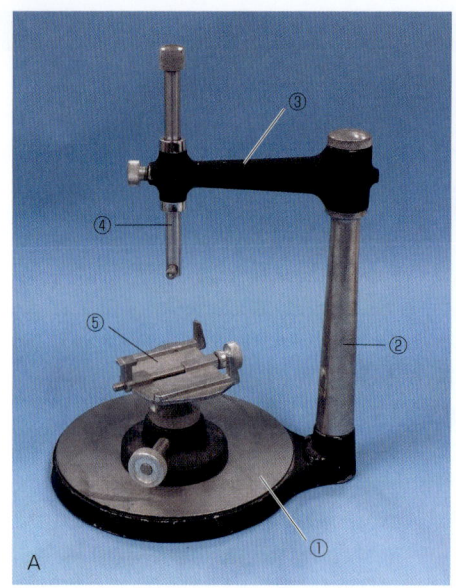
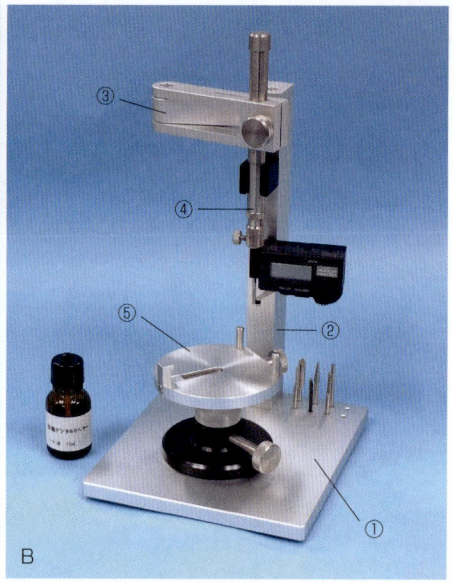

**図1** サベイヤーの種類と構成部品
A：垂直杆が上下に動き，模型台を水平台上で水平移動させるタイプ.
B：垂直杆が上下および水平に動くタイプ.
①水平台. ②支柱. ③水平腕（アーム）. ④垂直杆. ⑤模型台.

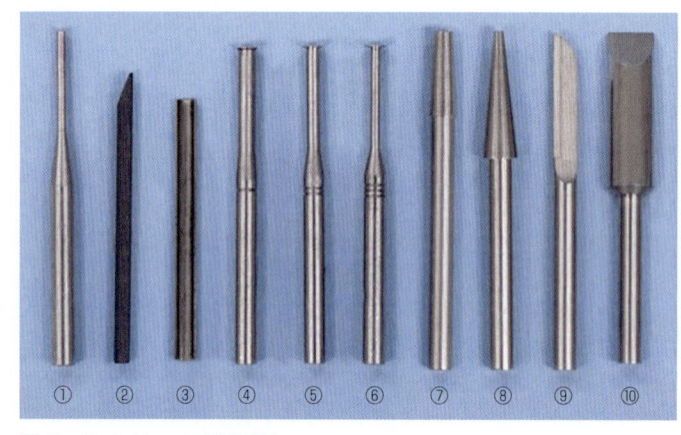

①アナライジングロッド（測定杆）
②カーボンマーカー（炭素棒）
③シース（補強鞘）
④⑤⑥アンダーカットゲージ
（0.25 mm，0.5 mm，0.75 mm）
⑦⑧テーパーツール（2°，6°）
⑨ワックストリマー
⑩カッティングナイフ

**図2** サベイヤーの付属部品

③シース（補強鞘）：カーボンマーカーをカバーするもので，破折を防止する.

④⑤⑥アンダーカットゲージ（0.25 mm，0.5 mm，0.75 mm）：ゲージ先端の円板の大きさの
　　違いによりアンダーカット量を測定する.

⑦⑧テーパーツール（2°，6°）：アンダーカットのブロックアウトを修正し，支台歯の欠損側
　　軸面にテーパーを与える（歯冠長が長いときは2°，短いときは6°を用いる）.

⑨ワックストリマー：ブロックアウトしたワックスを着脱方向と一致するように形成する.

⑩カッティングナイフ：ワックストリマーと同様に用いる.

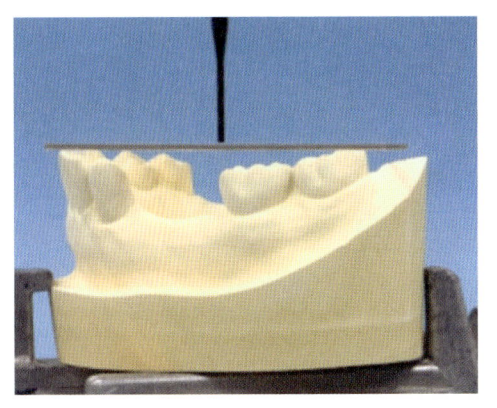

図3　着脱方向の決定

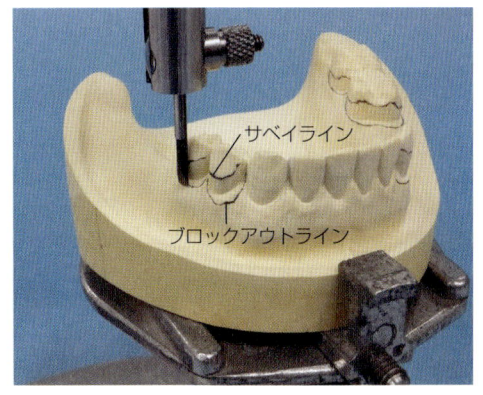

図4　サベイラインとブロックアウトラインの記入

## Ⅱ — 研究用模型のサベイング（仮設計）

　研究用模型上でサベイングを行い，支台歯や支台装置の選択，支台歯や顎堤の形態修正，ガイドプレーン，歯冠補綴などの口腔内前処置の必要性を検討し，義歯の仮設計を行う．
①着脱方向の決定：アナライジングロッドを用い，最適な着脱方向を決定する（図3）．
②サベイライン（歯冠の最大豊隆部を連ねた線）とブロックアウトライン（顎堤に記された線）の記入：カーボンマーカーで支台歯に記入する（図4）．
③クラスプ先端（鉤尖）の位置の決定：アンダーカットゲージを用いて記入する（図5，6）．
④等高点（トライポッドマーク）の記入：アナライジングロッドを用いて等高点を3点記入する．これによりサベイヤー上で設定した模型の3次元的な位置関係を再現できる（図7）．
＊残存歯面や顎堤（軟組織および骨組織）形態の修正，歯冠補綴，矯正治療あるいは外科的にどのように整形するか検査する．
＊支台歯の隣接面におけるガイドプレーン形成の見通しを立てる（第18章参照）．

## Ⅲ — 着脱方向を決定する要因

### 1）義歯に加わる咬合力の方向

　支台歯や顎堤に加わる咬合力の方向は垂直的が最もよく，生理的で為害作用が少ない．すなわち，咬合平面に対して垂直，またはそれに近い方向を義歯の着脱方向として選択する．一方，支台装置はその逆の方向への動き（離脱）に対しても抵抗しなければならない．そこで，サベイング時に支台歯に現れるアンダーカット量を加減する目的で，極端に偏った方向からサベイングする場合があるが，咬合時に義歯を回転脱離させるなどの障害を生じるため現実的ではない．アンダーカット量は支台歯の豊隆の修正やディンプル（くぼみ）付与などにより，できるだけ咬合平面と垂直となるよう調整する（第18章の図8参照）．

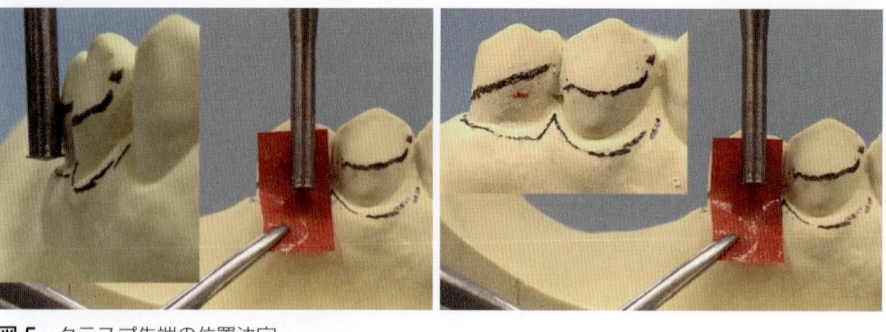
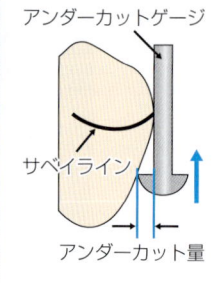

**図 5** クラスプ先端の位置決定
アンダーカットゲージを下から引き上げて，鉤尖の位置を咬合紙を用いて模型面に印記する．

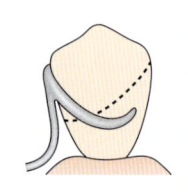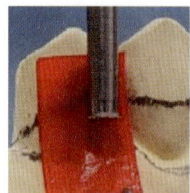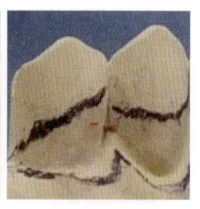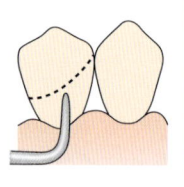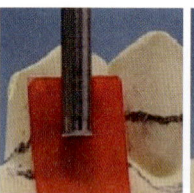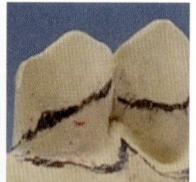

**図 6** Akers クラスプと I バークラスプの先端の位置決定

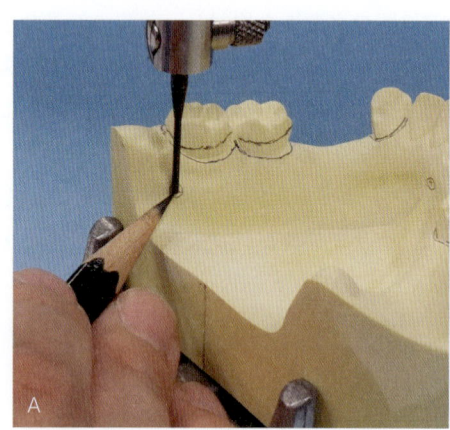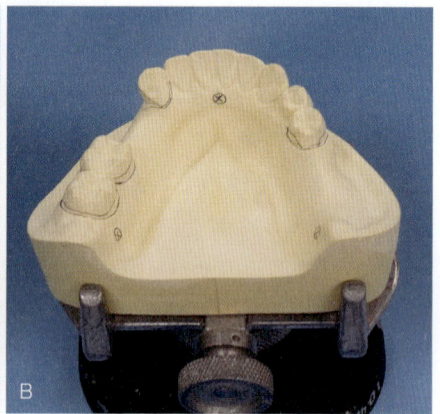

**図 7** 等高点（トライポッドマーク）の記入

## 2）ガイドプレーン

支台歯の隣接面と舌面に，着脱方向に平行な面としてガイドプレーンを付与する．これにより着脱方向が規定され，義歯をスムーズに装着できる．

## 3）維持領域

支台歯に適度な維持領域のあることが必要で，この部分に鉤尖が適合して維持が発揮される．維持領域となる部位とアンダーカット量はサベイングの方向（**図 8**），すなわち着脱方向によって変化する．アンダーカット量は，コバルトクロム合金を使用する場合，小臼歯で 0.25 mm，大臼歯で 0.5 mm〜0.75 mm を付与することが多い．

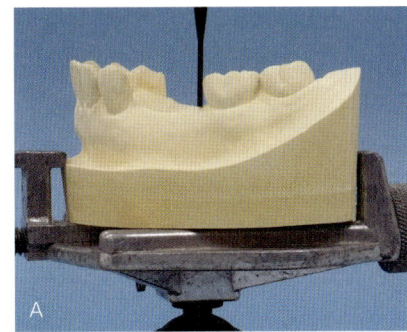

適切なアンダーカット量（A）

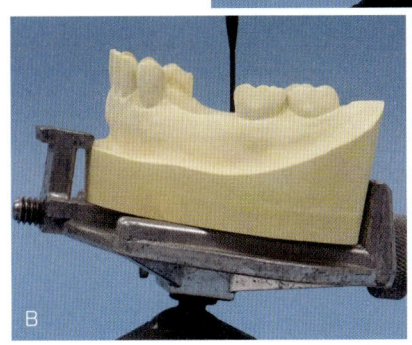
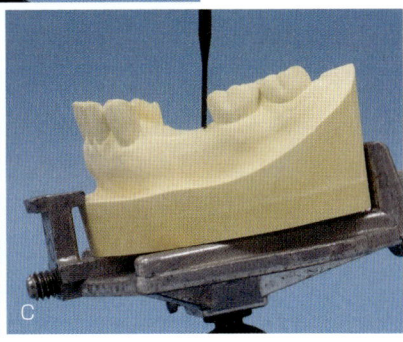

模型を後方に傾斜させると支台歯近心面のアンダーカット量は減少し（B），前方に傾斜させるとアンダーカット量は増加する（C）.

**図8**　着脱方向の違いとアンダーカット量の関係

### 4）着脱を妨げる障害部

　形態修正や外科的処置を施さなくても避けられる程度の軽い障害部は，着脱方向を選ぶことで解決できる．上顎前歯部顎堤の唇面のアンダーカットは，義歯床縁の設置部位に影響し，下顎前歯部顎堤の舌側のアンダーカットは，リンガルバーの設置部位に影響する．そのため，着脱方向の決定時に注意する．

### 5）外観

　外観に触れる隣接残存歯冠の軸面の傾斜に近い着脱方向を採用すると，義歯との接合部に大きな空隙が生じないですむ．また，前歯を支台歯として用いるときも，外観に触れにくいクラスプに適した維持領域をみつけるようにする．

## Ⅳ　治療計画

### 1）治療計画の基本的な順序

　患者の主訴，口腔状態，健康状態，経済状態などを考慮しながら口腔内全体を形態的，機能的に回復させる治療計画を立案する．基本的に次の順序で行う．
①病的・非衛生的なものの除去：歯石，プラーク，残根，不適合な充填物・修復物・補綴装置など．
②咬合治療の開始：咬合不均衡の除去・調整，暫間補綴（暫間歯冠補綴，暫間義歯，治療用義歯）による咬合関係の早期回復，保隙（審美性保持を含む）など．

③②とほぼ同時に，必要な歯周治療，歯内療法，および矯正治療の開始，口腔清掃の指導．

④支台歯の形態修正や歯冠修復の処置：充填，ガイドプレーンの形成，レストシートの形成，最終歯冠補綴など．

　以上の①〜④は局部床義歯の口腔内前処置とよぶ．

⑤局部床義歯の製作に着手．

## 2）治療計画立案時の留意事項

①患者の主訴を尊重する．

②患者の苦痛と治療回数を最小限にする．

③支台歯は欠損部顎堤に隣接し，骨植良好で歯周組織に異常が認められない歯を選択する．

④支持力が十分でないと考えられる支台歯は，必要に応じて隣接歯と連結固定する．

⑤患者の希望や経済状態により治療計画を部分的に変更する．

⑥患者の事情（健康状態，治療期間，費用など）でやむをえず治療を分割することがある（暫間義歯を終了した段階での休止や，1/4顎ずつの分割治療など）．

⑦複数の治療計画（⑤⑥も含む）を用意し，それらの特徴（長所・短所）を患者に十分説明し，患者の選択を待つ．

## 3）初期（暫間的な）治療計画

　治療結果が判然としない歯がある場合には仮設計で暫間義歯を製作し，装着後1週，1か月，3か月，6か月（それ以降は半年ごと）でリコールし，適正な最終治療計画を確定する．

## 4）最終的な治療計画の記録

　最終的な治療計画は，以下の形式で記録・保存する．

①診療録のチャートに治療計画図を描記する．

②診療録の治療計画欄に，治療予定の内容を順序立てて記載する．

③研究用模型上の残存歯に歯冠補綴の治療内容（最終処置）を記入する．

④研究用模型上に局部床義歯の仮設計を描記する．

## 5）診断，治療計画の提示とインフォームドコンセント

### （1）現症とプロブレムリストの説明

　まず①全身的健康状態を説明し，次いで②顎口腔系の検査結果をエックス線画像と研究用模型を併用して説明した後，③主訴にかかわる現症の病因と病態について，治療対象となる問題をリストアップして説明する．

### （2）治療計画の提示

　治療計画の提示には，患者のインフォームドコンセントを得るうえで十分な配慮が必要であり，以下の項目に分けて提示し，説明する．

①治療ステップ，治療期間および費用

②最終義歯（暫間義歯，治療用義歯）の形態と機能

③最終義歯（暫間義歯，治療用義歯）による審美的回復の程度

④義歯装着による異物感や構音障害

⑤リコール・メインテナンスおよび補綴装置の耐用年数

### (3) インフォームドコンセントのための術前指導

　治療計画を提示する際，患者に義歯装着についての知識がなく，不安があったり誤った期待感があると，装着後に問題を残す．したがって，義歯の構造，材料，製作過程を説明するとともに，人工的な補綴装置を受容し，口腔の機能を回復するには装着後一定の適応期間が必要であり，患者自身の努力と責任が求められることも説明する．装着後の説明は言い訳と受け取られて真意が伝わりにくいので，必ず術前に行う．

### ①一般的な指導事項

・治療計画は患者が決定することを知らせる．

・口腔内の健康を守るためのホームケアは患者の責任であることを理解させる．

・プラークコントロールとリコール・メインテナンスの重要性を自覚させる．

### ②局部床義歯の指導事項

・機能と審美性の回復と同時に，顎口腔系のバランスを保ち，継発疾患を予防する目的を有することを理解させる．

・義歯の設計材料，製作過程（来院回数）などの差異，長短および費用について説明する．2案以上あるときは，それぞれの特徴と差異を十分に理解できるよう，具体的な説明をしたうえで患者自身の選択を待つ．

・異物感は，程度の差はあっても義歯装着直後に例外なく感じる問題であること，患者自身の順応性により徐々に軽減し，1〜2か月後には消失する場合が多いことを理解させる．

・機能回復の程度は症例により異なるが，適応すれば十分な改善が得られることを説明する．

・耐久性や機能性などに過大な保証を与えない．人工装置の限界を率直に説明し，しかも変化の多い生体に装着されるので，定期的なリコール・メインテナンスが必要なことを理解させる．

・審美性の回復を重視する患者には，ろう義歯の試適の段階で十分に了解を得る．症例によって，審美性と機能回復が両立しない場合があることを説明する．外観を重視するあまり，機能の回復を第二義的に考える患者もいることを忘れてはならない．

## 第18章

# 口腔内前処置

**学修の目標**

1 咬合位と咬合接触関係の修正を説明できる.
2 支台歯の前処置を説明できる.
3 前処置としての咬合調整を説明できる.
4 ティッシュコンディショニング（粘膜調整）を説明できる.
5 その他の前処置を説明できる.

　最終的な局部床義歯（部分床義歯）の製作に着手する前に，治療の妨げとなるような口腔内環境を改善するため病的・非衛生的なものを除去する．その後，①抜歯，小帯切除術などの外科処置，②咬合治療すなわち下顎位と咬合の安定・回復，③残存歯の歯周治療・歯内療法，矯正的処置，④支台歯の形態修正や修復処置を順に行うが，これらの処置を補綴前処置という．①〜④を総括して広義の補綴前処置，④を狭義の補綴前処置とよぶ.

## I 補綴前処置

### ❶ 咬合治療（咬合位と咬合接触関係の修正）

　対合歯や隣接歯を失うと歯列および咬合の機能的バランスが崩れ，個々の歯の傾斜や挺出など位置的変化が続発し始める．これにより，下顎偏位と早期接触・咬頭干渉が互いに影響しあう状態になる．処置の順序は咬合調整から下顎位の修正の順となるが，目標は咀嚼運動を円滑に行えるための安定した咬頭嵌合位を確立することである．このことは歯周組織や顎関節，さらに顎口腔系全体の安定と調和をもたらす第一歩となる．欠損歯数が増えると，いわゆるすれ違い咬合や咬合高径の低下を生じることがあり，治療用義歯を併用する必要がある.

#### 1）咬合位の回復

##### （1）咬合高径の回復

　低下した咬合高径を回復して適正な咬頭嵌合位を得るには，治療用義歯が用いられる．下顎安静位や顔面計測なども参考にする.

##### （2）咬合位の修正

　咬頭嵌合位での選択削合を注意深く行い，主として早期接触を除去する．また，咬合位の修正や安定を目指すため治療用義歯の装着も有効である.

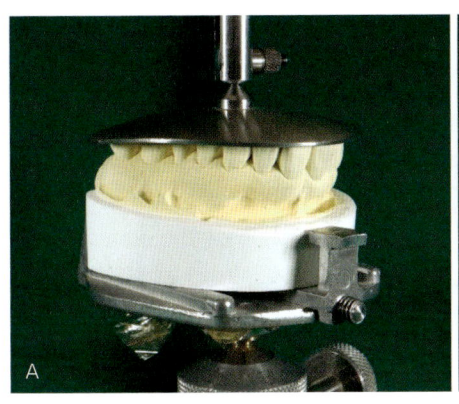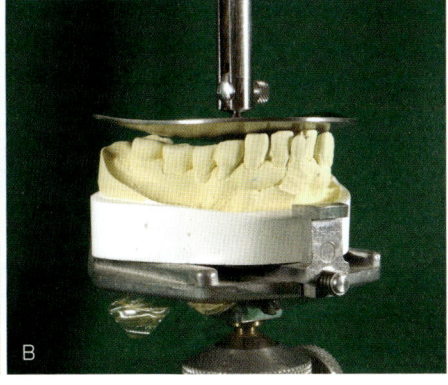

**図 1　咬合彎曲板を用いる方法**
残存歯列に咬合彎曲板を当て，挺出歯を見出し，彎曲に沿うよう削除・調整する．
A：凹面の上顎用咬合彎曲板による模型の評価．B：凸面の下顎用咬合彎曲板による模型の評価．

## 2）咬合平面の修正

　残存歯の選択削合によって早期接触や咬頭干渉が除去され下顎偏位が修正された場合でも，残存歯列の咬合面の高さに凹凸がある場合，義歯を装着して構成される咬合平面や咬合彎曲を適正にするため歯冠高径を修正する．上下顎を同時に修復すれば理想的であるが，前後して行う場合には，通常はまず上顎歯列に適正な咬合平面を想定した暫間補綴を施した後，下顎の最終義歯に着手するのが望ましい．咬合平面や咬合彎曲の設定法には，大別して以下の 2 つがある．

### （1）咬合彎曲板を用いる方法

　Monson 球面説を用いた半径 4 インチ（10 cm）前後で数種類作られている咬合彎曲板の彎曲に咬合平面を合わせる方法である（**図 1**）．咬合彎曲板（Maxwell のテンプレート）を咬合器上（**図 1** ではサベイヤー上）の研究用模型の残存歯列に当て，切縁，咬頭頂を連ねた曲面を咬合彎曲の基準として挺出歯を見出し，彎曲に沿うよう削除・調整する．その対合歯やこの平面に達しない低位歯はワックスアップして修正する．欠損部の咬合平面は製作した咬合堤上で残存歯の辺縁隆線やレトロモラーパッドを参考に決定する．

### （2）咬合平面分析板を用いる方法

　咬合器の上弓に描記プレートを立て，半径 10 cm のカーブとしての交点をプレート上に求め，この交点を中心とするカーブに咬合平面を合わせる方法である（**図 2**）．

①上下顎の模型を所定の方法で咬合器に装着する．

②上顎模型を取り外して描記プレートを上弓にセットし，10 cm 幅（9.5 cm や 10.5 cm に調節も可）に固定したコンパスで下顎犬歯尖頭を中心とする円弧をプレート上に描く（**図 2A**）．

③コンパスの幅を変えずに，下顎最後臼歯の遠心頬側咬頭頂を中心とする円弧をプレート上に描く（**図 2B**）．下顎大臼歯が欠如している症例では歯槽頂上に軟化したモデリングコンパウンドを置き，対合歯咬合面の圧痕をつけて下顎大臼歯遠心頬側咬頭頂に相当する位置を中心として 10 cm の円弧を描く．

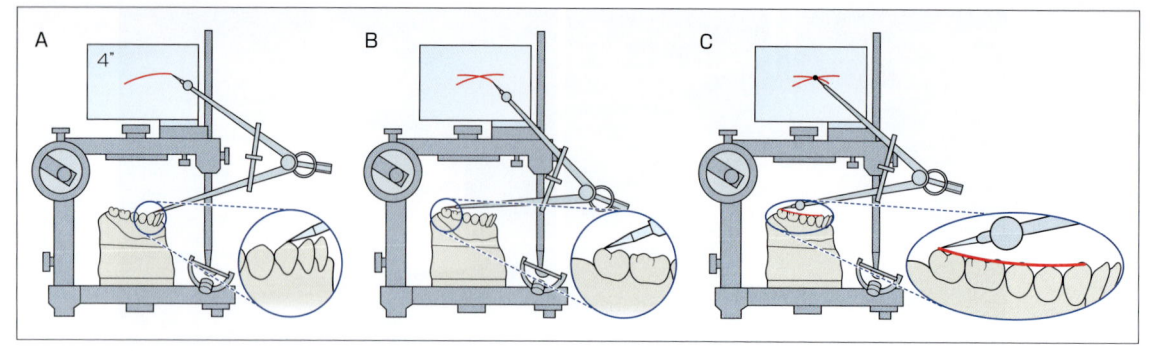

**図2** 咬合平面分析板を用いる方法

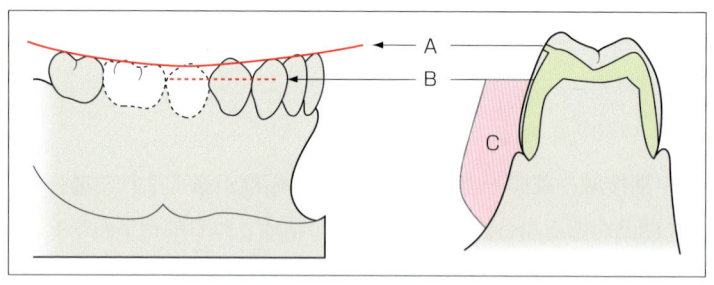

**図3** 頬面のレジンコア（C）によって支台歯形成時の咬合面の高さを決定する方法
A：理想的咬合面．B：支台歯咬合面の高さ．

④2つの円弧の交点を咬合彎曲の中心と仮定し，半径10 cm の円弧を描く（**図2C**）．その中心がその症例に適合しがたい場合は，犬歯尖頭中心の円弧上で中心の位置を前後させて（前方へ移せば臼歯部が高く，後方では低くなる）適合する咬合彎曲の得られる中心点を目測で決定する．

⑤咬合彎曲と合わない歯およびその対合歯は，新しい咬合面に合わせるよう修正する．実際には，石膏の咬合面の彫刻またはワックスアップを行って，これを口腔内での歯の修正時に用いる．

⑥研究用模型上で咬合面を削合した歯とその前後の歯の頬面に分離剤を塗布して常温重合レジンで頬面のコア（レジンコア）を採得する（**図3**）．それを削除量のガイドとして用い，口腔内で咬合面の高さを揃える．

⑦歯冠補綴が必要な場合は，コア上面を1.5 mm 削除したものを再びガイドとして用い，支台歯形成を行う（**図3B**）．対合歯が欠損している場合には研究用模型上で修正，彫刻した歯の咬合面コアを採得して口腔内で利用することもできる．

## ❷ 支台歯の前処置

支台装置を受け入れて義歯の支持と維持に主導的役割を果たす支台歯には，それに適した形態を付与しなければならない．その手段としては，①歯冠形態の修正，②レストシートの形成，③歯冠補綴の3つがある．

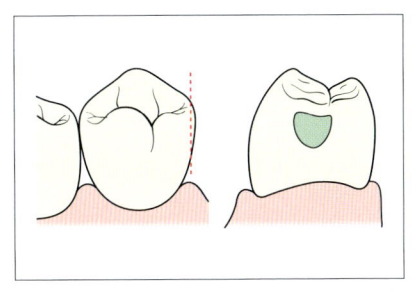

図4　支台歯隣接面のガイドプレーン形成

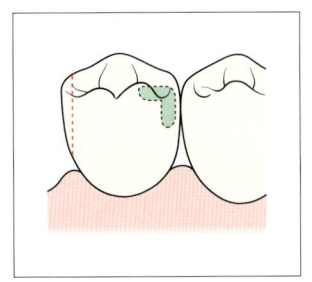

図5　近心レストのためのレストシートと，それを近心舌側から立ち上げる小連結子のためのサブガイドプレーン

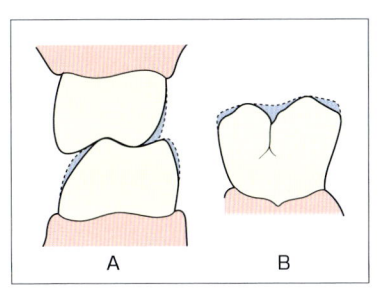

図6　支台歯咬合面の縮小（A）と遁路の形成（B）

## 1）歯冠形態の修正

### (1) ガイドプレーンの形成

　義歯着脱方向に平行なガイドプレーンは，鉤体を適合させる欠損側隣接面エナメル質をスライスカットして形成する（**図4**）．このガイドプレーンの面に沿って（この方向に）義歯をスムーズに着脱でき，支台歯への側方力を軽減できる．支台歯と義歯との間隙を少なくするほか，鉤体に十分な幅を付与することができ，クラスプの強度と安定を高める（第11章参照）．

　あらかじめ研究用模型上でサベイヤーを併用して，形態修正する位置，角度，量などを決定する．修正はいずれもエナメル質の範囲にとどめる．この形成にはシリンダー状のダイヤモンドポイントまたは平面ディスクを用い，辺縁隆線部から歯頸部方向に2〜4mmの長さ，あるいはそれ以上の長さにわたってスライスカットする．頰舌的にも平面あるいは頰舌面隅角部まで広げてやや曲面とすることもできる．形成面はサンドペーパーディスクとシリコーンポイントで高度に仕上げ研磨を行う．RPIクラスプの近心レストのように支台歯の近心舌側面から鉤脚を立ち上げる場合は，その部の咬合面寄りにも縦にサブガイドプレーンをシリンダー状のダイヤモンドポイントにて付与する（**図5**）．

### (2) 咬合面の縮小

　歯が咬耗した状態では溝がなくなり，咬合面の面積が大きくなって咬合力の負担が増大する．圧負担を軽減して咀嚼能力を高めるため咬合面を縮小し，かつ溝を形成して遁路（スピルウェイ）を形成する．**図6**に示すように，咬頭頂を残して頰舌面に及ぶ形態修正を行い，非機能咬頭のオーバージェットを強め，鋭縁を除去して高度に研磨する．

### (3) 軸面の豊隆の修正

　支台歯軸面の豊隆が咬合面寄りにあると，鉤腕が咬合面寄りに設置され口唇や頰粘膜の異物感が大きくなる．また，支台歯に有害な側方力が加わり，適正な維持力も得られない．歯冠が舌側へ傾斜していたり舌面の豊隆が過度の場合には，舌面の中間に位置すべき鉤腕が咬合面寄りになる．

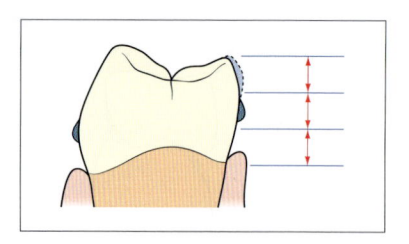

**図7** 舌側面の形態修正
舌側面の過度の豊隆は適度に修正する（リカントゥアリング）.

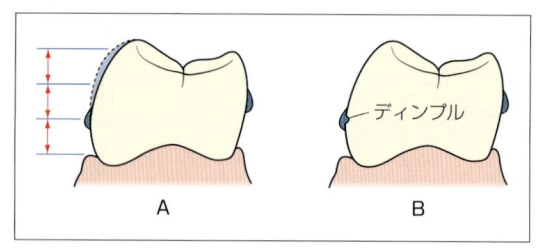

**図8** 維持腕適合のための頰側面の形態修正
A：過度の豊隆を削除して，鉤腕を下げる.
B：アンダーカットの不足はディンプルで補う.

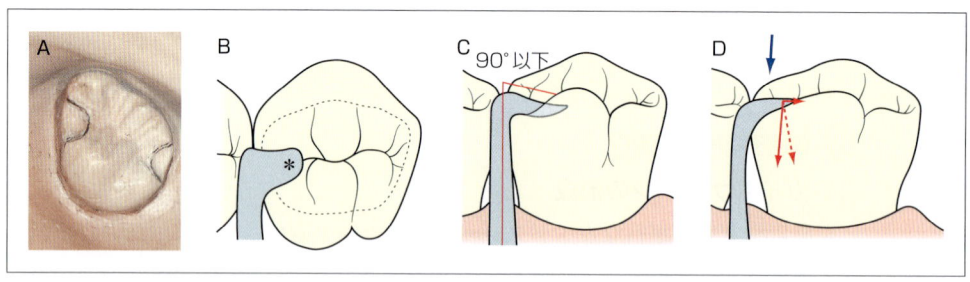

**図9** 咬合面レスト
A：咬合面レストシートの咬合面観. B：正しいレストシート（＊印は最深部）. C：咬合面レストの断面.
D：不良なレストシート. レストシートと歯軸が鈍角になっていると支台歯に側方力が生じる.

Akers クラスプを例にとれば，維持腕の鉤肩はサベイラインより上またはそれより咬合面寄りに設置され，鉤腕は歯冠中央 1/3 から歯頸 1/3 部にかけてしだいに歯頸に近づき，鉤尖は歯頸 1/3 部のアンダーカットに適合するのが標準である. そこで，鉤腕の設置に適した支台歯の位置に適度な豊隆（アンダーカット量）が残るよう形態修正する（リカントゥアリング，**図7，8A**）. 形態修正を行っても不十分と考えられる場合は歯冠補綴を計画する.

アンダーカット量が不足している場合には，鉤尖の適合部にあたる歯面に径 1 mm，深さ 0.5 mm 程度のディンプル（半球形のくぼみ）や維持溝を形成する（**図8B**）.

## 2）レストシートの形成

### （1）咬合面レストシート

歯冠形態の修正，欠損側隣接面におけるガイドプレーンの形成などを行った後，レストシートの形成に移行する. 形成は，有髄歯ではエナメル質内にとどめる. 辺縁隆線部に形成する咬合面レストシートの外形は長さ，幅とも約 2〜2.5 mm の帯円三角形（または半円形）のスプーン状とする（**図9A**）. レストの厚みは鉤体寄りで約 1〜1.5 mm とし，レストシートの最深部は歯冠の中心に近づける（**図9B，C**）. レストシートの窩底と歯軸とのなす角度は 90° 以下とするが，大きいと機能時に支台歯へ側方力が生じる（**図9D**）. また，頰舌的に幅の狭いレストでは，義歯の頰舌回転を防止できない（第16章参照）.

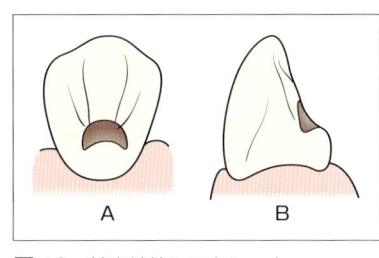 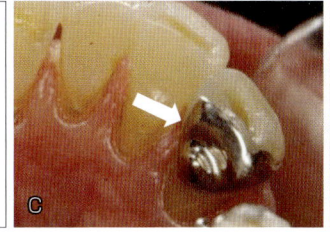 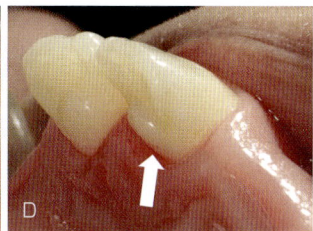

**図10**　基底結節レストシート
A：舌側面観．B：隣接面観．
C：インレーを接着した基底結節レストシート．（清水博史先生のご厚意による）
D：コンポジットレジンを添加した基底結節レストシート．（濵中一平先生のご厚意による）

〔形成術式〕

①径1.5mmのラウンド状ダイヤモンドポイントでレストシートの外形を作る．シートの外形線が咬合面小窩の位置に当たる場合は小窩を含めてその外側まで少し広げる．

②小さなポイントでスプーン状に掘り下げていく．シートの最深部は辺縁隆線から離れて歯の中心寄りとする（**図9B，9C**）．

③窩底とガイドプレーンとの移行部にはベベル（歯軸に対して外開きの斜面を与えた形態）を付与し，鋭縁を残さない．

④バイトワックスを咬頭嵌合位と偏心位で咬合させ，削除量を確認する．

⑤ホワイトポイントとシリコーンポイントでレストシートの窩底と窩縁を研磨仕上げする．
　支台歯に舌側から咬合面に近心レストを設置する場合も，上記に準じる．有髄歯のレストシートの窩底はエナメル質内にとどめるが，適切な形態とするために象牙質に及ぶ場合には，あらかじめインレーや歯冠補綴による修復を行い，そのなかにレストシートを付与する．

**（2）基底結節レストシート**

　切歯または犬歯に支持を求める場合，基底結節レストは切縁レストより力学的，審美的に優れている（**図10**）．基底結節レストシートには歯質を切削するレストシート（**図10A，B**），インレーを接着するレストシート（**図10C**），コンポジットレジンを添加するレストシート（**図10D**）がある．

**（3）切縁レストシート**

　前歯部，とくに犬歯切縁にレストを設置することがある（第11章の**図5**参照）．近心切縁の中央またはやや隅角寄りにソロバン珠状（＃5）のカーボランダムまたはダイヤモンドポイントで深さ1.5mmのV字溝のレストシートを形成し，これを唇面にそのままV字形に削り下ろしてベベルを付与する（**図11**）．同時に，舌面には切縁寄りに脚部の接する浅

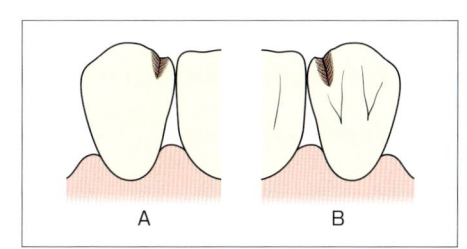

**図11**　切縁レストシート
A：唇側面観．B：舌側面観．

いガイドプレーンを形成する．上顎犬歯の場合には，咬頭嵌合位と偏心位での咬合干渉を避ける必要がある．

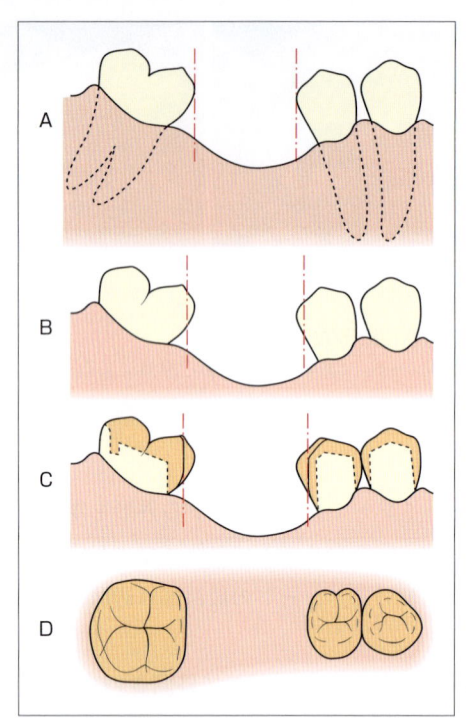

**図 12** 傾斜歯隣接面のガイドプレーン形成
A：傾斜歯.
B：エナメル質内で隣接面をスライスカットする.
C：全部金属冠，一部被覆冠など修復物に付与されたガイドプレーン（Bだけですまない場合）.
D：Cの咬合面観.

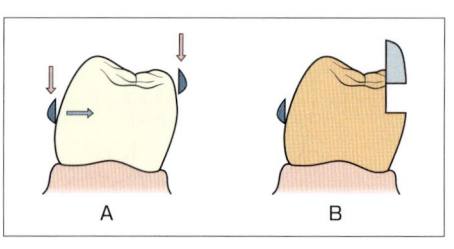

**図 13** 歯冠補綴による形態修正の 1 例
A：舌側腕が接していないときに頰側の維持腕が先に接触すると，支台歯に水平力（回転力）が加わる.
B：クラスプ装着時，舌側の拮抗腕が先に接し，クラスプの相互作用が発現する（歯冠補綴した状態）.

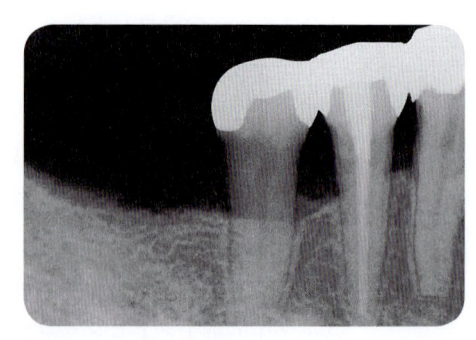

**図 14** 支台歯の連結固定
5 4| を一次固定して支台歯としたもの（エックス線画像）.

## 3）歯冠補綴

　支台歯に必要な歯冠形態をワックスアップすることは，最終義歯を製作する第一ステップ（補綴前処置）として理想に近い手順といえる（**図12**）. なぜなら，咬合関係，ガイドプレーン，支持，把持，維持などに最適な外形，構造を容易に設計でき，同時に一次固定や固定性ブリッジの製作もできるからである（**図13, 14**）. それだけに，十分な検査と周到な治療計画が必要である. まず，支台歯形成時にレストシート設置部位に対応する部分の歯質を十分に削除しておく.

〔ワックスアップの術式〕

①咬合器の歯列模型上で咬合面と軸面の形態をワックスアップする. 模型をサベイヤー上に置いてワックスパターンに毛筆で酸化亜鉛末を散布し，カーボンマーカーでサベイラインを描いてみる.

②ガイドプレーンはサベイヤーにカッティングナイフを装着して形成する.

③ワックスパターンを修正して軸面に所要の形態（豊隆，アンダーカット）付与し，さらにレストシートを形成する.

④歯冠内レストシート，テレスコープクラウン内冠のミリングなどは，鋳造後にパラレロメータ上で仕上げる.

完成した歯冠修復物は口腔内に試適して，支台歯への適合，接触点，咬合関係などをチェックした後，歯列模型に戻してその模型上で義歯の製作を進める．すべての歯冠補綴装置を口腔内に試適し，改めてシリコーンゴム印象材を用いて印象採得を行い（ピックアップ印象），作業用模型を製作する方法も用いられる（第19章の**図9**参照）．

### 4）連結固定

動揺がみられる複数の支台歯を固定性の補綴装置で連結（一次固定），または，可撤性の補綴装置により連結（二次固定）し，支台歯全体の支持能力を向上させることを支台歯の連結固定という．なお，支台歯の歯冠歯根比を改善し，根面板を用いて支台装置を連結する場合もある．

## ❸ 前処置としての咬合調整

### 1）咬合調整の目的

歯が欠損すると徐々に隣接歯や対合歯の位置的変化（移動）が始まり，咬合関係に異常を生じる．生体はこれに対応して反射的に咬頭嵌合位や咀嚼運動路を変化させ，それらが習慣として定着する．しかし，咬合異常を咬合調整の原則に沿って削合調整すれば，歯や下顎の位置は正常に復しやすくなる．異常な咬合接触を残したまま，これに合わせて補綴処置を進めることをしてはならない．選択削合による咬合調整の目的は，天然歯または人工歯の早期接触部や咬頭干渉部を一定の法則に従い，部分的かつ軽度に削除することによって咬合関係の調和を図り，顎口腔系の機能改善に積極的に寄与することである．すなわち，以下のことを目的としている．

①安定した咬頭嵌合位（中心咬合位）を用意する．

②対合歯の咬頭が障害なく嵌合して，上下顎の歯の歯周組織や義歯床下組織への外傷力が除かれる．

③咬合力が義歯の支持機構に同時にかつ均等に配分される．

その効果は当然，顎関節や筋群など顎口腔系のほかの部分の機能の改善にまで及ぶ．しかし，一度削除した歯，とくに天然歯は元に戻すことはできないため，咬合調整は以下に述べる事項を参考に，慎重に検討してその適用を決定する．

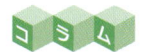 **一次固定と二次固定**

連結した固定性補綴装置の装着により支台歯相互の連結固定効果を発現させる方法を一次固定といい，可撤性補綴装置を介して支台歯相互の連結固定効果を発現させる方法を二次固定という．

## 2）咬合調整の適応症

①咬合検査から早期接触または咬頭干渉が明らかで，以下の徴候や症状との関連が強く推定され，かつ患者の同意が得られた場合
　　・咬合性外傷（歯周組織への負担過重）
　　・咀嚼筋や顎関節の機能障害
　　・ブラキシズム，グラインディング
②補綴歯の対合歯となる天然歯の咬合面形態の修正が必要な場合（厳密にいえば，これは形態修正に属する）
③矯正治療の補助または保定を目的とする場合

## 3）咬合調整の禁忌症

　予防的咬合調整，すなわち病的な徴候や症状がみられないのに咬合関係の修正を行うことは，いたずらに歯質を損耗させるだけでなく，別の症状を誘発する危険がある．咬合調整の禁忌症を以下に示す．
①咬合高径の低下が著しい場合
②著明な咬耗歯列
③若年者（未完成歯）

## 4）咬合調整の時期

　咬合異常の程度や歯周疾患の有無などにより，咬合調整を行う時期は異なる．特定の歯の著しい負担過重（動揺），下顎の偏位，顎関節や筋の症状を伴う場合は，歯周治療開始前に干渉部を除去する．次いで，歯周治療により炎症性病変が改善され歯の位置が安定した後，暫間義歯（治療用義歯）を併用（歯周治療前から装着するのもよい）して，さらに精密な仕上げ調整を行う．矯正治療の過程でも，とくに過重な咬合接触が加わらないように調整を重ねる必要がある．

## 5）咬合調整に用いる器材

### （1）咬合関係の検査（図15）

①咬合紙，咬合紙ホルダー，オクルージョンフォイル
②オクルーザルインディケータワックス
③鉛筆
④エアブラシ

### （2）調整および研磨用器具（図16）

　カーバイドバーやダイヤモンドポイントなどの器具を用いて，強圧部位（ハイスポット）の削合，咬合面溝の形成，咬頭（隆線）の削合，咬頭頂の先鋭化を行う．

### （3）調整後の研磨（図16）

　ホワイトポイントとシリコーンポイントで研磨し，最後に研磨用ペーストを併用してラバーカップとポリッシングブラシで仕上げる．

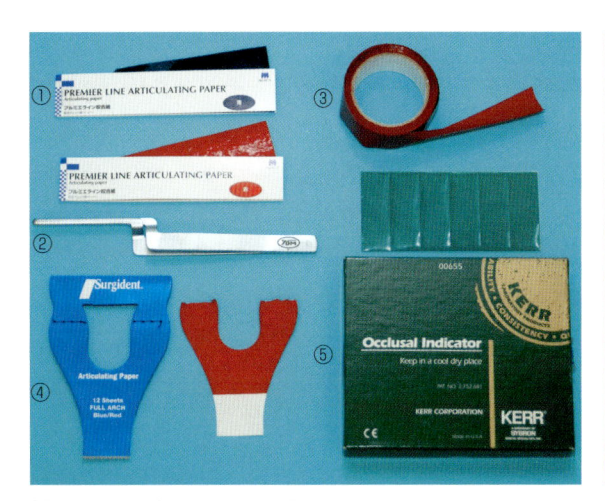

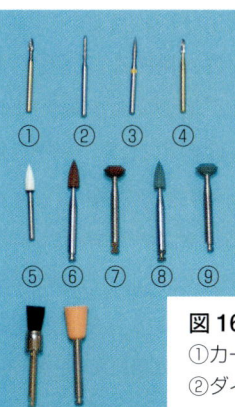

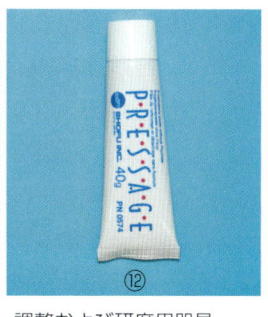

**図 15**　咬合検査に用いる器材
①咬合紙.
②咬合紙ホルダー.
③オクルージョンフォイル.
④全顎用咬合紙.
⑤オクルーザルインディケータワックス.

**図 16**　調整および研磨用器具
①カーバイドバー F5.
②ダイヤモンドポイント 212R.
③ダイヤモンドポイント SF217.
④カーバイドバー 7803.
⑤ホワイトポイント 57.
⑥シリコーンポイント#28 ブラウン.
⑦シリコーンポイント#5 ブラウン.
⑧シリコーンポイント #28 ブルー.
⑨シリコーンポイント #5 ブルー.
⑩ポリッシングブラシ.
⑪ラバーカップ.
⑫研磨用ペースト.

## 6）咬合器上での検査と模型上での予備調整

　咬合調整時に削合すべき部位と歯質の量については，上下顎歯の嵌合直前の位置で採得した下顎後退位のワックスバイトを用いて咬合器に装着した研究用模型上で概略を検査できる．模型上で試験的に削合し，削合面を鉛筆で印記してそれを参考に口腔内で咬合調整を行うとよい．ただし，下顎の偏位（筋の異常緊張）などのために患者の顎運動路が咬合器上の運動路と一致しない場合もあるので注意を要する．また，アルコン型咬合器を使用する場合には，顆頭球が顆路指導部から浮き上がっていないことを確認する．

〔研究用模型上での予備調整法〕

　以下の順序で早期接触を見出し，削合する．

①咬頭嵌合位（中心咬合位）または下顎後退位（早期接触の除去）

②側方運動（平衡側および作業側の咬頭干渉の除去）

③前方運動（咬頭干渉の除去）

④後方運動（ロングセントリックを付与する必要がある場合）

　調整後，削合した歯面を色鉛筆で印記し，ほかの着色部はすべて消しとる．この記録を口腔内での咬合調整の参考にする．

### 7）咬合調整の基本原則

　患者に咬合調整の目的を説明し，歯の外形に多少の変化が起こることを認識させ，また削合によって齲蝕が増加する危険性はほとんどないことも説明する．削合による咬合調整は，決して麻酔下では行わない．歯根膜の感覚がなくなると，筋活動をコントロールする歯根膜などからのフィードバックがなくなるからである．また，調整面は必ず滑沢に仕上げる．

〔基本的な原則〕

①咬合高径を変化させない（支持咬頭の高さを減じない）で，安定した咬合を得る．

②側方力を軽減して咬合力を歯の長軸方向へ向かわせる．

③咬合力を多数歯に均等に配分する．

④早期接触を削合調整した後，咬頭干渉を除去する．

　咬合調整の対象となる咬合の異常として，一般に咬頭嵌合位（または下顎後退位）での早期接触と偏心位における咬頭干渉があげられる．一般的な術式として，患者は座位とし，上下顎歯列の咬合面間に咬合紙またはオクルーザルインディケータワックスを介して咬合させ，干渉接触部を検出しつつ，順次，削合調整を進める．

### 8）早期接触の削合調整（咬頭嵌合位または下顎後退位）

　上顎では舌側咬頭の近心内斜面，下顎では頬側咬頭の遠心内斜面を調整の対象とする（Lauritzen の MUDL の法則：mesial of the upper，distal of the lower，**図 17**）．早期接触の調整に関する考え方は，咬頭嵌合位での安定な嵌合を目標とするか，下顎後退位を基準とするか，あるいは咬頭嵌合位（中心咬合位）と下顎後退位との間に平坦で水平移行の可能な場（ロングセントリック）を設けるかなどに分かれる（**図 18**）．咬合調整の際には咬合高径を減じないのが原則であるが，術後に咬合高径の増加が起きる場合がある．これは咬合調整の結果として，下顎の後退が可能となったために生じる現象と考えられる．

### 9）咬頭干渉の削合調整（側方運動時）

　咬頭干渉の削合は，干渉歯に加わる側方力を軽減する効果がある．側方運動時の咬頭干渉には，作業側と平衡側の 2 種類がある．まず，平衡側での咬頭干渉を除去し，その後，作業

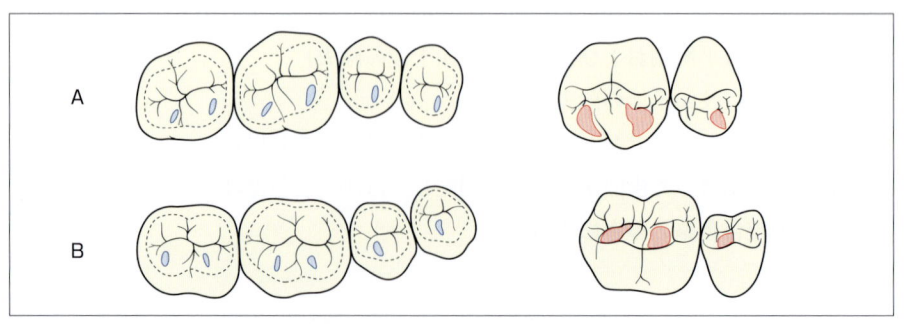

**図 17**　早期接触の削合調整（Lauritzen の MUDL の法則）
A：上顎舌側咬頭の近心内斜面を削合する．
B：下顎頬側咬頭の遠心内斜面を削合する．

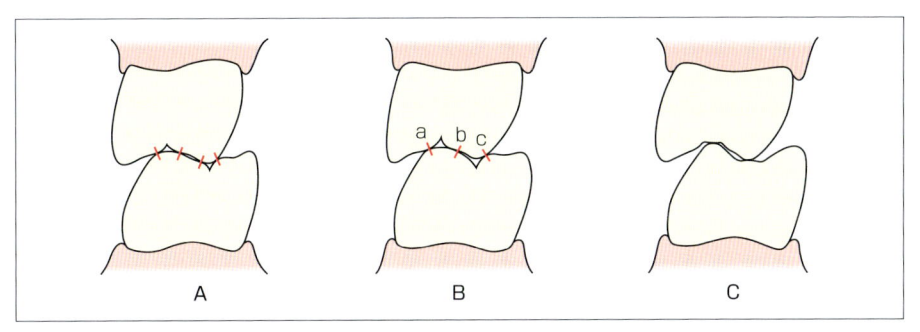

**図18**　早期接触の削合調整に関する考え方
Ａ：下顎後退位での支持咬頭ごとの３点接触（近遠心的な１点は図では示されていない）.
Ｂ：咬頭嵌合位での支持咬頭の２点接触.
Ｃ：ロングセントリックとともにワイドセントリックを付与する（第６章Ⅰ参照）.

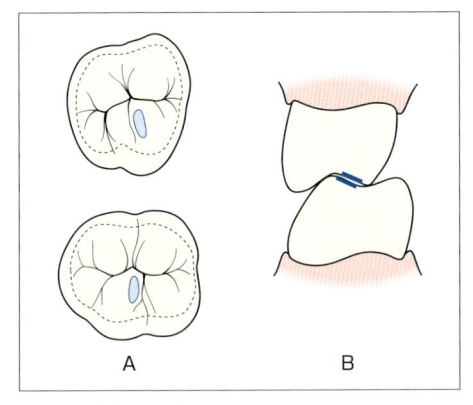

**図19**　平衡側の削合調整
Ａ：DILU と MIBL の法則による削合面.
Ｂ：平衡咬合小面の前頭面観.

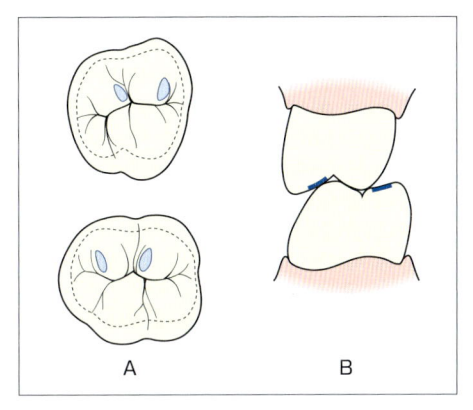

**図20**　作業側の削合調整
Ａ：BULL の法則による削合面.
Ｂ：作業咬合小面の前頭面観.

側の咬頭干渉を除去する．側方滑走運動をさせて咬合調整を行う場合，咬頭嵌合位での支持咬頭の接触が失われないよう，とくに慎重に削合調整を行う．側方運動時の咬頭干渉の除去によって，再び咬頭嵌合位での不平衡や咬合高径の減少をきたすおそれがあるからである．

### （1）平衡側の削合調整

　Lauritzen の平衡側削合のための DILU（distal inclination, lingual upper）の法則と MIBL（mesial inclination, buccal lower）の法則を適用する．平衡側接触を生じやすいのは，上顎では舌側咬頭の遠心内斜面（DILU），下顎では頬側咬頭の近心内斜面（MIBL）である（**図19**）．これらはともに支持咬頭で，セントリックストップを維持して咬頭嵌合位を安定させる咬頭であるから，これらの咬頭頂は削合しない．

### （2）作業側の削合調整

　Schuyler の BULL の法則（buccal of the upper, lingual of the lower）を適用する．上顎では頬側咬頭の内斜面を削合し，下顎では舌側咬頭の内斜面を削合する（**図20**）．

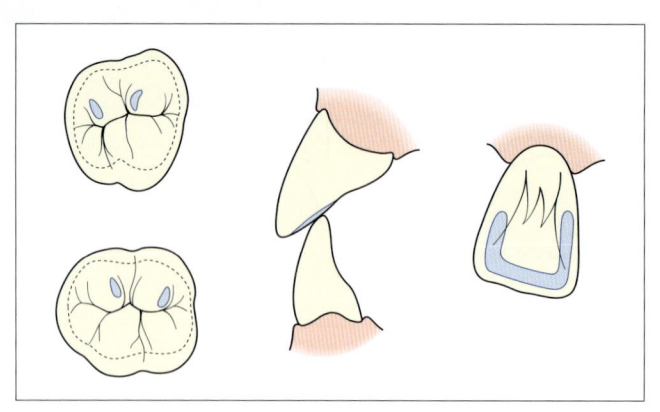

**図 21**　前方運動時の干渉部の削合調整

## 10）前方運動時の干渉部の削合調整

　上顎では頬側咬頭の遠心内斜面を，下顎では舌側咬頭の近心内斜面を削合する．前歯部では主として上顎前歯の舌面を削合する（**図 21**）．この際重要なことは，咬頭嵌合位（中心咬合位）では上下顎 6 前歯間における咬合接触を除去して，微小な空隙（10～20 μm）を付与することである．感覚の鋭敏な前歯は，偏心位での接触により咀嚼運動のコントロールや食物の摂取，咬断などに関与するが，咬頭嵌合位での衝撃の負荷からは保護される．

## ❹ 顎堤粘膜の前処置：ティッシュコンディショニング（粘膜調整）

　顎堤粘膜に発赤や旧義歯の圧痕がみられる場合には，ティッシュコンディショナー（粘膜調整材）によるティッシュコンディショニング（粘膜調整）を行う．ティッシュコンディショニングの目的は，①ティッシュコンディショナーの粘弾性による粘膜への咬合力の均等化，②動的印象（ダイナミック印象），③抜歯後などの暫間リライン，である．ティッシュコンディショナーは，粉材としてメタクリレート系ポリマー，液材として可塑剤とエチルアルコールからなり，適切に計量された両者の混和によって数分後にゲル化する．義歯粘膜面にゲル化したティッシュコンディショナーを貼付し，口腔内に挿入する．ゲル化前に口腔内に挿入すると操作性が低いのみならず，ティッシュコンディショナーの十分な厚みが確保できず効果を発揮できないので注意を要する．咬合の確認も行い，必要に応じて咬合調整を行う．

　患者には 1～2 週間のうちに来院してもらい，粘膜の状態を確認する．それ以上ティッシュコンディショナーを口腔内で使用すると，エチルアルコールの溶出や吸水により著しく劣化するので，2 週間以上の使用は禁物である．局部床義歯の場合は，適切な床の拡大がなされていない場合，床や大連結子の圧痕が顎堤粘膜にみられることがある．そのような場合は，適切に床を拡大した後にティッシュコンディショニングを行う．

# II ── その他の前処置

## 1）外科処置

　顎堤粘膜に義歯の支持を妨げる要因が存在する場合は，それらを回避する義歯設計を考慮するが，それでは十分に対応できない場合，義歯製作前に外科処置が必要になる．

### （1）抜歯

　保存不可能と判断された残存歯は抜歯の対象となる．とくに粘膜下の残根は疼痛の原因や感染源となるため，早期に抜歯しておく．歯冠歯根比が不良で，支台歯として機能不十分と判断される歯でも，歯冠を切断してオーバーデンチャーとすることで支台歯として機能する場合もあるので，一口腔単位で義歯設計を考えて治療計画を立案する．

### （2）骨整形

　抜歯後の骨鋭縁やナイフエッジ状顎堤は疼痛の原因となるため，リリーフで対応できない場合は骨整形を行う．また，骨隆起（口蓋隆起や下顎隆起）は粘膜下に腺組織や脂肪が存在せず被圧変位量が小さいため，義歯性潰瘍が生じやすい．小さい骨隆起はリリーフで対応できるが，著しく大きいものは外科的に切除することを検討する．

### （3）軟組織に対する外科処置

　フラビーガムは，上顎前歯に好発する可動性の大きい粘膜組織である．慢性的な機械的刺激により歯槽骨吸収と粘膜の肥厚，粘膜下組織の線維性増殖がみられる．無圧印象により対応することが多いが，義歯装着を著しく妨げる場合には外科的切除を考慮する．義歯性線維腫は，過長な床縁による機械的刺激により歯肉頬移行部に好発する炎症反応性の増生物である．機械的刺激の除去により消退せず，広範な場合は外科的切除の対象となる．

## 2）保存処置

　残存歯に齲蝕がみられる場合には，齲蝕除去を行う．とくに支台歯で齲蝕の程度が大きい場合には，歯冠修復を必要とする場合もある．根尖性歯周炎がみられる場合や根管治療が不十分なまま歯冠修復がなされている場合には，再度根管治療を行っておく．

## 3）歯周治療

　歯周病患者では，まず口腔内清掃指導を含めた歯周基本治療を行う．咬合支持を喪失した歯周病患者では，暫間義歯による咬合支持の回復がなされるべきである．

## 4）矯正治療

　支台歯が傾斜・捻転している場合には，適切な維持力が得られないばかりか支台歯の歯軸方向へ咬合力を誘導できないことが多い．そのような場合には矯正治療が必要となる．

## 第19章

# 印象採得と模型製作

1　局部床義歯（部分床義歯）における印象採得の考え方を理解できる.
2　印象材の種類と特徴を説明できる.
3　印象採得方法の種類と特徴を説明できる.
4　印象採得の手順を説明できる.
5　個人トレーによる機能印象を説明できる.
6　オルタードキャスト法を説明できる.
7　模型材の種類と特徴を説明できる.
8　模型の種類を説明できる.

　局部床義歯（部分床義歯）の印象採得の特徴は，被圧変位量（一定時間で単位面積あたり一定の荷重量を加えた場合の変位量）が異なる歯根膜と粘膜の機能時の状態を同時に記録することである．局部床義歯の負担様式（第10章参照）は，欠損歯数や欠損形態が多様であることから症例により異なり，負担様式に応じた印象採得に関する基本的な考え方に基づき，適切な印象採得方法が選択される．

## I　負担様式に基づく印象採得の考え方と方法

### 1）歯根膜負担義歯

　局部床義歯に加わる機能力を歯根膜のみに負担させる考え方であり，少数歯中間欠損症例が対象となる．顎堤粘膜に機能力を負担させないため残存歯の解剖学的形態を正確に再現することが重要であり，支台歯を変位させないよう総義歯（全部床義歯）における無圧印象の考え方と同様に最小の圧で印象採得を行う．また維持も支台歯が担うことから，頬や舌などの周囲組織の動きを妨げず違和感の少ない義歯床形態が必要とされ，筋圧形成（後述）は行わないことが多い．このため，個人トレー（後述）と流動性に優れる印象材（インジェクションタイプのシリコーンゴム印象材や寒天印象材）による連合印象が主に用いられる．

### 2）粘膜負担義歯

　機能力を総義歯と同様に顎堤粘膜のみに負担させる義歯であり，少数歯残存症例やレストの設置されない暫間義歯が相当する．支持を粘膜のみに負担させるため，義歯床面積を可及的に広く確保する必要がある．また，維持についても義歯床が担うため辺縁封鎖が重要となり，総義歯と同様の筋圧形成を行うことが多い．印象圧については，粘膜に圧をかけずに顎

堤粘膜の解剖学的状態（静止状態）を印象する無圧印象と，機能時の粘膜の状態を印象する加圧印象の考え方がある．無圧印象では，スペーサーや遁路を付与した個人トレーを用いて流動性の高い印象材で行う．加圧印象では，模型にリリーフを行って製作した個人トレーを用いて筋圧形成を行い，流動性のやや低いミディアムタイプのシリコーンゴム印象材を用いる．

### 3）歯根膜粘膜負担義歯

　機能力を歯根膜と粘膜の両方に負担させる義歯であり，遊離端義歯や欠損範囲が大きい症例が対象となる．被圧変位量が大きく異なる歯根膜と粘膜の機能下の状態を同時に印象採得し，模型に正確に再現することが必要とされる．とくに，支台歯と義歯を強固に連結し義歯の動きを最小限とするリジッドサポート（第11章参照）の概念に基づく局部床義歯においては，粘膜からの支持を最大限に得ることが重要である．維持は基本的に支台装置が担い，辺縁封鎖などの義歯床による維持を考慮する必要はないため，義歯床の外形は支持に関与する粘膜の範囲となる．この考えを具現する印象方法としては，個人トレーを用いて筋圧形成を行うとともに咬合圧や手圧などにより床下粘膜や辺縁を加圧する機能印象法が用いられる．さらに，模型を改造するオルタードキャスト法（後述）などの特殊な印象方法もある．

## Ⅱ　印象材

　印象材は，硬化機序と弾性の程度（弾性と非弾性）により分類される（**表1**）．局部床義歯の印象に使用される主な印象材の種類と特徴を**表2**に示す．

### 1）アルジネート印象材

　海藻（コンブやアラメなど）に含まれるアルギン酸を主成分とし，粉材と水を練和することでゾルからゲルへと変化して硬化する．概形印象，機能印象（寒天印象材との連合印象）に用いられる．弾性係数が大きく操作性には優れるが，経時的な離水による収縮や水中浸漬による膨潤が生じるため，印象採得後は印象体に付着している唾液を水洗し，石膏をすみやかに注入する必要がある．

### 2）寒天印象材

　テングサなどから抽出されたガラクトースの硫酸エステルである寒天を主成分とし，温度の変化によりゾル-ゲル変化を示す．水を循環させる特殊なトレーが必要であり操作が煩雑なことから単独で義歯の印象に使用されることはほとんどないが，細部再現性に優れるためアルジネート印象材との連合印象により機能印象に使用される．耐火模型製作のための複印象にも使用される．

### 3）シリコーンゴム印象材（付加重合型，**図1**）

　ポリジメチルシロキサンを主成分とする弾性印象材である．稠度の違いによりライトボ

**表1** 印象材の分類

| | | 硬化機序 | |
|---|---|---|---|
| | | 可逆的硬化（物理変化） | 不可逆的硬化（化学変化） |
| 硬化体の性状（弾性の程度） | 弾性印象材 | 寒天印象材 | アルジネート印象材<br>ゴム質印象材<br>　シリコーンゴム印象材<br>　ポリサルファイドゴム印象材<br>　ポリエーテルゴム印象材 |
| | 非弾性印象材 | モデリングコンパウンド印象材<br>ワックス印象材 | 印象用石膏<br>酸化亜鉛ユージノール印象材 |

**表2** 局部床義歯に使用される主な印象材の種類と特徴

| 印象材の種類 | | 用途 | トレー | 硬化時間 | 流動性 | 細部再現性 | 安定性 |
|---|---|---|---|---|---|---|---|
| 弾性印象材 | アルジネート印象材 | 概形印象 | 既製トレー | 2〜3分<br>（JIS規格<br>1〜5分） | 中 | 劣る | 劣る |
| | | 機能印象（寒天印象材との連合印象） | 個人トレー（接着材使用） | | | | |
| | 寒天印象材 | 機能印象（アルジネート印象材との連合印象） | 個人トレー | 2〜3分 | 中 | 優れる | 劣る |
| | シリコーンゴム印象材（付加重合型） | 機能印象 | 個人トレー（接着材使用） | 5分程度 | 大 | 優れる | 優れる |
| | | 機能印象（二重印象） | 既製トレー（ヘビーボディタイプとインジェクションタイプ） | | | | |
| 非弾性印象材 | モデリングコンパウンド印象材 | 機能印象（筋圧形成，シリコーンゴム印象材との連合印象） | 個人トレー | 口腔内での冷却により硬化 | 小 | 劣る | 優れる |

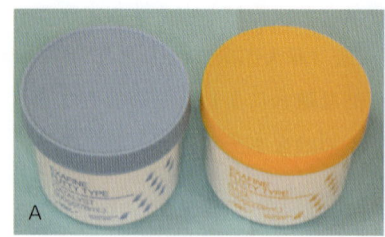 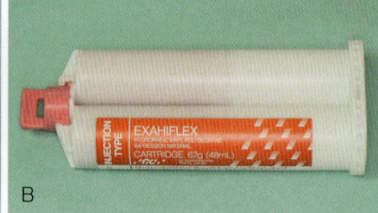 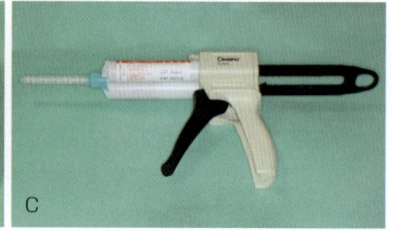

**図1** シリコーンゴム印象材
A：ヘビーボディタイプ，B：ライトボディタイプ，C：ディスペンサーに装着されたライトボディタイプ．

ディ（インジェクション）タイプ，レギュラー（ミディアム）タイプ，ヘビーボディタイプに分類される．ライトボディタイプ，レギュラータイプは流動性が大きく，細部再現性，さらに従来の縮重合型シリコーンゴム印象材に比較して収縮が生じないため安定性にも優れ，個人トレーとの連合印象，あるいは既製トレーとヘビーボディタイプとの二重印象により機能印象に使用される．

### 4）モデリングコンパウンド印象材

　熱可塑性樹脂（ロジン，コパール，カルナウバワックスなど）を主成分とする非弾性印象材である．熱可塑性であること，軟化状態での粘度が高いこと，粘弾性を示すことから筋圧形成に適しており，シリコーンゴム印象材，寒天印象材との連合印象により機能印象に使用される．

## Ⅲ　印象採得の実際

### ❶ 概形印象

　残存歯と顎堤などの組織を予備的に採得する印象であり，研究用模型を製作し，咬合関係の検査，義歯床縁の位置の設定，義歯の仮設計，個人トレーの製作などを行うことが目的である．概形印象には既製トレーを用いる．患者の歯列や欠損部顎堤形態に最も適したトレーを選択するが，トレー試適後に後縁が不足する場合や顎堤形態に合わせる場合には，ワックスなどでトレー辺縁を修正する（図2）．アルジネート印象材が使用されることが多い（図3）．

### ❷ 個人トレー

#### 1）個人トレーの目的と要件

　個人トレーを使用する目的は，印象材の厚さを等しくすることにより印象体の変形を抑制して正確な印象採得を行うことである．特徴として，適切に印象範囲を設定する，残存歯と顎堤粘膜に加える印象圧を調整する，筋圧形成を行いやすくするなどがあげられる．過不足なく印象範囲（残存歯と顎堤粘膜）を被覆し，組織に加える印象圧に応じてスペーサーやリリーフを行うとともに，印象採得時に口唇や舌の動きを妨げないような柄の形態と位置を設定する必要がある．

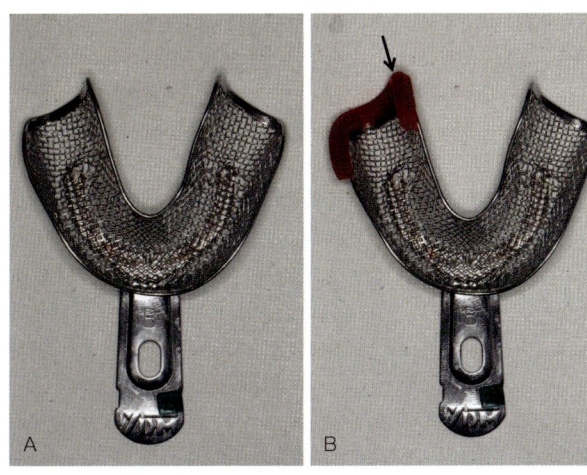

図2　下顎用既製トレー（A）とユーティリティワックス（矢印）によるトレー形態の修正（B）

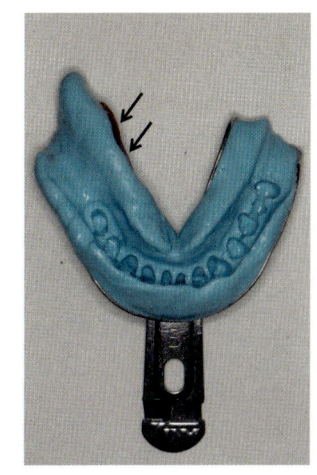

図3　ユーティリティワックス（矢印）で修正した既製トレーとアルジネート印象材による概形印象

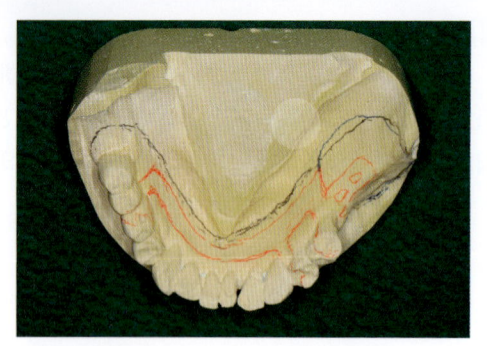

**図4** 仮設計を行った研究用模型（赤線：フレームワーク. 青線：義歯床外形線. 黒線：トレー外形線）

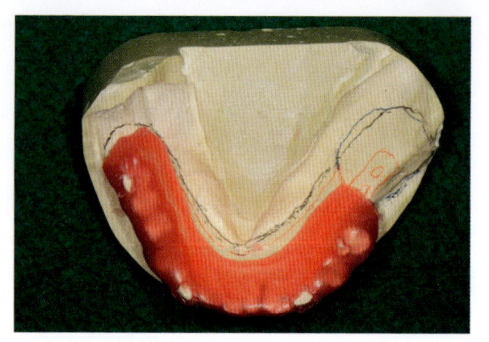

**図5** ブロックアウト, スペーサー, リリーフ, ストッパーのための切り抜きなどの処理を行った研究用模型（この症例では顎堤粘膜部にスペーサーを設置していない）

### 2）個人トレーの製作

#### （1）トレー外形線の描記

研究用模型上での仮設計を参考に，トレー外形線を描記する．残存歯の唇頬側は歯頸線より3〜5mm延長し，欠損顎堤部は床外形線より1〜2mm内側とするが，上顎口蓋後縁と下顎レトロモラーパッド部は床外形線と一致させる（**図4**）．

#### （2）模型の処理（ブロックアウト, スペーサー, リリーフ, ストッパー）

トレーのスムーズな着脱を妨げるような残存歯部と顎堤部のアンダーカットに対しパラフィンワックスを用いてブロックアウトする．スペーサーは印象材の厚さを確保するために設置され，残存歯部についてはパラフィンワックス1枚とするが，顎堤粘膜部分については，与える印象圧に応じて厚さを変える（スペーサーを用いない場合は，顎堤に対する印象圧は大きくなる）．骨隆起やフラビーガムなど印象圧をかけたくない部分は，パラフィンワックスやシートワックスを使用してリリーフする．ストッパーは口腔内で個人トレーを安定させるためのもので，支台歯以外の臼歯部咬頭や前歯切縁の3〜4か所のワックスを2mm角程度の大きさで切り抜いて歯面を露出させ，ストッパーを付与する（**図5, 6**）．

#### （3）個人トレーの製作

模型の処理後，ワセリンなどの分離剤を塗布する．常温重合レジンの粉液を混和しトレーモールドなどを使用して均一な厚さとして模型に圧接し，トレー外形線からはみ出したレジンについては硬化前に除去する．その後，口唇や舌の動きを妨げないような形態，角度および位置を考慮して柄を取り付ける（**図6**）．

### ❸ 筋圧形成

筋圧形成にはモデリングコンパウンドとそれを軟化するアルコールトーチが使用されるが，モデリングコンパウンドは種類に応じて軟化温度が異なるため，目的に応じて選択する（**図7**）．個人トレーを口腔内に試適し，辺縁の長さ，小帯の位置，トレーの安定性などを確認し，必要に応じて調整する．次に，軟化したモデリングコンパウンドを少量ずつ個人ト

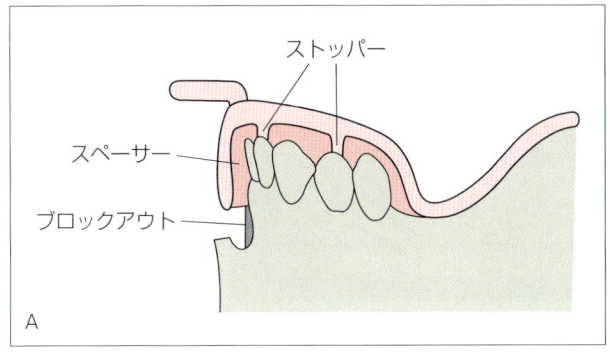
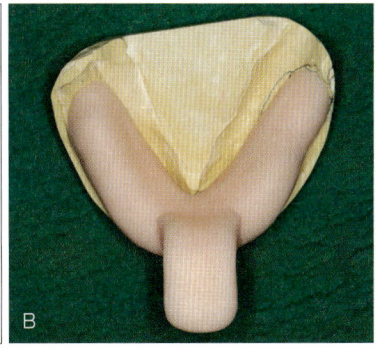

**図 6　個人トレー**
A：個人トレーと研究用模型の模式図．B：個人トレーと研究用模型．

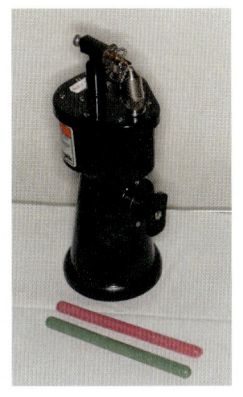
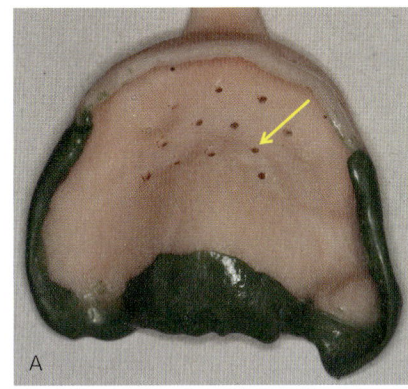
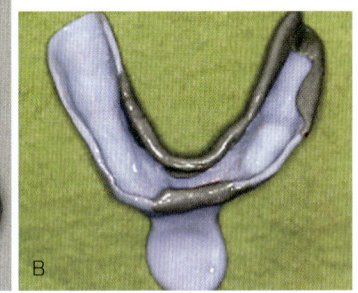

**図 7　筋圧形成に用いる**
　　アルコールトーチ
　　とモデリングコン
　　パウンド

**図 8　筋圧形成が終了した個人トレー**
A：上顎には印象圧を軽減するための逃路が設けられている（矢印）．
B：下顎．

レーに盛り，圧接して定位置で固定し，患者に機能時を模した動きを指示する，あるいは術者が行うことにより，口唇，頬，舌などの組織の機能時の状態を記録する．前述したように，負担様式によって筋圧形成の範囲は異なる．すなわち，粘膜負担義歯においては総義歯と同様に筋圧形成を行う必要があるが，歯根膜粘膜負担義歯においては支持に必要な範囲のみの筋圧形成を行う（**図 8**）．

## ❹ 機能印象

### 1）シリコーンゴム印象材による機能印象

　筋圧形成を行ったトレーの内面と辺縁に，専用の接着材を塗布し乾燥させる．選択的加圧印象を行う場合は，印象圧を小さくするため逃路を形成することもある．次いで，支台歯を含む残存歯部にシリコーンゴム印象材（流動性のやや低いミディアムタイプが用いられることが多い）を気泡が入らないようにシリンジで注入し，印象材を盛ったトレーを口腔内にス

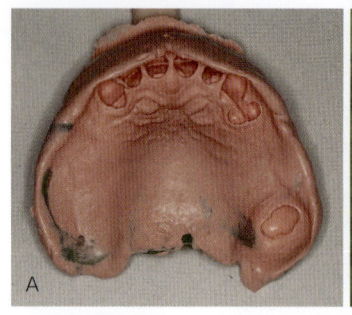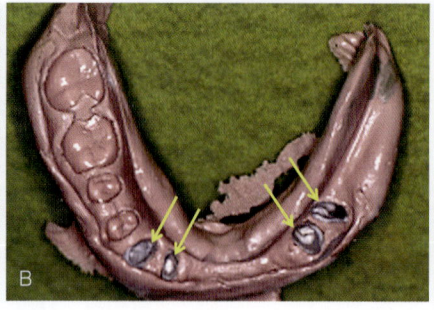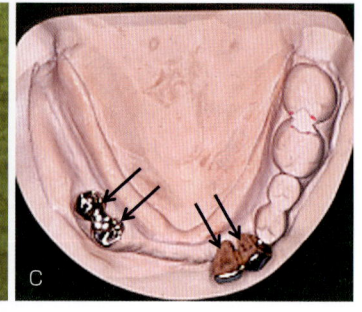

**図9** 機能印象
A：上顎にはインジェクションタイプのシリコーンゴム印象材を使用（**図8A** 参照）.
B：下顎にはミディアムタイプのシリコーンゴム印象材を使用. 54, 23 の歯冠補綴装置（矢印）は印象内に取り込まれている（ピックアップ印象, **図8B** 参照）.
C：ピックアップ印象（B）により製作された作業用模型. 模型上に歯冠補綴装置が取り込まれている（矢印）.

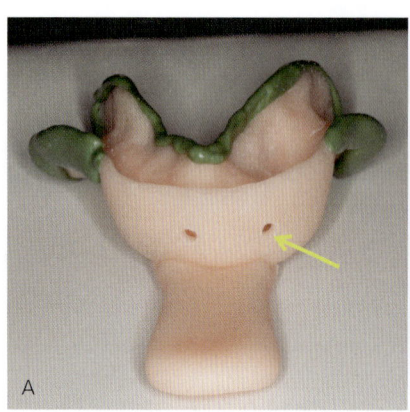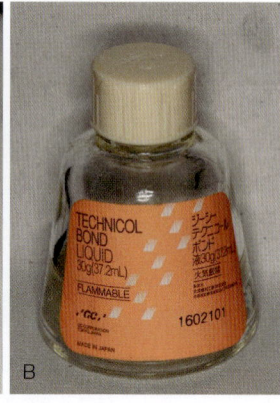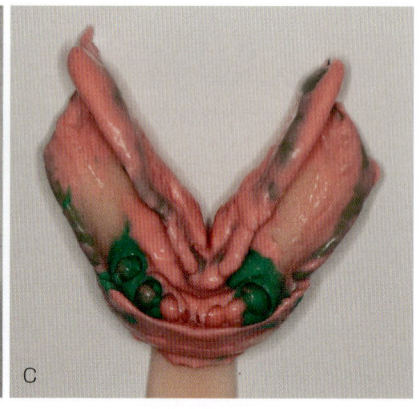

**図10** 寒天アルジネート連合印象による機能印象
A：筋圧形成が終了した個人トレー. 保持孔（矢印）が付与されている. B：トレーに塗布するアルジネート専用接着材.
C：寒天アルジネート連合印象による機能印象.（久本芽璃先生のご厚意による）

　トッパーにより固定される位置に圧接し，手早く再度筋圧形成を行う．シリコーンゴム印象材は硬化が速いので注意し，硬化が開始する前に筋圧形成を終了する．支台装置の適合性を向上させるため，支台歯に試適した歯冠補綴装置を義歯の精密印象内に取り込むピックアップ印象を行う場合もある（**図9**）.

## 2）寒天アルジネート連合印象による機能印象

　支台歯を含む残存歯部は寒天印象材により解剖学的印象を，欠損部顎堤についてはアルジネート印象材による加圧印象を行う．筋圧形成後に，個人トレーにはアルジネート印象材の保持孔を設けるとともに専用の接着剤を使用し，残存歯部にシリンジにて寒天印象材を注入した後に，アルジネート印象材を盛ったトレーを口腔内に圧接して手早く再度筋圧形成を行う（**図10**）.

# Ⅳ オルタードキャスト法

　遊離端症例では，義歯床の沈下が生じるために機能圧の負担を歯根膜と粘膜に適切に分担させることが難しい．そこでApplegateは，オルタードキャスト法を提唱した．これは，解剖学的印象により製作した模型の遊離端欠損部のみを機能印象による模型に置き換える方法である（図11）．

## 1）目的と適応

　機能時における義歯床と顎堤粘膜との適合を図り，顎堤粘膜の支持を増強することを目的とする．遊離端症例，とくに下顎遊離端症例においては機能時における義歯床の沈下が大きく，機能時の形態を1回の印象操作にて採得することが困難な場合に，本方法が適応となる．

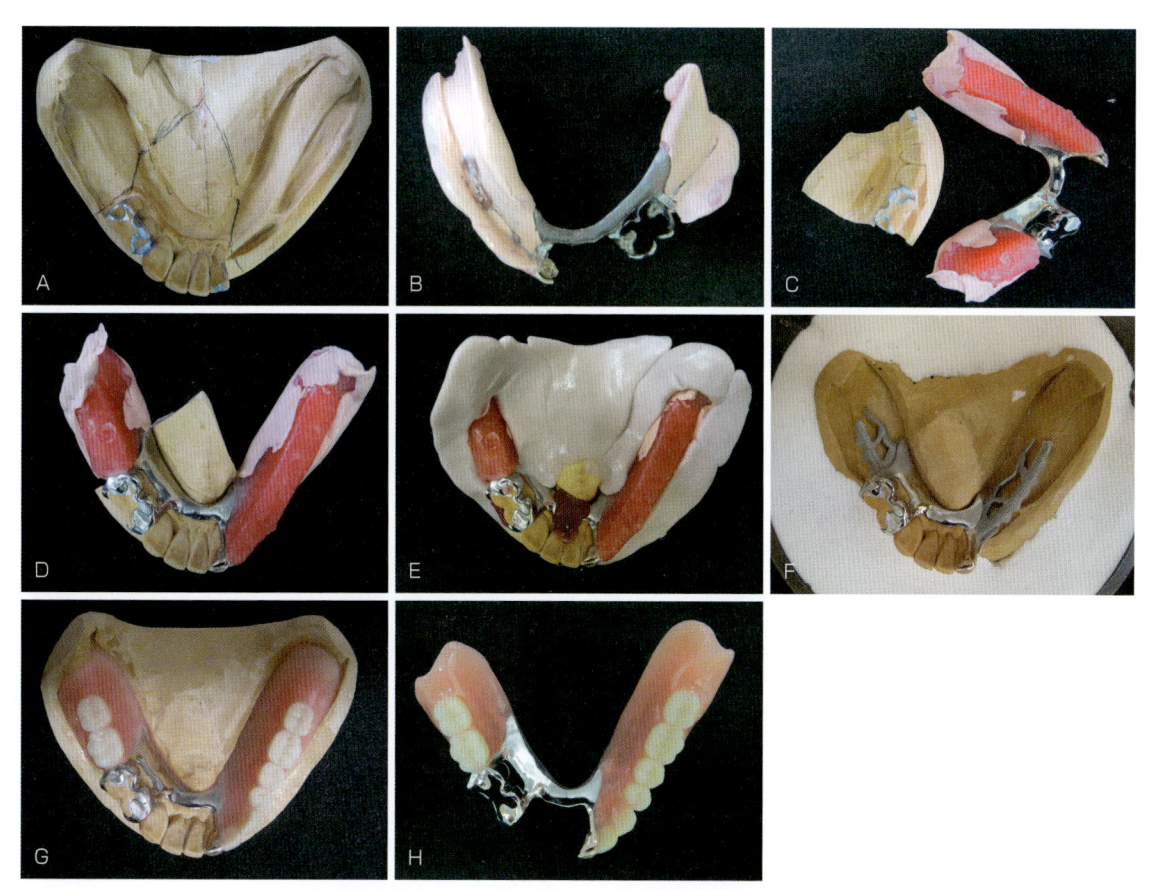

**図11** オルタードキャスト法
A：解剖学的印象による模型．B：筋圧形成と機能印象（咬合圧印象，粘膜面観）．
C：機能印象（咬合圧印象，咬合面観）と遊離端部を切り取った模型．
D：機能印象後のフレームワークを切断後の模型に復位させる．E：模型の改造とフレームワークの復位（ボクシング後）．
F：フレームワークと改造された模型．G：人工歯排列，歯肉形成後の咬合面観．H：完成した義歯．

## 2）方法

### （1）フレームワークの製作

　解剖学的印象にて製作した作業用模型を用いてフレームワーク（支台装置と連結子）を製作する．次いで，義歯床相当部の維持格子にトレーレジンとパラフィンワックスにて咬合床を製作し，連結する．

### （2）機能印象（咬合圧印象の場合）

　フレームワークを口腔内に試適し，顎堤粘膜部に対してモデリングコンパウンドや印象用ワックスを用いて筋圧形成を行う．次いで，咬合堤を軟化し咬頭嵌合位（中心咬合位）を記録する．その後，シリコーンゴム印象材を咬合床内面に盛り，フレームワークを支台歯に適合させ，シリコーンゴム印象材の硬化前に手早く再度筋圧形成を行った後に咬頭嵌合位にて咬合させ，咬合圧下の顎堤粘膜部を印象する（咬合圧印象）．

### （3）模型の分割と修正

　フレームワークを製作した作業用模型の遊離端部（顎堤粘膜部）をあらかじめ切り取っておき，その後，機能印象を行ったフレームワークと咬合床を戻してボクシングを行い，模型材（超硬質石膏）を注入して改造模型を完成する．

## Ⅴ　模型材と模型の種類

### ❶ 模型材

　局部床義歯製作に関係する模型としては，研究用模型，作業用模型，耐火模型などがある．研究用模型には普通石膏や硬質石膏，作業用模型には硬質石膏または超硬質石膏，耐火模型には耐火模型材が使用される（表3）．普通石膏（β半水石膏）は二水石膏（$CaSO_4 \cdot 2H_2O$）を乾式加熱して結晶水を脱水して製作され，硬質石膏（α半水石膏）は水中で水熱処理により製作され，超硬質石膏は硬質石膏に減水剤が添加されたものである．粉末粒子の大きさは，普通石膏＞硬質石膏＞超硬質石膏である．硬化後の石膏の性質は，混水比，水温，練和速度により影響されるため，メーカーの指示に従い練和する．

　フレームワーク，連結子，クラスプなどの製作には耐火模型材（型ごと模型材）が使用され，主成分であるシリカの種類により，石膏系埋没材（石英埋没材，クリストバライト埋没材）と非石膏系埋没材（リン酸塩系埋没材，チタン用埋没材）に分類される．貴金属合金の鋳造にはクリストバライト系埋没材が，コバルトクロム合金にはリン酸塩系埋没材が，チタンやチタン合金にはチタン用埋没材が使用される．

表3　模型材の種類と性質

|  | 主成分 | 混水比（W/P） | 線硬化膨張（%） | 圧縮強さ（Mpa） |
|---|---|---|---|---|
| 普通石膏 | β半水石膏 | 0.35〜0.50 | 0.06〜0.3 | 9.0以上 |
| 硬質石膏 | α半水石膏 | 0.24〜0.30 | 0.00〜0.20 | 20.0以上 |
| 超硬質石膏 | α半水石膏 | 0.20〜0.26 | 0.15〜0.18 | 35.0以上 |

＊超硬質石膏には減水剤が添加されている

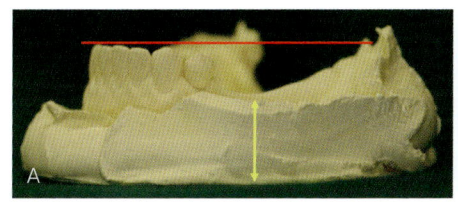
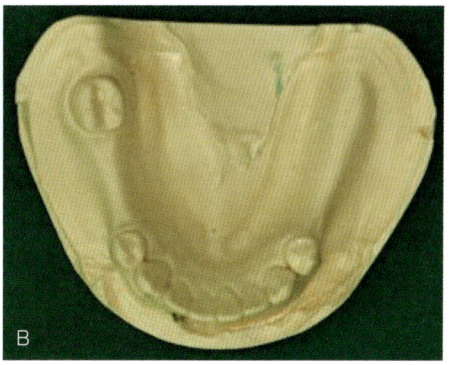

**図12　研究用模型**
A：模型のトリミング．基底面は咬合平面（赤線）と平行にし，模型の厚さは最も薄いところでも10mm（黄矢印）とする．トリミング前の模型．B：フランス型にトリミングされた研究用模型．

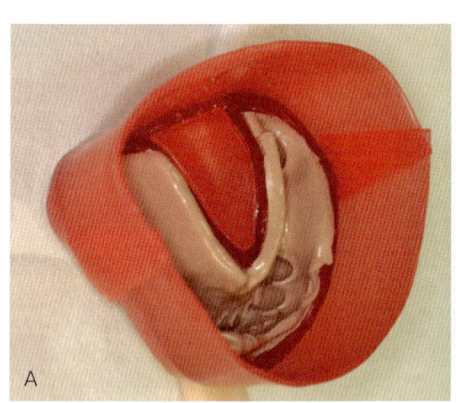
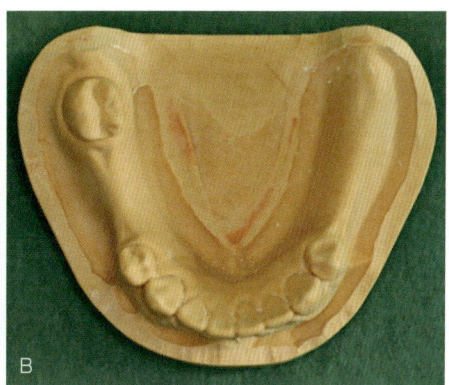

**図13　作業用模型**
A：ボクシング後の印象体．B：完成した作業用模型．

## ❷ 研究用模型

　研究用模型は概形印象により製作され，普通石膏や硬質石膏を用いる（**図12**）．この模型上で残存歯の形態，位置，対合関係，歯列弓の状態，顎堤の形態，咬合平面などの検査，診断，治療方針の決定，個人トレーの製作を行う．模型の厚さは最も薄い部分でも10mmとし，模型基底面は咬合平面と平行に，側面は正中線に対称となるようにトリミングを行う．基底の外形には，角がなく丸みを帯びたフランス型と，角があるアメリカ型がある．

## ❸ 作業用模型

　作業用模型は精密印象により製作され，硬質石膏や超硬質石膏を用いる（**図13**）．この模型上で補綴装置を製作する．

## 1）ボクシング

　模型材を注入する前に，印象体を取り囲む箱枠を製作する操作をいう．これにより模型を所要の厚さにするとともに，印象体辺縁を保護し，辺縁を正確に再現できる．印象体辺縁か

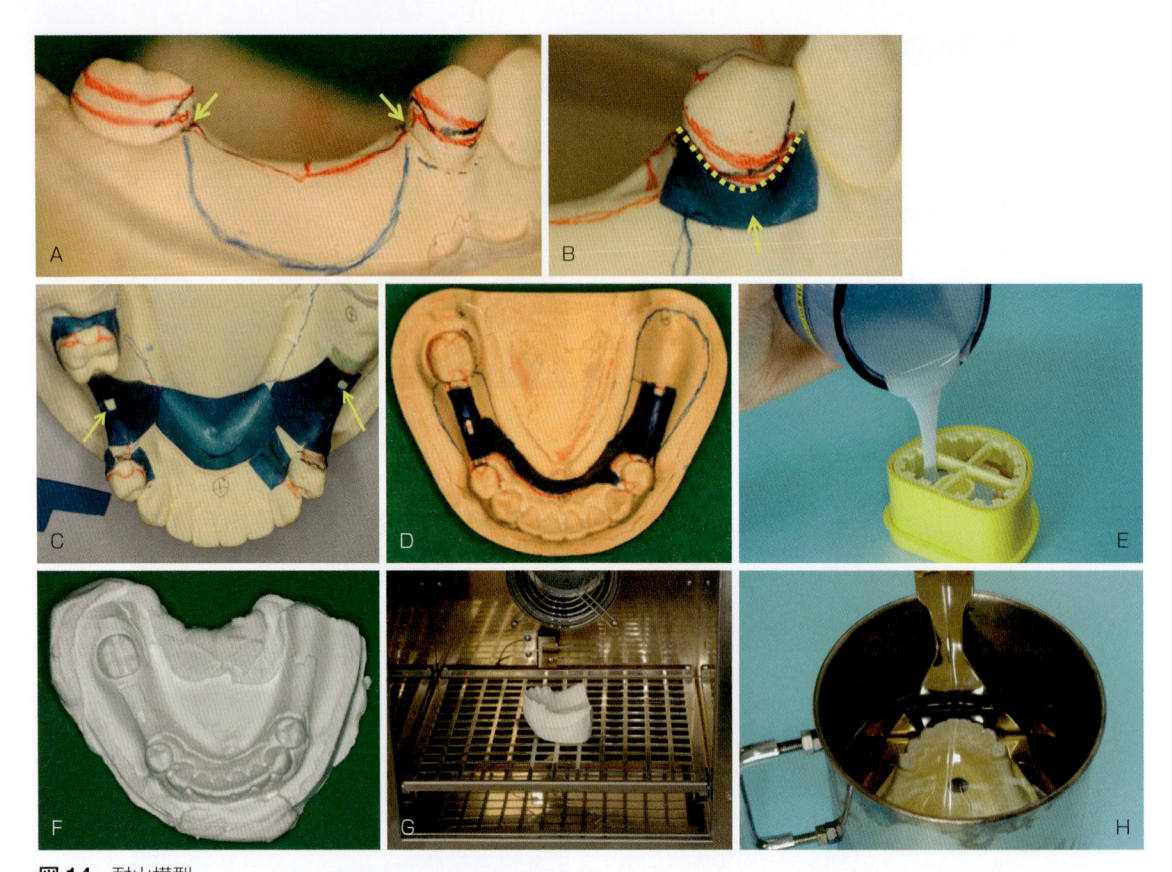

**図14** 耐火模型
A：作業用模型の修正．支台歯隣接面アンダーカット部（矢印）のブロックアウト．B：ワックスステップ（矢印）．維持腕下縁（点線）の印記．C：シートワックスによるリリーフとティッシュストップ（矢印）のための穴開け．D：修正後の作業用模型．E：複印象．トレーへのシリコーンゴム印象材の注入．F：耐火模型材を注入して製作した耐火模型．G：耐火模型の乾燥．H：ワックスバスへの浸漬．（E，G，H：パーシャルデンチャーテクニック　第6版, p.103, 105. より）

ら4〜5 mm下げた部位にユーティリティワックスを巻き，模型基底部の厚さが10 mm以上となるように外周にパラフィンワックスで印象体を取り囲む箱枠を製作する（**図13A**）．

### 2）模型の製作と修正

　練和した石膏を，バイブレーターを使用して気泡が入らないように注入する．石膏の硬化後，ボクシングしたワックスを取り除き，残存歯などが破折しないよう方向に留意してトレーを撤去し，周囲をトリミングして作業用模型を完成する（**図13B**）．

### ❹ 耐火模型（図14）

　支台装置，連結子，フレームワークの製作には，パターンを模型ごと埋没する直接法と，作業用模型上でパターンを製作後に模型から取り外して埋没する間接法とがある．直接法では作業用模型を修正後，複印象を行い，埋没材を注入して耐火模型を製作し，そのうえで作業を行う．

### 1）作業用模型の修正

#### (1) ブロックアウト（図14A）

　局部床義歯の着脱を妨げるアンダーカットを封鎖する作業である．支台歯欠損側や顎堤のアンダーカットの部位（クラスプの維持腕下部を除く）を石膏やワックスを用いて埋め，ワックストリマーやテーパーツールで修正する．

#### (2) ワックスステップ（図14B）

　支台歯のクラスプの走行ラインを耐火模型に印記するための作業である．クラスプ外形線の下縁にシートワックスを貼付してクラスプの維持腕下縁の位置を明確にするとともに，維持腕下部のアンダーカットをブロックアウトする．

#### (3) リリーフ（図14C）

　粘膜に加わる圧を緩衝するためのスペースを設ける作業である．被圧変位量の小さい骨隆起や骨鋭縁部にはシートワックスや鉛箔を貼付する．フレームワークの維持格子（スケルトン）部分に対しても，顎堤粘膜とフレームワークとの間に床用レジンのためのスペースを設ける目的で，作業用模型にシートワックスを貼付する．この部分の遠心に，レジン塡入時のフレームワークの変位を防止するティッシュストップを設置するため，シートワックスに2mm角程度の穴を開ける（フレームワーク完成時にティッシュストップとなる）．

#### (4) ビーディング

　辺縁部の模型表面に0.3〜0.5mm程度の溝を形成する操作である（第13章コラム参照）．口蓋部に用いられる大連結子辺縁部の辺縁封鎖を向上させ，違和感を減少させる．

### 2）複印象（図14E）

　修正した作業用模型の複製模型を製作するための印象採得である．シリコーンゴム印象材や寒天印象材と専用のトレーを使用して行う．

### 3）耐火模型の製作（図14F，G，H）

　複印象に耐火模型材（耐火埋没材）を注入し，硬化後にトリミングして耐火模型を完成させる．十分に乾燥した後，表面処理としてワックスバスへの浸漬や表面処理剤の塗布を行って模型表面を滑沢にする．

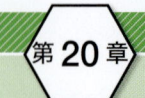

第20章

# 咬合採得, 人工歯の選択ならびに咬合器装着

学修の
目標

1 　咬合採得の意義と方法を説明できる.
2 　人工歯の選択ができる.
3 　咬合器の種類と特徴を説明できる.
4 　フェイスボウトランスファーの意義を説明できる.
5 　模型の咬合器装着方法を説明できる.
6 　半調節性咬合器の調節方法を説明できる.

　局部床義歯（部分床義歯）を含め，補綴装置は口腔外で製作される．その補綴装置が顎関節や筋の機能を阻害せず，これらと調和するためには，咬合と下顎運動を口腔外で再現する必要がある．患者の上下顎間関係（咬合）を記録する操作が咬合採得であり，下顎位や下顎運動を生体外で再現する機器が咬合器である.

　咬合器に装着した模型によって頭蓋に対する顎と歯の相対的位置関係を再現し，さまざまな下顎位や下顎運動を再現できる．すなわち，咬合採得して得られた顎間関係を用いて上下顎模型を生体と近似した位置関係で咬合器上に装着することで，上下顎歯の接触関係や下顎運動を3次元的に観察し，補綴装置を製作できる.

## I　咬合採得

### 1）下顎位の評価

　咬合採得とは，種々の材料や機器を用いて上下顎の顎間関係を記録することをいう．上下顎の歯列模型，あるいは顎堤模型をそれぞれの目的に応じた下顎位で咬合器に装着するために行うものであり，患者の咬合を評価し，どの下顎位を記録するのかを診断したうえで行う必要がある.

　局部床義歯に限らず，新たな補綴装置を製作する際は，現在の下顎位，咬合接触，誘導要素などに問題がないか，咬合を十分に検査する．インレー，クラウン，ブリッジ症例の多くは，残存歯によって咬頭嵌合位が安定している場合が多く，そのような場合，補綴装置は既存の咬頭嵌合位で製作される．しかし，局部床義歯症例では欠損により残存歯の傾斜，移動，挺出などが生じ，咬合高径の低下，咬合平面の不整，下顎偏位などをきたしていることも多い（図1）.

　そこで，これらを評価し，残存歯の咬合で決定される下顎位で新義歯を製作するのか，現在装着している義歯で決定される下顎位で製作するのか，あるいは新たに下顎位を決定して

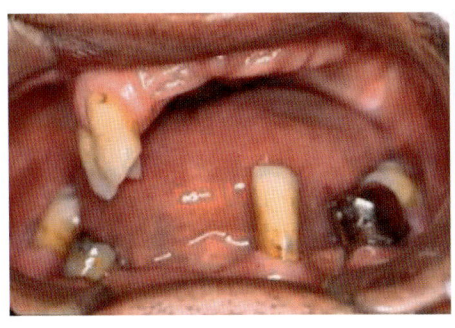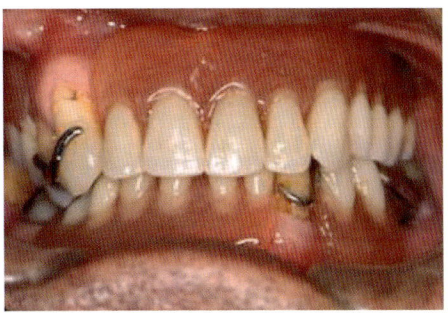

**図 1**　局部床義歯の症例

歯の欠損により残存歯の傾斜，移動，挺出などが生じ，咬合高径の低下，咬合平面の不整，下顎の偏位などをきたしやすい．ここでは，4 3|，|3 は挺出し，下顎臼歯は舌側傾斜している．上顎義歯の咬合平面は Camper 平面（カンペル）に準じているが，4 3|が挺出しているため，対合する下顎義歯人工歯の外形は咬合調整などにより短くなっている．

製作するのかを診断しなければならない．必要に応じて口腔内前処置としての修復物，プロビジョナルレストレーション，暫間義歯，治療用義歯などを用いて咬合の修正を行い，下顎位を安定させたうえで新義歯の製作を開始する．本章では，咬合採得にあたり，上述した咬合と下顎位の評価およびその修正は終了したものとして解説する．

## 2）咬合採得前の咬頭嵌合位の安定度の確認と咬合採得の具体的手順

咬合採得に先立ち，口腔内および模型の両方で咬頭嵌合位が安定しているか否かを確認する．咬頭嵌合位の安定度により咬合採得の術式が異なる．

### （1）残存歯で咬頭嵌合位が確立され，模型でも安定している場合（図 2）

この場合は咬合床を用いる必要はない．残存歯の咬頭嵌合位で簡便なチェックバイトを用いて上下の顎間関係を記録する．ただし前歯部，とくに上顎前歯の複数歯欠損症例においては，残存歯で咬頭嵌合位が確立されていても咬合床が必要である．なぜなら，咬合堤を用いて正中線や犬歯の位置，上唇部の張りを記録し，歯科技工士が人工歯排列の参考とするためである．以下に具体的手順を記載する．

①咬頭嵌合位（中心咬合位）の評価を行い，咬頭嵌合位に問題がないことを再確認する．

②患者に咬頭嵌合位への閉口運動を練習させ，再現性が高く，安定して咬頭嵌合位に閉口できることを確認する．

③残存歯の咬合面上に咬合採得用シリコーンゴムや軟化したワックスなどの咬合採得材を設置し，静かに咬頭嵌合位に閉口させる．

④咬合採得材が硬化したら，変形しないように注意して口腔外に取り出す．

### （2）口腔内では残存歯で咬頭嵌合位が決まるが，模型では咬頭嵌合位が不安定な場合（図 3）

咬合接触する残存歯が 3〜4 歯しかない場合，とくに大臼歯の咬合接触がない場合などは，口腔内では残存歯の咬合接触によって咬頭嵌合位が決まるものの，模型上では残存歯の咬合接触のみでは上下顎の模型が不安定となり，模型を咬合器に装着できないことがある．この

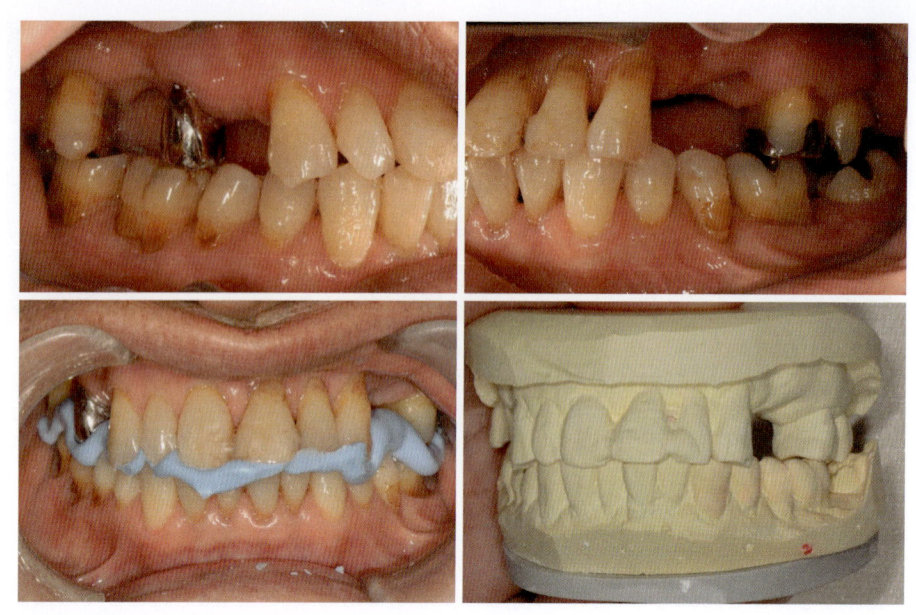

**図2** 咬合採得：残存歯で咬頭嵌合位が確立され，模型でも安定している場合（咬合床を使用しない場合）

最後臼歯と小臼歯，前歯での咬合接触がある症例．上下の残存歯での咬頭嵌合位が安定しているため，咬合床を用いず簡便なチェックバイトで咬合採得できる．

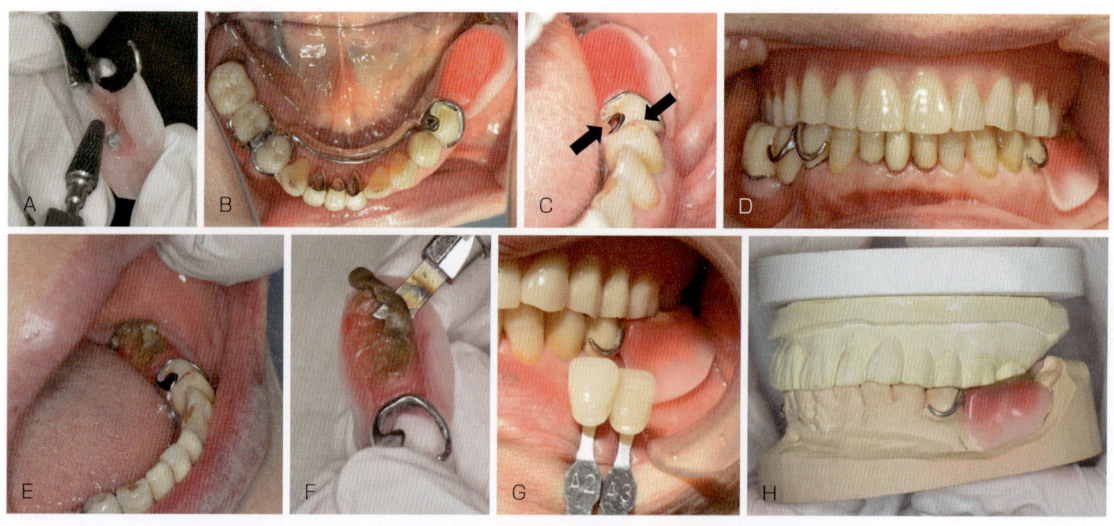

**図3** 咬合採得：口腔内では残存歯で咬頭嵌合位が決まるが，模型では咬頭嵌合位が不安定な場合

A：咬合床の適合確認（必要に応じて基礎床内面の削合調整）．
B，C：対合歯（残存歯），レスト，咬合堤の咬合が一致するまで調整する．
D：咬合床装着前と装着後の咬合接触状態に変化がないことを確認する．
E：咬合堤上にワックスを置き，咬合採得する．
F：ワックス硬化後に余剰部をナイフでトリミングする．
G：残存歯や対合歯のシェードを参考に，人工歯のシェードを決定する．
H：咬合床を作業用模型に戻し，採得した咬合を確認する．

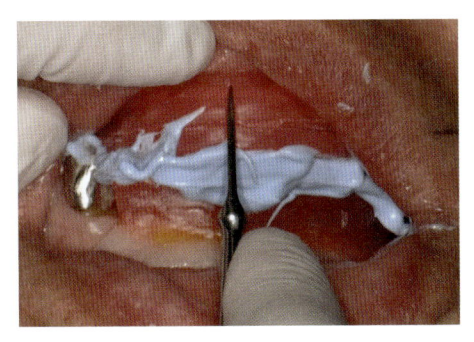

**図4**　咬合採得材硬化後の標示線の記入
咬合床を挿入し，残存歯とワックス上にシリコーンゴムや酸化亜鉛ユージノールペーストなどの咬合採得材を塗布し，咬頭嵌合位に閉口させ記録する．前歯部欠損がある場合は，咬合堤唇側面に正中線などの標示線を彫刻刀などで記入する．

ような場合は咬合床を使用する．以下に具体的手順を記載する．

①咬頭嵌合位の評価を行い，咬頭嵌合位に問題がないことを再確認する．

②患者に咬頭嵌合位への閉口運動を練習させ，再現性が高く安定して咬頭嵌合位に閉口できることを確認する．

③患者に咬頭嵌合位をとらせ，咬頭嵌合位を支持している残存歯とその咬合接触状態を確認する．後の下顎位の記録の際に，ここで確認した咬頭嵌合位を支持している残存歯を参照する．

④咬合床を試適し，粘膜との適合や床縁の長さを確認して調整を行う．次いで，残存歯との干渉の有無を確認し，必要があれば調整を行う．上下顎ともに咬合床を使用する場合は，片顎ずつ咬合床を調整する．

⑤咬合床を調整後，咬合堤を調整する．まず，咬頭嵌合位付近まで閉口できるよう，咬合堤のワックスの高さを調整する．次いで，咬合堤のワックスを十分に軟化させて口腔内に挿入し，咬頭嵌合位に閉口させる．ワックスが硬化したら，咬合床を口腔外に取り出し，咬合堤に対合歯の咬頭頂が印記されていることを確認する．印記された咬頭頂の圧痕のみを残して余剰のワックスを除去する．ワックスを除去したら，咬合床を再度口腔内に装着し，干渉なくスムーズに咬頭嵌合位に閉口できることを確認する．その際，参照する残存歯の咬合状態を確認し，咬合床を装着していないときの咬頭嵌合位とずれていないか確認する．

⑥残存歯およびワックス上にシリコーンゴムや酸化亜鉛ユージノールペーストなどの咬合採得材を塗布し，静かに咬頭嵌合位に閉口させる．このとき，③で確認した咬頭嵌合位を支持する残存歯と対合歯の咬合接触状態をチェックし，咬頭嵌合位にずれがないことを再確認する．

⑦前歯部欠損が含まれている場合は，上下顎咬合堤の唇側面に正中線などの標示線を記入する．標示線は人工歯の選択および排列の規準となる（**図4**）．

⑧口腔内から取り出した咬合床を介在させて上下顎模型を咬合させ，口腔内と同様の咬頭嵌合位が安定して再現できていることを確認する．

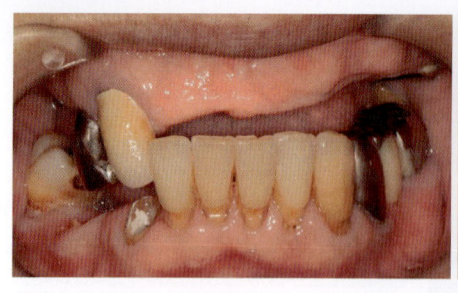
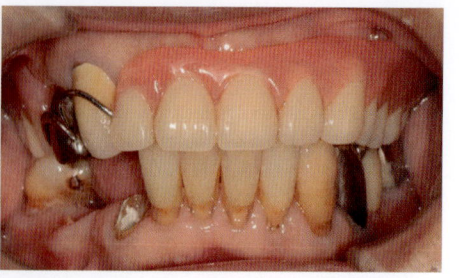

**図5** 咬合採得：残存歯の咬合がない場合（多数歯欠損）

⑤4③ブリッジ脱離により，すれ違い咬合を呈する症例．新たな下顎位を決定する必要があるが，使用中の義歯に問題が認められなければ，その義歯の咬合を参考に咬合床を用いて咬合採得する．

## （3）残存歯の咬合がない場合（すれ違い咬合や多数歯欠損の場合，図5）

　この場合，総義歯（全部床義歯）に準じて咬合床を使用して咬合採得を行う．欠損様式や対合歯列の状況を考慮し，以下の手順で行う．

①咬合床が問題なく装着できるまで，咬合堤を修正する．前述の（2）④の調整を行う．

②総義歯における仮想咬合平面の決定法に準じ，上顎咬合堤を仮想咬合平面に合わせる．ただし残存歯に歯列不正や傾斜などがあり，仮想咬合平面と残存歯が調和しない場合は，どの程度，残存歯と調和させるかを考慮する必要がある．また，上唇の豊隆度，上唇下縁の高さを確認し，上顎咬合堤を修正する．上顎咬合堤の後縁が下顎顎堤と干渉することがあるため，咬合堤後方の長さにも注意する．

③総義歯に準じて，上下的顎間関係（咬合高径）を記録する．複数の方法で確認しながら行う．咬合高径の決定は下顎安静位法（Niswonger 法：安静空隙量から 2〜3 mm を差し引いた距離），顔面計測法（Willis 法など），構音を利用する方法，嚥下を利用する方法などを用いて行う．局部床義歯では，装着している現有義歯で適切な咬頭嵌合位（中心咬合位）が得られている場合は，現有義歯と同じ咬合高径を設定する．また，残存歯があれば咬合高径の確認に利用する．義歯装着時または咬頭嵌合時に顔面皮膚に設置した計測点間距離をノギスで測定し，この距離を基準にして咬合堤の高さを調整する．

④次いで，水平的顎間関係を記録する．総義歯に準じて，タッピング法やゴシックアーチ描記法などを用いて行う．タッピング法では軽くタッピング運動を行わせ，同じ位置に収束するか否かを確認する．同じ位置に収束する場合は，その位置を水平的顎位とする．ばらつく場合は，ゴシックアーチ描記法を用い，前方運動と左右側方運動を行わせて描記図のアペックスをもとに水平的顎位を決定する．

⑤タッピング法を用いた場合，咬合床を口腔外に取り出し，対合する歯や咬合堤の形状が印記されていることを確認し，不要なワックスを除去する．咬合堤同士が対合している場合には，ワックス上に咬合採得材が嵌合する切り込みを入れる．分離剤を塗布し，再度口腔内に咬合床を挿入し，残存歯とワックス上に咬合採得材（シリコーンゴムや酸化亜鉛ユージノールペーストなど）を塗布し，咬頭嵌合位に閉口させ，記録する．

⑥咬合採得時に下顎の前方位あるいは側方位での顎位を記録し，この記録をもとに咬合器を調節する．

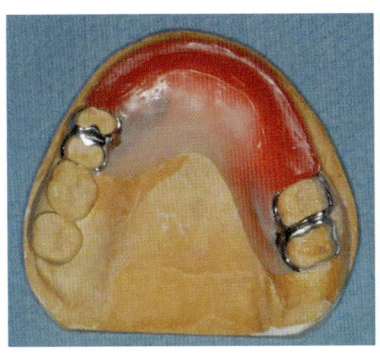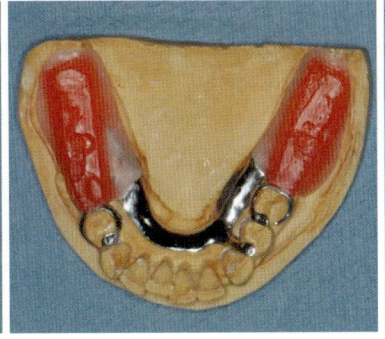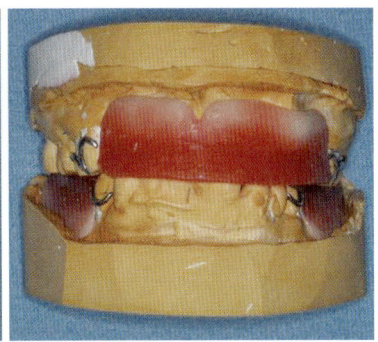

**図 6**　フレームワーク（クラスプ）付き咬合床（**図 7** と同一症例）
作業用模型上で先にフレームワークを製作し，フレームワーク付き咬合床で咬合採得する方法である．咬合採得前に残存歯での咬合の評価を十分に行い，フレームを設計する．咬合採得されていない片顎の作業用模型上でフレームワークが製作され，レスト部の咬合が高くなることがあるため咬合床を十分に調整する必要がある．フレームワークの調整後に，レスト部などのメタルの厚みが不十分となることや側方運動時にクラスプが咬合干渉することがあり，咬合採得を行う前に十分な咬合検査を実施する必要がある．

### 3）咬合床の種類

　局部床義歯では欠損状態や用いる支台装置，治療手順などによって異なるタイプの咬合床が用いられる．代表的な咬合床を紹介する．

### （1）フレームワーク（クラスプ）付き咬合床（図 6）

　精密印象採得後の作業用模型上（第 19 章参照）でフレームワークを先に製作し（第 12，13，21，22 章参照），そのフレームワークと一体化した咬合床を製作して咬合採得する方法である．咬合採得される前の片顎の作業用模型上でフレームワークが製作されるためレスト部が咬頭嵌合位よりも高くなり，設置した支台装置が咬合干渉を起こすこともある．このため，咬合採得時には顎間関係を記録する前に口腔内で咬合床を試適し，レスト部を十分に調整する．

　とくにすれ違い咬合や残存歯が少ない症例では，咬合床が安定しないと咬合採得がより難しくなる．総義歯では咬合床が吸着することで安定を得るが，残存歯がある症例では支台装置がない咬合床では安定しないことが多いためである．その場合は先にフレームワークを製作して咬合床を準備することになる．フレームワーク付き咬合床では，すでに支台装置は完成しているため，咬合採得後に模型を咬合器に装着後，人工歯の排列（第 23 章参照）に進む．

### （2）簡易クラスプ付き咬合床（図 7）

　作業用模型上で簡易なクラスプ（線鉤）を製作し，トレーレジンなどで製作した基礎床に固定し，その上にパラフィンワックスで咬合堤を製作して咬合床を完成させる．とくに上顎では咬合床が脱離しやすいため，簡易なクラスプを設置することがある．咬合に関与しない残存歯咬合面や舌面を咬合床のレジンで覆うなどの工夫を行うこともあるが，レストシートがない場合は咬合させると咬合床が沈み込み，不適切な咬合採得となることがあるので注意を要する．

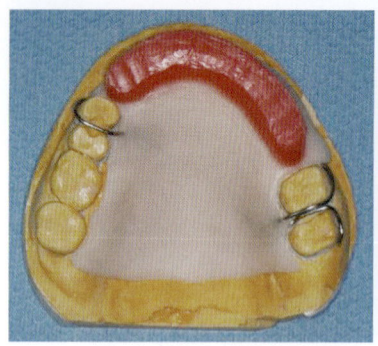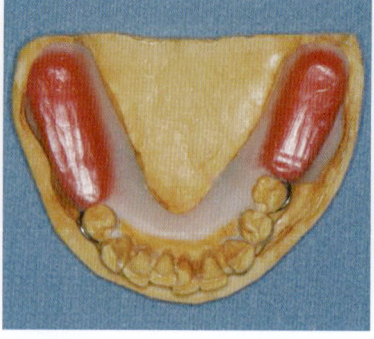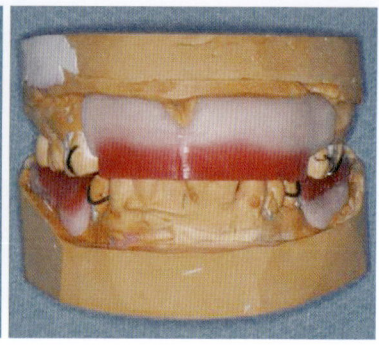

**図7** 簡易クラスプ付き咬合床（**図6**と同一症例）
簡易的に線鉤を製作した咬合床．ワイヤーが $\overline{4|6\ 7}$，$\overline{4|5}$ に装着されている．

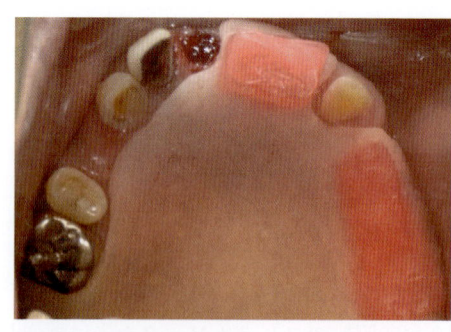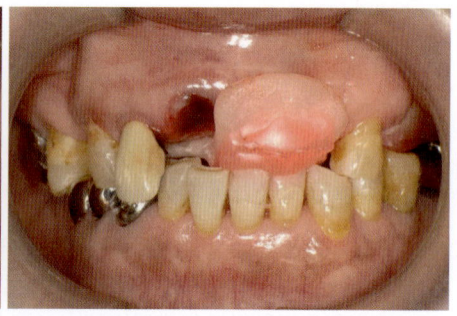

**図8** クラスプなし咬合床（$\underline{1|}$抜去後）
治療計画のための研究用模型の咬合器装着にクラスプなし咬合床を使用した症例．クラスプなし咬合床は，咬合採得時に咬合床が沈下，水平移動し，模型と異なる位置に動く可能性が高いので注意する．咬合器に装着された研究用模型は，支台歯の咬合の評価やレストシートやクラスプの設計などに有用である．

### （3）クラスプなし咬合床（図8）

　　トレーレジンなどの基礎床とパラフィンワックスの咬合堤からなる咬合床でクラスプなどがない場合，咬合採得時に咬合力がかかると顎堤粘膜が変位して咬合床が沈下や水平移動し，作業用模型上とは異なる位置に動く可能性が高い．また，残存歯の歯根膜感覚による下顎の偏位も生じやすい．したがって，クラスプなし咬合床は，残存歯で咬頭嵌合位が確立されている場合や研究用模型を咬合器に装着する場合などで使用することが望ましい．

## Ⅱ 人工歯の選択

### 1）人工歯の種類

#### （1）材質

　　人工歯の材質としては，レジン歯，硬質レジン歯，陶歯のほかに，臼歯に用いる金属歯がある（第13章Ⅳ参照）．

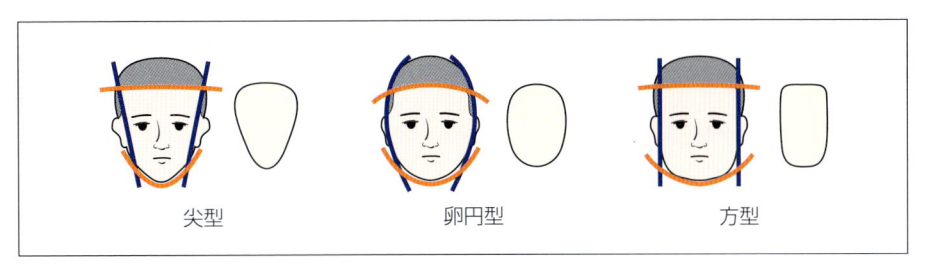

尖型　　　　　卵円型　　　　　方型

**図9**　前歯部人工歯の形態
尖型（tapering），卵円型（ovoid），方型（square）の3基本型より判断する．

## (2) 形態

　人工歯の形態は前歯部と臼歯部とで異なり，それぞれの特徴で分類されている．前歯部人工歯の形態は唇側面からみた外形により分類され，Williams（1914）は，顔面形態をもとに尖型（tapering），卵円型（ovoid），方型（square）の3基本型に分けられるとした（**図9**）．

　これは，上顎中切歯の形態が顔の輪郭（顎から髪の生え際）を上下逆にした形と相似性があるとする考えに基づいており，簡便に前歯部人工歯の形態を決定できるため広く用いられている．人工歯によっては，3基本型以外に尖型と卵円型との混合型，卵円型と方型との混合型などがある．また，人工歯の選択にあたっては，性別（sex），性格（personality），年齢（age）の3要素（SPA要素）を考慮して行う．たとえば，方型は男性的で，卵円型は女性的とされている．

　臼歯部人工歯は咬頭傾斜度によって解剖学的人工歯，機能的人工歯，非解剖学的人工歯（無咬頭歯）に大別される．解剖学的人工歯は天然歯の標準的な咬合面形態（咬頭，溝，窩など）を模倣して製作された人工歯で，30°以上の咬頭傾斜がある．機能的人工歯は解剖学的形態を大きく変化させない範囲内で円滑な顎運動，咀嚼能力の向上，義歯の安定など，機能的要素を考慮して製作されたもので，咬頭傾斜は20°が一般的である．非解剖学的人工歯は機能，咀嚼能力，義歯の安定を追求した種々の考え方に基づいて開発され，0°の咬頭傾斜のものが多い．

　人工歯の形態の選択にあたっては，形態見本であるモールドガイドを用いる（**図10**）．モールドガイドでは，上下顎前臼歯の人工歯の形態，大きさの異なるものが系統的にセットで提示され，作業用模型上で人工歯の形態や排列スペースを検討できる．

## (3) 色調

　人工歯の色調は色相，彩度，明度の3つの属性があり，色相は色の種類，彩度は色の濃度，明度は色の明るさを示す．人工歯の製造元が推奨するシェードガイドを用いた比色法により，残存歯や顔の色と調和した色調を選択する（**図11**）．VITA社のVITA classicalは共通のシェードガイドで，A（reddish-brownish），B（reddish-yellowish），C（greyish），D（reddish-grey）の系列があり，日本人の平均的色調はA3といわれている．

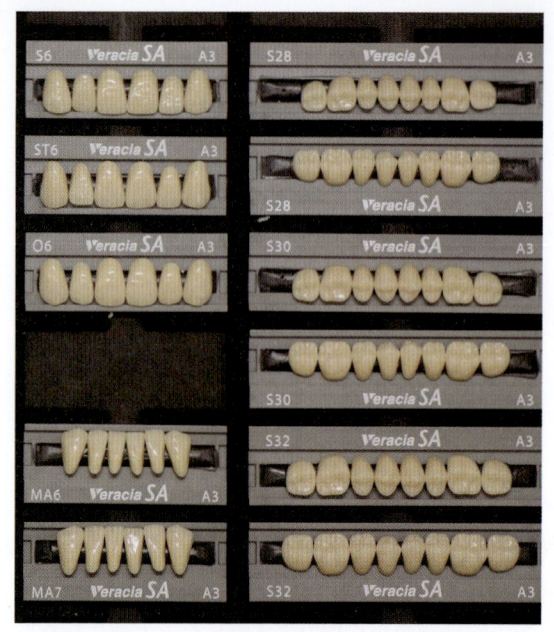

**図10** モールドガイド（人工歯の形態見本）
人工歯のモールドガイドはそれぞれの製造元によって形態の表記が異なる場合が多い．写真のモールドガイドでは上顎前歯，下顎前歯，臼歯が提示されている．同じ形態でも，人工歯のサイズが大きくなると形態の印象も異なる．たとえば，ほぼ同じ幅径の標準的形態の人工歯でも製造元によって特徴が異なる．また，製造元が異なると表記が変わるため，それぞれの表記を十分に理解して選択する．

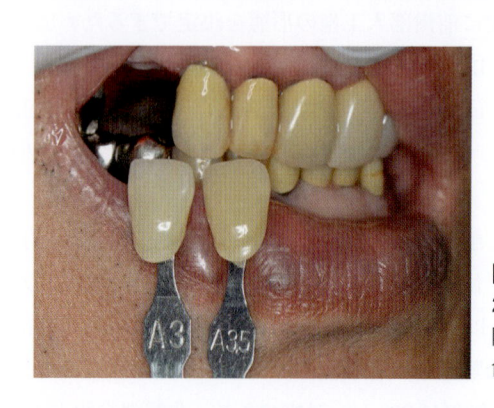

**図11** シェードガイドと人工歯の色調選択
2，3種類のシェードガイドを口元に当てながら，欠損に隣接する歯のシェードを参考に，患者と一緒に人工歯の色調を決定する．

## 2）人工歯の選択基準

　局部床義歯の人工歯の選択では，①欠損部の上下顎堤間のクリアランス，②欠損部の近遠心間の排列スペース，③残存歯との形態の調和，④残存歯との審美性の調和などが基準となる．すなわち，人工歯の選択にあたっては欠損範囲，欠損部顎堤の形態，付与する咬合様式，リップサポートを含めた前歯から小臼歯までの審美性，対合歯との位置関係，対合歯列の状態（天然歯，レジン歯，硬質レジン歯，陶歯など）などを検討する．

　局部床義歯では，すべてが人工歯で構成される総義歯と異なり天然歯と人工歯が混在するため，欠損部隣接歯と人工歯との関係も考慮する必要がある．人工歯と欠損部の隣接歯との調和を図るために人工歯の形態（モールド），色調（シェード），大きさ（サイズ）を選択する自由度が低くなり，使用する人工歯の種類も限られる．また，欠損部の状態によっては欠損歯数すべてを欠損部に排列できないこともあり，症例に応じて使用する人工歯の数や形態を考慮する必要がある．

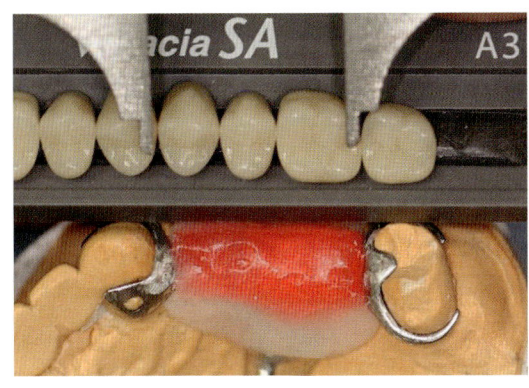

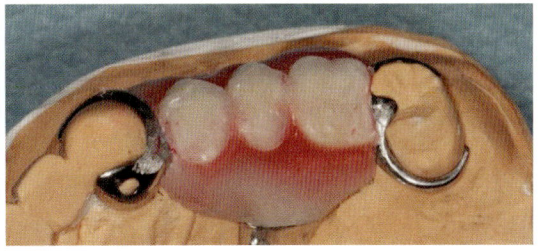

**図 12**　人工歯のサイズ計測と排列
欠損部の長さを測定し，人工歯を選択する．写真では人工歯の形態修正が必要で，排列スペースを確保するため人工歯基底面を切削し，さらに人工歯の近遠心幅を調整して排列されている．

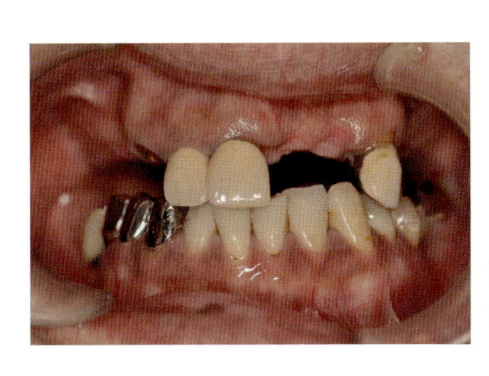

**図 13**　上下顎の正中の合わせ方
上下顎の正中がずれている場合は基本的に上顎に合わせる．本症例では残存歯の上顎右側中切歯に合わせる．

　支台装置と顎堤との関係も重要となる．局部床義歯では，クラスプなどの支台装置の厚みが人工歯の形や排列位置に影響を与える．また，無歯顎に比べて欠損部顎堤の骨吸収量が少なく，人工歯を排列するための上下的スペースが十分でない場合も多い．この場合，人工歯の基底面を切削する（**図 12**）．支台装置の形態および顎堤の吸収量も考慮する必要がある．印象採得後，先にフレームワークを製作し，フレームワーク（クラスプ）付き咬合床により咬合採得した場合は，支台歯とクラスプに隣接する人工歯の選択は，より実際の審美性や機能をイメージしやすい．

### 3）前歯部人工歯の選択

　前歯部人工歯については審美性にかかわる部位でもあり，シェードガイドやモールドガイドを用いてチェアサイドで現在使用している義歯や残存歯の色調や形態を十分確認し，咬合堤の豊隆度やその形状などから決定する．抜歯前の前歯を含む模型を参考にすることも有用である．

　6 前歯すべてが欠損している場合は，総義歯の前歯部人工歯の選択に準じる．症例によっては，対合する上顎中切歯または下顎中切歯の正中が大きくずれている場合がある．とくに上顎前歯は審美性に大きく関与するため，咬合堤の標示線を参考に顔貌の正中線に合わせるか，対合する残存歯正中に合わせるかを判断したうえで人工歯を選択する（**図 13**）．前歯に残存歯がある場合は，残存歯との調和を考慮して人工歯の形態を決定する．基本的に中切歯

を優先した人工歯の選択を行うが，欠損の幅や歯列弓のカーブに応じて中切歯，側切歯，犬歯それぞれの人工歯のサイズを変更することもある．

### 4）臼歯部人工歯の選択

臼歯部は咬合力がかかる部位でもあり，付与する咬合様式，義歯の安定性，顎堤の保護，対合歯の咬頭傾斜，咀嚼能力などを考慮して選択する．また，臼歯部人工歯は天然歯と比較して頬舌径が縮小されているので，残存歯の頬舌径と調和しない場合も多い．顎堤が高度に吸収した症例や欠損が大きく無歯顎に近い場合は，20°の機能的人工歯を選択する．中間欠損や欠損歯数が少なく，顎堤の条件が良好な場合は，解剖学的人工歯を選択してもよい．

遊離端欠損の場合，粘膜負担が可能な顎堤の長さや幅（下顎であればレトロモラーパッド前縁までの距離），対合歯との咬合関係などを基準に人工歯を排列する近遠心的スペースを決定する．遊離端欠損は欠損歯数が増加すると支台歯や顎堤粘膜への咬合力負担が大きくなる．4臼歯欠損であっても，支台歯や粘膜への負担軽減のため3臼歯しか排列しないこともある．また，顎堤が細い症例や顎堤の吸収が高度な症例などでは，天然歯の解剖学的形態に近い人工歯よりも，咬合接触面積がより小さい人工歯を選択する．中間欠損では，近遠心に隣接する残存歯にクラスプやレストを設置することになるため，まずは排列スペースを十分に検討する（図12）．

対合が義歯の場合は，上下顎義歯の安定を最優先して人工歯を選択する．上下顎で義歯を新製する場合は，咬合採得後に模型を咬合器に装着して上下の顎間関係と顎堤を検査し，どの部位で咬合圧を負担するか判断したうえで臼歯部人工歯を選択する．対合歯が天然歯の場合は，歯列不正や咬耗，修復歯などバリエーションに富む条件に応じて人工歯を選択する．

## Ⅲ　咬合器装着

咬合採得を行い，人工歯を選択したら作業用模型を咬合器に装着する．

### 1）咬合器の選択

局部床義歯を製作する場合，残存歯の分布や咬合状態により下顎位の決定法やその採得方法が異なる．また，咬合器についてもそれぞれの特徴を踏まえ，症例に応じて選択する必要がある（第7章参照）．

局部床義歯の製作にあたっては，平均値咬合器あるいは半調節性咬合器などの解剖学的咬合器を使用する．咬合高径を変更する必要がある場合や，早期接触の有無や咬合平面の検査などを咬合器上で実施する場合にはフェイスボウトランスファーを行い，チェックバイト法によって下顎運動を近似的に再現できる半調節性咬合器の使用が望ましい．以下に，平均値咬合器と半調節性咬合器を使用する場合の咬合器装着の具体的手順を示す．

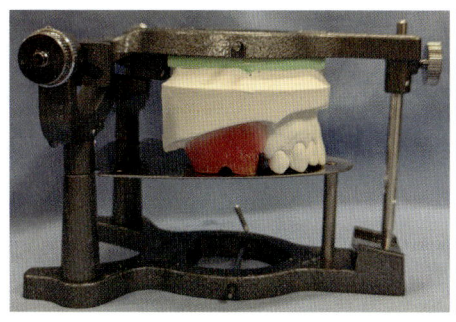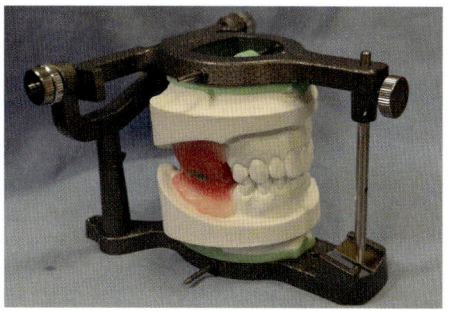

**図 14**　平均値咬合器への模型装着
A：上顎模型上に石膏を盛り，上顎模型を咬合器上弓に装着する.
B：切歯指導釘が浮いていないこと，咬合床が浮いていないこと，咬合採得材の変形や歪みがない
　　ことなどを確認する.

## 2）平均値咬合器の手順

　上顎模型を咬合器上弓に装着し，次に咬合採得した咬合床やチェックバイトを介在させて下顎模型を上顎模型に固定し，咬合器下弓に装着する. 以下に，具体的手順を示す.
①咬合平面板を咬合器に固定する.
②咬合床を装着した上顎模型を咬合平面板上に位置づける. その際，模型の正中口蓋縫線を咬合平面板の中心線に合わせる. また，中切歯の位置を咬合平面板上の切歯の位置に合わせる. 模型が安定しない場合はユーティリティワックスなどを利用して，③の作業中に模型がずれないように固定する.
③上顎模型上に石膏を盛り，上顎模型を咬合器上弓に装着する（**図 14A**）.
④石膏が硬化したら下顎模型と上顎模型の間に咬合床やチェックバイトを介在させて，上下顎模型を固定する. この際，咬合床が浮いていないか，咬合採得材の変形や歪みがないかを確認する.
⑤下顎模型底面に石膏を盛り，咬合器を閉口させて下顎模型を咬合器下弓に装着する.
⑥石膏の硬化膨張による模型のずれや咬合器が浮くことを防止するため，強く固定しておく.
⑦石膏が硬化したら，咬合器の切歯指導釘が指導板から浮いていないこと，咬合床が浮いていないこと，咬合採得材の変形や歪みがないことなどを確認する（**図 14B**）.

## 3）半調節性咬合器の手順

　診療室でフェイスボウ記録，咬合採得およびチェックバイトの採得を行い，それらをもとに技工室で半調節性咬合器に模型を装着（フェイスボウトランスファー）する. 以下に具体的手順を示す.

### （1）フェイスボウ記録

　フェイスボウ（**図 15**）とは，頭蓋あるいは顎関節に対する上顎歯列の 3 次元的位置関係を咬合器上で再現するために用いる器具のことである. まず，患者にフェイスボウを取り付ける. バイトフォーク上のモデリングコンパウンドを患者に軽く咬合させ，フェイスボウを後方基準点（平均的顆頭点など）に接触させ，バイトフォークの固定ネジを締める. 顔面の前

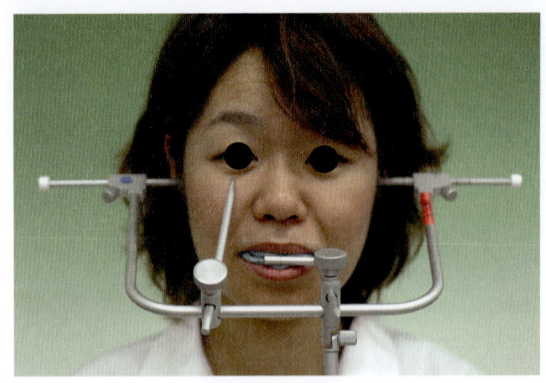

**図15** フェイスボウを取り付けた状態
フェイスボウ記録を行うための基準点として，2つの後方基準点（左右外耳孔）と1つの前方基準点（一般には眼窩下点）が用いられる．前方および後方基準点の3点が決定されることにより，咬合器上に生体と同じ位置関係で上顎模型が位置づけられる．

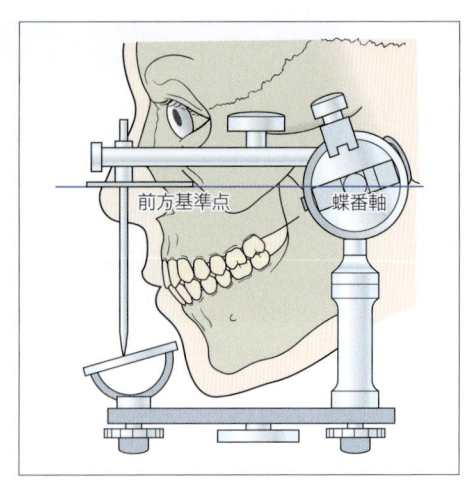

**図16** フェイスボウトランスファー
生体の下顎頭の蝶番軸と咬合器の開閉軸とが一致する．（古谷野ら，2002．をもとに作成）

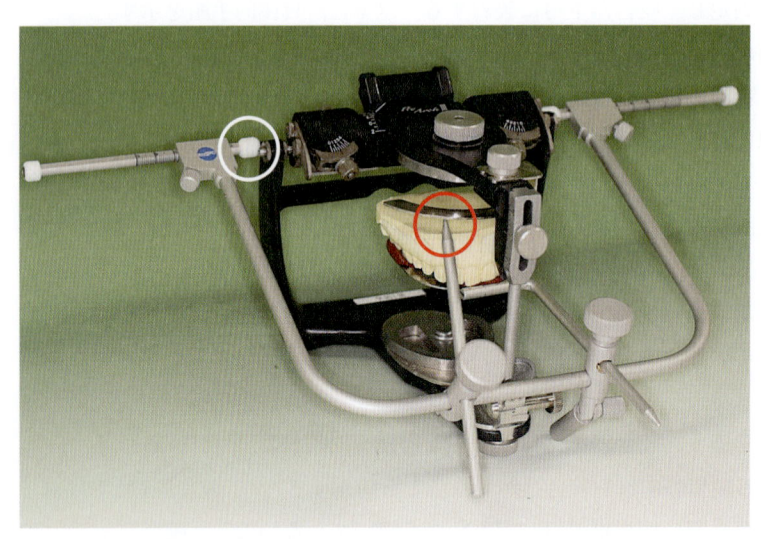

**図17** フェイスボウによる上顎模型の咬合器装着
①咬合器を矢状顆路角30°，側方顆路角15°，切歯指導路0°に調整しておく．
②フェイスボウのイヤーロッドを咬合器のイヤーロケーションピンに差して固定する（白丸）．
③アンテリアリファレンスピンの先端（赤丸）がリファレンスインディケーター下面（前方基準点）と一致するところでフェイスボウを固定する．
④上顎模型をバイトフォークに適合させ，石膏を用いて上顎模型を咬合器上弓に装着する．

方基準点にアンテリアリファレンスピンの先端を合わせて固定ネジを締め，フェイスボウ本体とバイトフォークを結合させたまま口腔外に取り出す．

### （2）上顎模型の咬合器装着（フェイスボウトランスファー）

フェイスボウトランスファーとは，フェイスボウを用いて生体における頭蓋あるいは顎関節に対する上顎歯列の相対的位置関係を記録し，その関係を咬合器に移して（トランスファーして）生体と同様の位置関係で上顎模型を咬合器に装着することをいう．これにより，生体の下顎頭の蝶番軸と咬合器の開閉軸とが一致する（**図16**）．フェイスボウ記録のための基準点として，2つの後方基準点と1つの前方基準点とが用いられる（**図15**）．前方および後方の3つの基準点が決定されることにより，生体と同じ位置関係で上顎模型が咬合器に位置づけられる．フェイスボウ記録を利用する上顎模型の咬合器装着の手順を**図17**に示す．

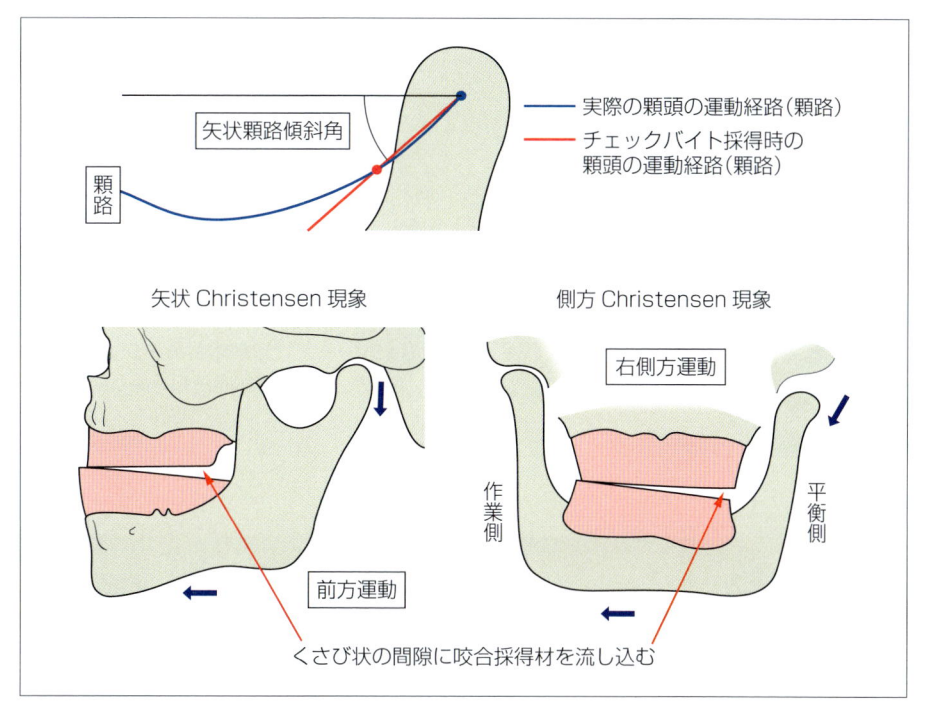

**図 18**　チェックバイト法による顆路傾斜角調節の原理
矢状面に投影した顆路が水平基準面となす傾斜角度を矢状顆路傾斜角という．Christensen 現象により得られた上下顎の咬合堤間のくさび状の間隙の大きさが矢状顆路傾斜角と比例することを利用し，チェックバイトを採得して顆路を調節する．（古谷野ら，2002．をもとに作成）

### （3）下顎模型の咬合器装着

　咬合床やチェックバイトの顎間記録を上下顎模型間に介在させて，すでに咬合器に装着されている上顎模型に対する下顎模型の位置決めを行い，下顎模型を固定する．このときの誤差はそのまま上下顎模型の対向関係の誤差となるので注意する．石膏で下顎模型を下弓に装着し，上下顎模型の咬合器装着が完了する．石膏の重みや膨張に留意して，可能な限り正確に下顎模型の装着を行う．

### （4）咬合器の調節（チェックバイト法）

　チェックバイト法とは下顎運動の測定法の 1 つである．下顎の前方位あるいは側方位での下顎位を記録し，この記録をもとに咬合器を調節することで，咬合器上で下顎運動を再現できる．チェックバイト法は半調節性咬合器との組み合わせで用いられ，操作が比較的簡便なことから日常臨床でよく応用される．チェックバイト法による顆路調節は Christensen 現象（図 18）を利用している．

　前方運動時に，上下顎の咬合堤間に後方が開いたくさび状の間隙が生じることを矢状 Christensen 現象という．この間隙の大きさは矢状顆路傾斜角と比例する．これを利用し，前方位のチェックバイトをもとに顆路調節を行う術式を前方チェックバイト法とよぶ．Christensen 現象は側方運動時にも生じる．側方運動時，平衡側の上下顎咬合床間にくさび状の間隙が生じることを側方 Christensen 現象という．前方チェックバイトと同様に，側方

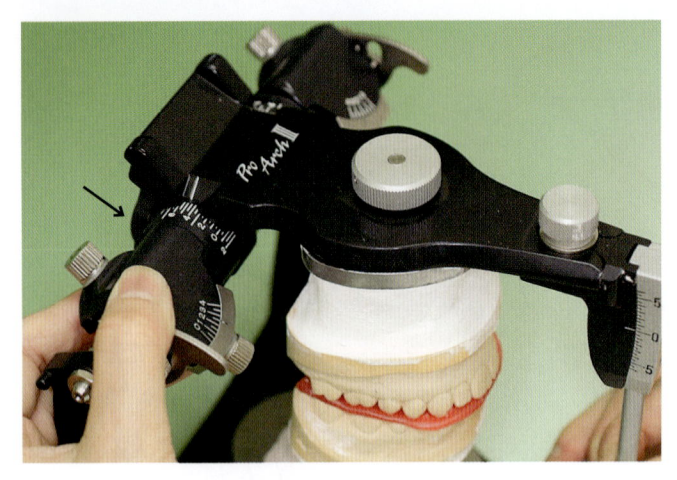

**図19** 前方チェックバイトを用いる矢状顆路傾斜角の調節
①前方チェックバイトを模型に適合させる.
②矢状顆路傾斜角を0°から徐々に増加していき，矢状顆路指導部と顆頭球との接触が得られたところで固定ネジをロックする（矢状顆路傾斜角）.

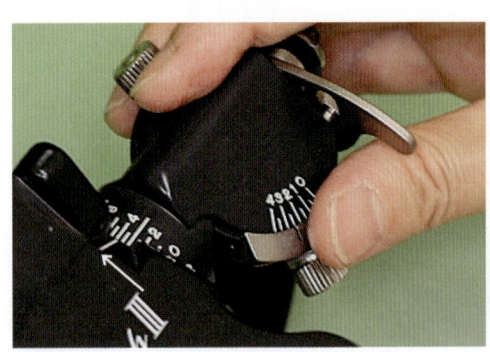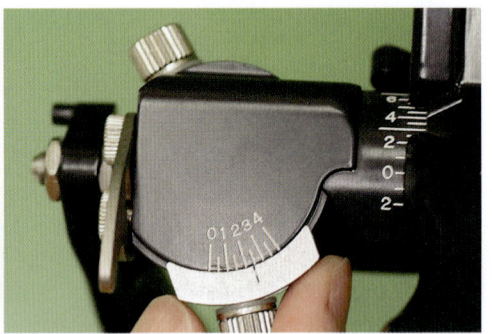

**図20** 側方チェックバイトを用いる矢状顆路傾斜角と側方顆路角の調節
①側方チェックバイトを模型に適合させる.
②矢状顆路傾斜角を0°から徐々に増加していき，矢状顆路指導部と顆頭球との接触が得られたところでロックレバーを固定する（矢状顆路傾斜角）.
③側方顆路角を25°から徐々に減少していき，指導部と顆頭球が接触したところで固定ネジをロックする（側方顆路角）.

チェックバイトをもとに側方顆路角（Bennett角）を調節できる．この調節には，左右のそれぞれで側方チェックバイトを採得する必要がある.

　顆路調節の前準備として咬合器を操作しておく．前方チェックバイト法では，上顎模型が前方チェックバイトに正確に適合するところで矢状顆路調節板の固定ネジをロックして，矢状顆路傾斜角を決定する（矢状顆路傾斜角の調節，**図19**）．側方チェックバイト法では左（右）側方運動時のチェックバイトを模型に適合させ，平衡側にあたる右（左）側の側方顆路角を調節する．すなわち，右（左）側の側方顆路角を減少していき，指導部と顆頭球が接触したところで固定ネジをロックし，この角度を側方顆路角と決定する（**図20**）．側方顆路角の値を簡易的に算出する方法もある．この場合は，矢状顆路傾斜角の値をもとにHanau（ハノウ）の公式：$L=H/8+12$（L：側方顆路角，H：矢状顆路傾斜角）によって算出する.

## 第 21 章

# 作業用模型のサベイングと義歯の設計（本設計）

**学修の目標**

1　作業用模型のサベイング（本設計）の目的を説明できる．
2　局部床義歯（部分床義歯）設計の基本的な考え方について説明できる．
3　Kennedy の分類に基づく局部床義歯設計の考え方について説明できる．
4　歯周衛生を考慮した設計の考え方について説明できる．
5　少数歯残存症例の設計の考え方について説明できる．

　局部床義歯（部分床義歯）の設計の基本的な考え方は，支持，把持，維持の 3 つを確実に機能させることである．つまり，機能時の義歯の動きが可及的に少ない義歯を設計する．さらに，残存歯や歯周組織，顎堤などの残存口腔諸組織に対する為害作用を最小限にし，破損しにくい設計も必要である．

## Ⅰ　作業用模型のサベイング

　研究用模型上で行った義歯の仮設計（第 17 章参照）を参考に，精密印象から得られた作業用模型上で本設計を行う．サベイヤーの模型台に作業用模型を装着し，種々の方向に傾斜させ，義歯の最適な着脱方向を決定する．次いで，作業用模型を置いた模型台をその位置で固定し，サベイングを行う．サベイングの順番は，①義歯の最適な着脱方向の決定，②サベイラインの記入，③クラスプ先端（鉤尖）の位置の記入，④等高点の記入である．基本的操作は研究用模型のサベイング（仮設計）と同様である（第 17 章参照）．

## Ⅱ　局部床義歯の設計の基本的考え方

### ❶ 設計の検討項目

①支持を求める部位と方法（支台歯，義歯床など）

②把持を求める部位と方法（大連結子，隣接面板，小連結子など）

③維持を求める部位と方法（支台装置など）

④義歯の動きを防ぐ方法（矢状回転，水平回転，頬舌回転など有害なテコ作用の軽減）

⑤残存組織の保護と継発疾患の予防（残存歯の傾斜や挺出の防止，歯周病の予防，適切な顎位と咬合関係の維持，顎関節症の予防）

⑥破損を起こさない構造

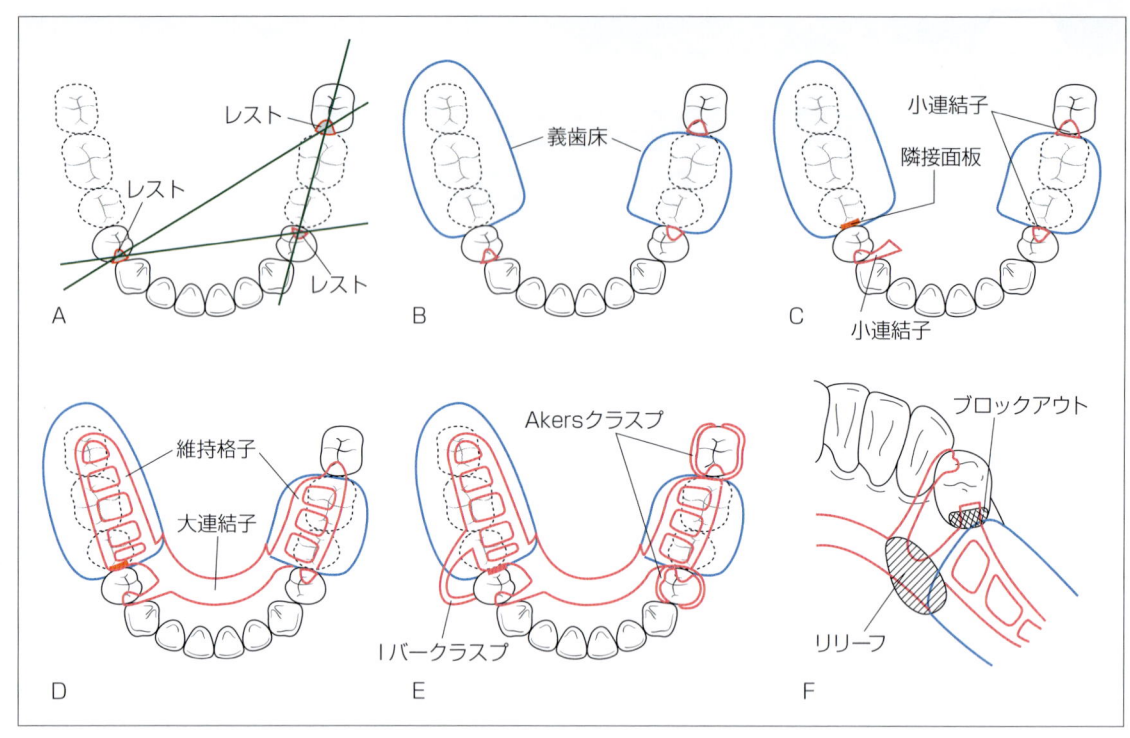

**図1** 局部床義歯の設計の順序（A→Eの順）
A：レスト．B：義歯床．C：隣接面板および小連結子．D：大連結子および維持格子．
E：直接支台装置および間接支台装置（クラスプなど）．F：リリーフおよびブロックアウトの部位．

⑦咀嚼機能，⑧嚥下機能，⑨構音機能
⑩装着感，⑪審美性
⑫患者の主訴や満足度（患者により義歯に対する要求は異なっている）
⑬装着後に起こりうる問題（調整，リライン，修理）への対応
　上記の事項を総合的に考慮し，義歯の設計を行う．

## ❷ 設計の順序

　サベイングを行った作業用模型に，支持，把持，維持の順に設計線を描記する（**図1**）．一般的には，クラスプ，連結子，フレームワークなどの金属部分は赤，義歯床などのレジン部分は青，リリーフやブロックアウトすべき部位などは黒で描記する．
**（1）支持（レスト，義歯床）**
①支台歯に形成されているレストシートの外形とレストの位置（赤）
②床外形線（青）
**（2）把持（大連結子，隣接面板，小連結子）**
①隣接面板および小連結子の外形線（赤）
②大連結子（バーなど）および維持格子の外形線（赤）
　なお，①と②の設計の順序を入れ替えてもよい．

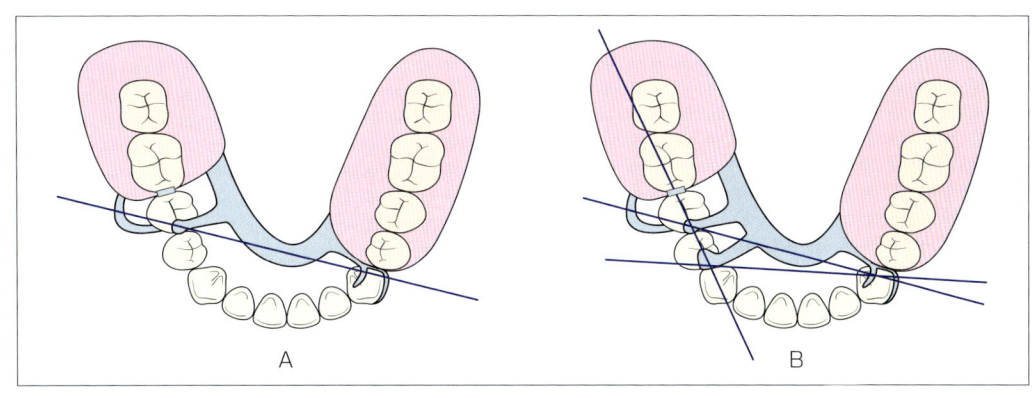

**図 2**　支台歯間線（鉤間線）の多角化
A：支台歯間線が 1 本なので，義歯が回転しやすい．B：支台歯を増やし，支台歯間線を多角化することにより義歯がより安定する．とくに両側性遊離端義歯では A のように単純な設計にならないようにする．

### （3）維持（支台装置）
①直接支台装置（クラスプなど）の外形線（赤）
②間接支台装置の外形線（赤）
### （4）リリーフおよびブロックアウト
該当部位をそれぞれの記号を用いて表示する(リリーフは ▨，ブロックアウトは ▩).

## ❸ 設計に必要な考え方

## 1）支台歯（鉤歯）の選択
　義歯に加わる咬合力は，義歯床とともにレストを介して支台歯に伝達される．支台歯となる歯の動揺度，歯槽骨の吸収度や歯冠歯根比などを検査し，負担能力を考慮して支台歯を選択する．以下にその選択基準や考慮すべき点を示す．
①欠損部に隣接する歯．
②支台歯の数：標準的に 2〜4 歯で，義歯の動きの防止と咬合力負担を考慮して決定する．
　支台歯のレストシートを結ぶ支台歯間線（鉤間線，第 16 章参照）によって構成される三角形あるいは四角形の面積が可及的に広くなるように設定する（**図1A，2**）．とくに対合歯が天然歯や歯根膜負担義歯である症例では，粘膜負担義歯である場合よりも強い力が加わる．また，すれ違い咬合であったり，骨吸収などで顎堤の形態が不良である症例では義歯が動きやすい．このような状況も考慮して，支台歯の数や支台装置の種類を決定する．
③骨植が強固である歯：骨植が十分に強固な歯を選択する．骨植が強固でない場合，隣接歯とともに歯冠補綴処置を行い，連結固定（一次固定）して用いる（**図3**）．
　骨植のエックス線検査による判定基準を以下に示す（**図4A〜C**）．
A：歯槽骨頂の高さが歯根長の 2/3 以上であれば適切である．
B：歯槽骨頂の高さが歯根長の 2/3〜1/2 であれば隣接歯と連結固定をした後に用いる．
C：歯槽骨頂の高さが歯根長の 1/2 以下であれば用いることが困難である．
　動揺歯を支台歯として使用する際の基準として歯冠歯根比がある（**図5**）．臨床的歯冠長が

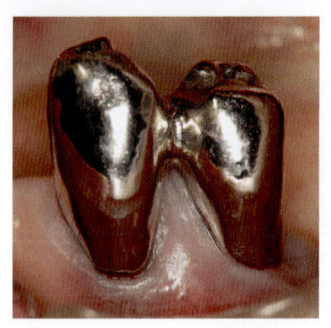

**図3** 連結固定した支台歯
骨植が十分ではない場合，隣接歯と連結することにより，支台歯として利用する．

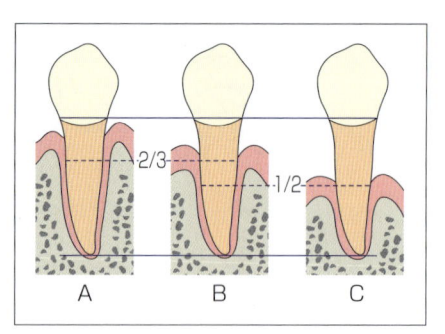

**図4** 歯根長と歯槽骨頂の高さとの関係
図中の数字は歯根長に対する歯槽骨頂の高さの割合を示す．

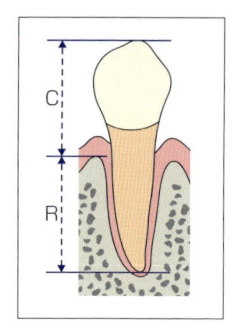

**図5** 歯冠歯根比
臨床的歯冠長（C）と臨床的歯根長（R）との比．

臨床的歯根長に比べ長い歯は，単独で支台歯として用いずに隣接歯と連結固定する．症例によっては，歯冠部を削除してオーバーデンチャーとする．また，連結固定のほか，可撤性補綴装置による支台歯相互の連結固定効果を発現させる二次固定を行うこともある．
④適切なアンダーカット（範囲と量）を有する歯．

適切なアンダーカットがない場合，切削・削除などによりカントゥアを修正，あるいは歯冠補綴を行って適切なアンダーカットを得る．
⑤相互の歯冠に平行なガイドプレーンを付与できる歯．
⑥前歯部は可能な限り避ける．

## 2) 義歯床の外形

義歯に加わる咬合力は支台歯とともに義歯床を介して顎堤にも伝達されることから，義歯床は支持として働く．床外形線は欠損歯数，欠損部位，支台歯の数と部位などを考慮して決定する．床外形の設定の基本的考えや考慮すべき点を以下に示す．
①支持と維持は床面積が広くなるほど増強される．そのため，多数歯欠損の症例ほど床面積を広くして，歯根膜負担よりも粘膜負担の割合を多くし，支台歯の負担を軽減する．
②支台歯の支持や維持の能力が十分でない場合や顎堤が高度に吸収し顎堤粘膜の被圧変位性が低下している場合，あるいは対合歯が天然歯で強い咬合力が加わる可能性がある場合などでは，床面積を広くして支持域を拡大する．
③舌側と口腔前庭の床外形について，中間欠損症例では顎堤の吸収による欠損部の形態を回復でき，実質欠損を補う範囲とする．一方，遊離端欠損症例では不動粘膜の範囲内で床を広くする．
④顎堤部分の床は，金属床義歯であっても装着後の顎堤の変化でリラインを行う可能性があるので，フレームワークの形態に配慮し，リラインに対応できるようにする．
⑤レストが設置された支台歯の歯根膜負担を増加させることで，その支台歯に近い義歯床の面積（粘膜負担）を減少させることができる．

⑥義歯床や大連結子で残存歯舌側面や歯肉縁を被覆すると，義歯の把持に有効である．一方，自浄性は低下し，歯肉炎や齲蝕が生じる危険がある．

⑦床外形は支台装置の数や位置によって影響される．

⑧金属床や大連結子（バー，プレートなど）を使用することにより，床（粘膜負担に関与しない部分）を小さくできる．

⑨口蓋の前方では床を小さく，厚さを薄くするほど装着感は良好で，構音にも有利である．

⑩床外形と解剖学的ランドマークの関係については，以下に記載する．

〔上顎義歯〕

　口蓋後縁は上顎結節を十分に覆い，口蓋小窩，アーライン，ハミュラーノッチを基準として被圧縮性に富む非可動部位に床外形線を設定する．口蓋隆起がある場合は同部を避けるか，あるいは覆う際は同部を十分にリリーフし，その後端を越えた柔軟な粘膜部を床外形とする．口蓋部の床外形は，歯根膜負担義歯では主として大連結子で構成されるが，欠損歯が多くなり歯根膜粘膜負担義歯になれば広い粘膜負担床(レジン床やプレートなどの大連結子)を設置する．

〔下顎義歯〕

　残存歯の舌側粘膜面を覆う義歯床（舌側床翼）は義歯の把持（水平的な動きへの抵抗）に有用であるが，上顎の口蓋部の床に比べると支持への寄与は少ない．遊離端部において，支台歯間線を境として欠損側の床は粘膜負担を担う．その場合床外形は頰棚を覆い外斜線を少し越え，後縁はレトロモラーパッドを前1/2〜2/3ほど覆う．そしてこれより舌側に向かって下降し，舌側歯槽溝に達するところから前方に向かい，欠損歯数に応じて顎舌骨筋線を参考に設定する．

## 3）大連結子

　上顎の大連結子にはパラタルバー，パラタルストラップ，パラタルプレート，ホースシュープレートなどがある．（第13章の**図3**参照）．欠損部位，支台歯の数，間接支台装置の位置，口蓋隆起の有無などによって使用するタイプを選択する．上顎の大連結子の外形は解剖学的指標（口蓋小窩，アーライン，正中口蓋縫合線などのランドマーク）も参考にして設定する．違和感を少なくするため，可能な限り正中線と直交させ左右対称となるようにし，その外形線はなめらかな曲線とする．

　下顎の大連結子は上顎ほど複雑ではなく，種類も少ない．基本的にはリンガルバーとリンガルプレートの2種類である．これらは残存歯舌側辺縁歯肉と口腔底との距離によって決定され，十分な距離がある（7 mm以上）症例ではリンガルバーを，距離が短く口腔底が浅い症例ではリンガルプレートを適用する．また，後者は間接維持作用を期待できる．

## 4）直接支台装置

　支台歯はレストを介して咬合力を歯根膜で支え，義歯の沈下に抵抗（支持），クラスプの鉤体や鉤肩は義歯に加わる側方力（横ゆれ）に抵抗（把持），クラスプの鉤尖は義歯に加わる離脱力に抵抗する（維持）．

機能時の義歯の動きは，中間義歯では遊離端義歯に比べて少なくレストの支持を期待できる．欠損の両側の支台歯に Akers<sup>エーカース</sup> クラスプなどを利用する．遊離端義歯では，一方が支台歯で他方が顎堤粘膜である．両者の被圧変位量が異なっているため，咬合力が義歯に加わると支台歯間線や維持線を軸とする義歯が回転しやすい．この動きを可及的に少なくするため，レストを近心に設置する．この近心レストにより支台歯の欠損側への傾斜を抑制し，義歯床遠心端の動きを少なくできる（第16章の**図6**参照）．

### 5）間接支台装置

　間接支台装置は欠損部から離れた歯に設定され，支台歯間線を軸とした義歯の回転を抑制する．クラスプやレストなどがその役割を果たす．とくに遊離端義歯は矢状回転，水平回転，頬舌回転（第16章参照）などの複雑な動きをするため，間接支台装置を効果的に設置する必要があり，大連結子を延長するなどして欠損部と対称的な位置に設定する．

## Ⅲ — Kennedy の分類に基づく設計の考え方

### 1）Kennedy Ⅰ級症例（両側性遊離端欠損）の設計

　この症例の遊離端義歯では機能時に以下の4種の動き（第16章の**図1**参照）が生じるため，これらの動きを考慮して設計する（**図6, 7**）．
①支台歯間線を軸とした粘膜方向への矢状回転（沈下）［ピッチング］
②維持線を軸とした遊離端部の粘膜から遠ざかるような矢状回転（離脱）［ピッチング］
③遊離端部の水平回転［ヨーイング］
④遊離端部の欠損部歯槽頂を軸とする頬舌回転［ローリング］

　Ⅰ級症例では遊離端の義歯床が左右に存在するため左右のバランスを取りやすく，一般的にⅡ級症例（片側性遊離端欠損）に比べて安定する．
(1) 支台歯と粘膜の負担軽減：欠損側に隣接する支台歯に設置するレストは，近心レストとする．このことにより，義歯床の回転半径が長くなり，義歯床の遠心端の動きが少なくなり（①の動きを抑制），粘膜負担を均等にして支台歯への負担を軽減する．なお，支台歯の骨植が強固で顎堤粘膜の負担力が十分である症例（とくに上顎）では，遠心レストとしてもよい．
(2) 遊離端義歯では機能時に支台歯間線を軸として義歯が回転し，義歯床は沈下する．一方，この支台歯間線よりも前方部ではレストなどが歯面から離れる．鉤尖（維持の機能を有する）は支台歯に力を加えることなく，アンダーカットのより深い部分に移動して歯面から離開するのがよい（第16章の**図6**参照）．
(3) 遊離端義歯では前方に間接支台装置を設置することにより，義歯床の離脱（②の動き）を抑制できる（**図6**）．その場合，間接支台装置はできるだけ前方にあるほうが効果的であり，歯の形態や骨植状態，舌感などを考慮する．

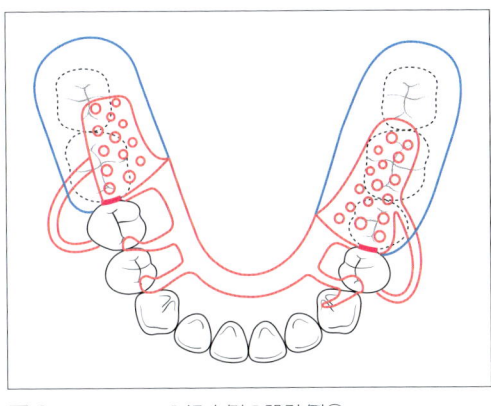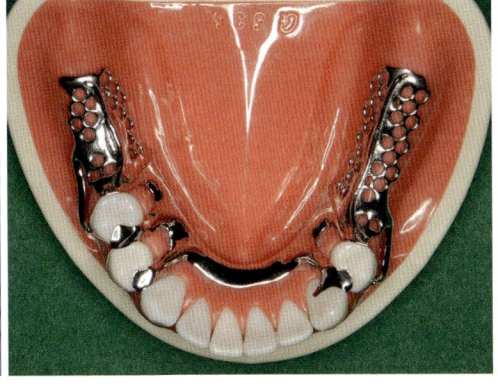

**図 6**　Kennedy Ⅰ級症例の設計例①
下顎Ⅰ級．リンガルバー，$\overline{5|4}$：RPI クラスプ，$\overline{4|}$：咬合面レスト，$\overline{|3}$：基底結節レスト．

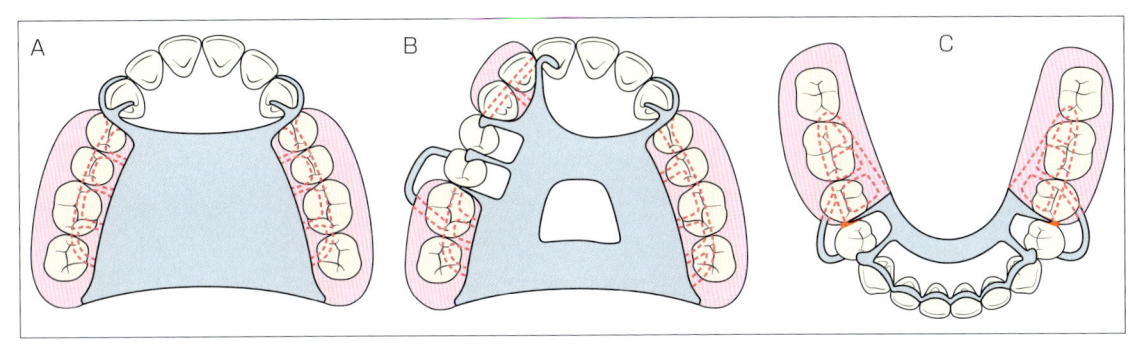

**図 7**　Kennedy Ⅰ級症例の設計例②
A：上顎Ⅰ級．パラタルプレート，$3|3$：コンビネーションクラスプ（線鉤および基底結節レスト）．
B：上顎Ⅰ級1類．前後側方パラタルストラップ，$5|$：RPI クラスプ，$4|$：咬合面レスト，$1|$：基底結節レスト，$|3$：コンビネーションクラスプ（線鉤および基底結節レスト）．
C：下顎Ⅰ級．リンガルバーと Kennedy バーの併用，$\overline{4|4}$：RPI クラスプ．

(4) 遊離端義歯床の離脱（②の動き）を抑制する間接支台装置は，遊離端部の左右的水平回転（③の動き）や欠損部歯槽頂を軸とする回転（④の動き）の抑制にも有効である．また，これらの動き（③，④）は側方滑走運動時に生じやすいが，両側の義歯床が大連結子で連結された症例ではこれらの動きが抑制される．

(5) 遊離端義歯では前方に設置するレストなどの間接支台装置のほか，大連結子によっても間接維持の効果が得られる（②，③，④の動きを抑制）．上顎では前後側方パラタルストラップなどのドーナツ形の床（**図 7B**），下顎では前歯部舌面に接触するリンガルエプロンや Kennedy バー（**図 7C**）などが該当する．

(6) 欠損歯数が多くなるほど，義歯床の外形は総義歯に近くなる．上顎義歯の床外形は上顎結節を十分に被覆し，後縁の基準はアーラインとする．下顎義歯の床外形は頬棚を覆い，後縁はレトロモラーパッドを前 1/2〜2/3 ほど被覆し，舌側は顎舌骨筋線を少し越えたところに設定する．

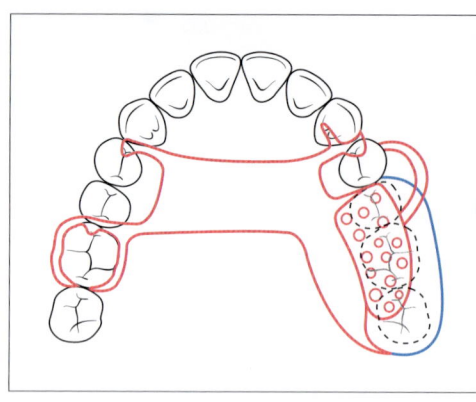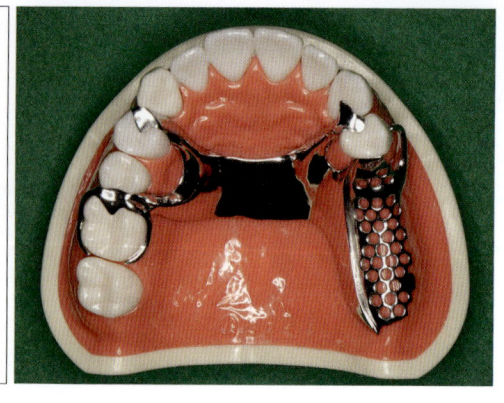

**図8** Kennedy Ⅱ級症例の設計例①
上顎Ⅱ級. パラタルストラップ, 6̲|：（環状鉤）, 4̲|：咬合面レスト, |3̲：基底結節レスト, |4̲：RPIクラスプ.

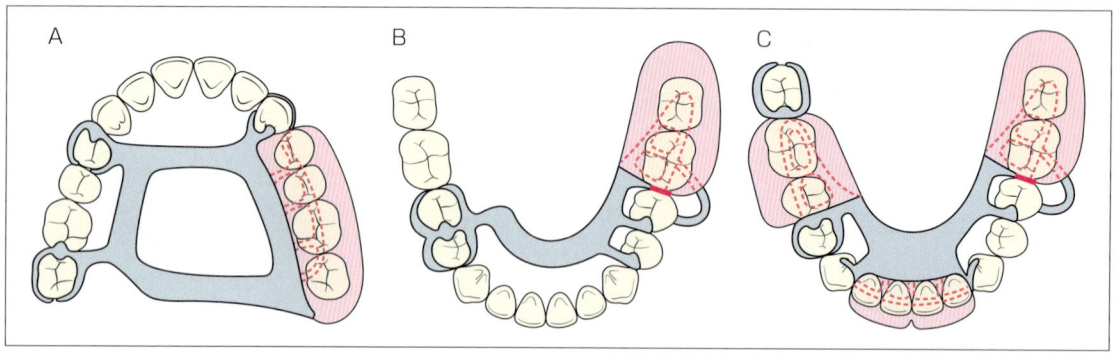

**図9** Kennedy Ⅱ級症例の設計例②
A：上顎Ⅱ級. 前後側方パラタルバー, 7̲4̲|：環状鉤, 6̲|：咬合面レスト, |3̲：コンビネーションクラスプ（唇側：線鉤）.
B：下顎Ⅱ級. リンガルバー, 5̲4̲|：双子鉤, |4̲：咬合面レスト, |5̲：RPIクラスプ.
C：下顎Ⅱ級2類. リンガルバー, 7̲4̲|：Akersクラスプ, 3̲|3̲：基底結節レスト, |5̲：RPIクラスプ.

## 2）Kennedy Ⅱ級症例（片側性遊離端欠損）の設計

　　Ⅱ級症例はⅠ級（両側性遊離端欠損）やⅢ級（片側性中間欠損）に比べ，機能時に義歯の維持や安定が得られにくい．つまり，Ⅰ級症例の項で述べた4種の動きがより顕著なので，設計に際しては十分な対策を講じる（**図8，9**）.

（1）遊離端部の沈下（①の動き）や離脱（②の動き）に対してはⅠ級と同様の考え方でよいが，欠損側に隣接する支台歯に加わる負担についてはⅠ級症例以上に注意する.

（2）通常は両側性に設計する．2歯欠損以内の症例で，残存歯の骨植が強固であれば片側で設計する場合もある（片側処理）.

（3）3歯欠損以上の症例では欠損側のみで設計するのではなく，反対側の歯根膜負担側に大連結子を利用して間接支台装置を設置する（③，④の動きを抑制，**図9A，B**）.

（4）その他，Ⅱ級症例の設計はⅠ級症例の設計とほぼ同様の考え方を適用する.

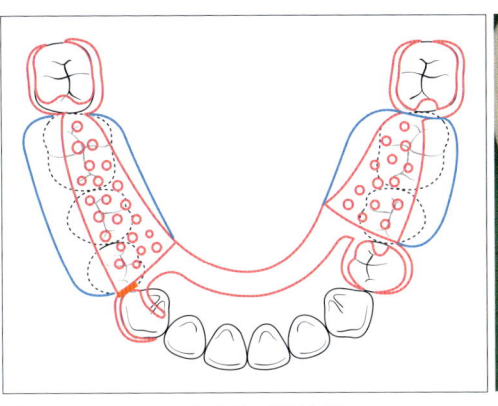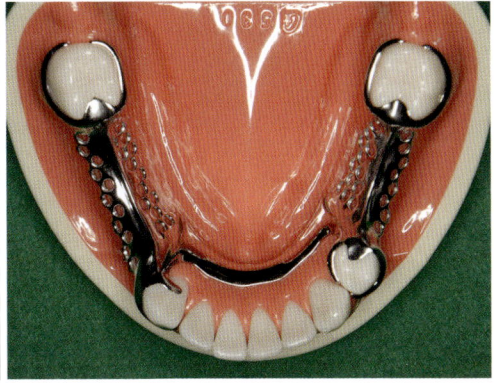

**図 10**　Kennedy Ⅲ級症例の設計例①
下顎Ⅲ級 1 類．リンガルバー，⎯7|4 7⎯：Akers クラスプ，⎯3|：線鉤および基底結節レスト．

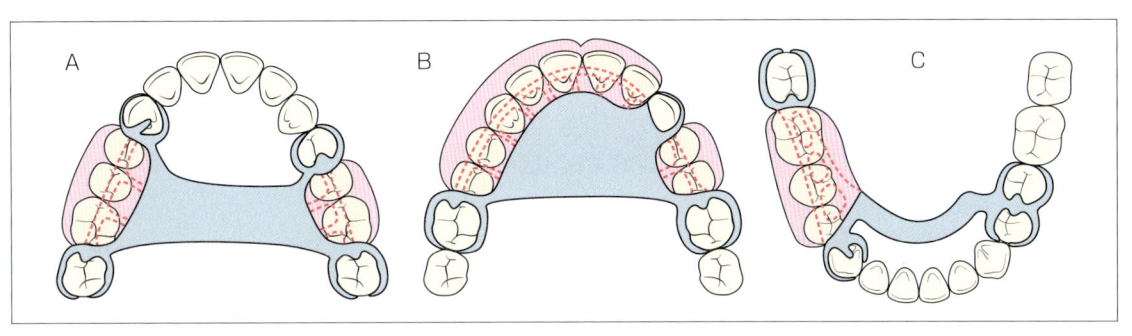

**図 11**　Kennedy Ⅲ級症例の設計例②
A：上顎Ⅲ級 1 類．パラタルストラップ，⎯7|4 7⎯：Akers クラスプ，⎯3|：コンビネーションクラスプ（唇側：線鉤）．
B：上顎Ⅲ級 1 類．パラタルプレート，6|6：Akers クラスプ，|3⎯：線鉤．
C：下顎Ⅲ級．リンガルバー，⎯7|：Akers クラスプ，⎯3|コンビネーションクラスプ（唇側：線鉤），|4 5⎯：双子鉤．

### 3）Kennedy Ⅲ級症例（片側性中間欠損）の設計

　　Ⅲ級症例では歯根膜負担を主とするが，側方力などに対処するため十分な数の支台歯を用いる（**図 10，11**）．

(1) レストは基本的には支台歯の欠損側に設置する．

(2) 義歯の維持は比較的良好なので，義歯床面積は狭くできる．

(3) 一般的にほかの級（欠損）に比べて義歯の動きは少なく，維持と安定は良好である．しかしながら，片側性中間欠損部が 1 か所の場合，支台歯間線を軸として回転するので欠損部の反対側に間接支台装置を設置する場合もある（**図 11C**）．

(4) 支台歯の二次固定（間接的な固定）を図る目的で，対側に維持を求める場合もある［対側固定（cross arch splint）］（**図 11C**）．

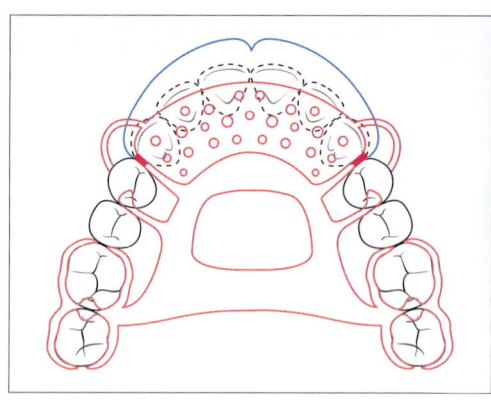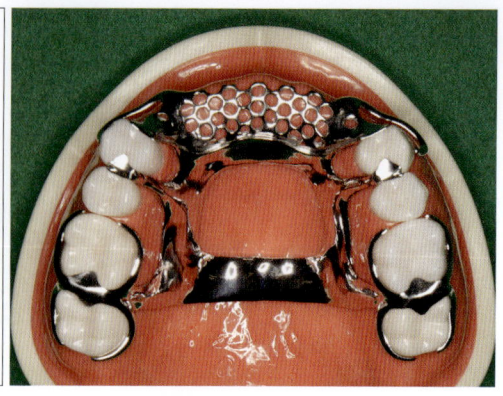

**図12** Kennedy Ⅳ級症例の設計例
上顎Ⅳ級．前後側方パラタルバー．7 6|6 7：双子鈎．4|4：RPI クラスプ．

## 4）Kennedy Ⅳ級症例（両側にまたがる前歯部中間欠損が 1 か所のみ存在）の設計

Ⅳ級症例は欠損歯数が多数であったり，外傷や腫瘍の手術などで骨欠損が大きく義歯床の床翼による補塡が必要な場合に適用する（**図12**）．前歯部が欠損しているので，審美性や構音機能の回復も考慮する．

(1) 前歯部欠損の局部床義歯であるため，前歯部で食物を咬んだ際に義歯の離脱や沈下が生じる．また，口唇圧が強く作用する場合も義歯が離脱する原因となる．そのため，欠損歯数が少なくても義歯床を広くして歯根膜負担を大きくするため支台歯を多数とする．

(2) 支台歯間線や維持線を軸とする回転（①，②の動き）を抑制するため，可能な限り後方に間接支台装置を設置する．

(3) 適切な歯根膜粘膜負担を発現させるため，欠損側に隣接する支台歯に設置するレストは近心側ではなく遠心側とすることが望ましい（**図12**）．このことにより，義歯の沈下量が減少する．

(4) 審美性の観点より，支台装置はできるだけ外観に触れない臼歯部に設置する．また同様の観点より，前歯部クラスプは鋳造鈎よりも唇側を線鈎にしたコンビネーションクラスプが望ましい．

(5) サベイングの際，義歯の着脱方向を検討することにより前歯部顎堤唇側のアンダーカット量を少なくでき，床縁を長く伸ばせる．前歯部の床翼はリップサポートにも関与するため，審美性の観点からも重要である．

＊上顎前歯部欠損を伴う症例は，すべての級（Ⅰ～Ⅳ級）で義歯床の面積を広くし支台歯の数を増やして（通常4歯以上）維持力を向上させる．

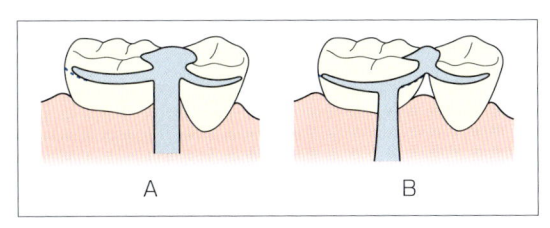

**図 13**　鉤脚の設計例①
A：通常の形態．B：双子鉤の鉤脚が歯間乳頭部を避けて
走行するよう設計されている．　　　　　（Öwall, 1974.）

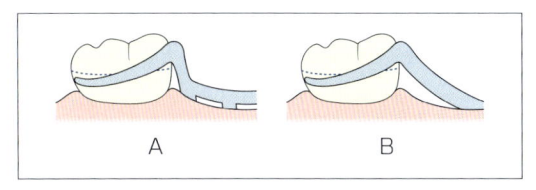

**図 14**　鉤脚の設計例②
A：通常の形態．B：Akers クラスプの鉤脚が欠損側の辺
縁歯肉や乳頭部歯肉を避けて走行するよう設計されてい
る．

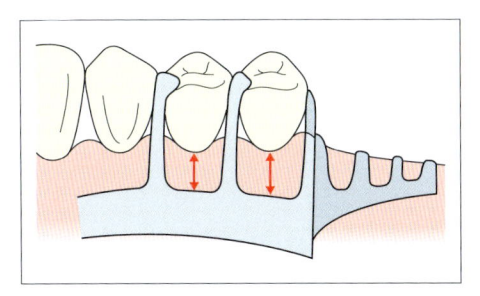

**図 15**　下顎大連結子の辺縁の設定と辺縁歯肉と
の関係
自浄性を低下させないため，通常下顎では 3 mm
以上離す．

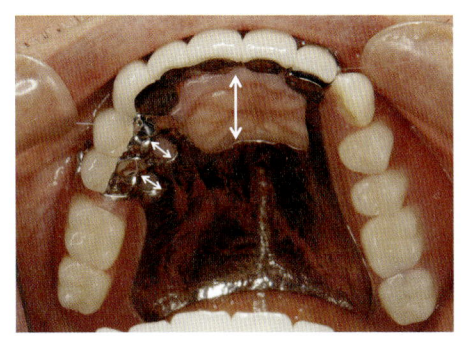

**図 16**　辺縁歯肉から適切に離されている大連結
子（矢印）

## Ⅳ　歯周組織と残存歯の衛生を考慮した設計

　局部床義歯は支台歯の歯周組織や残存歯に接触あるいは近接しており，自浄作用が低下し
歯および義歯にプラークが付着しやすい．さらに，このプラークが齲蝕や歯周病を惹起し，
義歯に付着したデンチャープラークは義歯性口内炎の原因となる．そのため，義歯の設計に
際しては舌や頬などによる機能刺激を受けやすくし，食物や唾液の流れが妨げられないよう
考慮する．

### 1）クラスプ

　クラスプではその鉤脚や鉤体と支台歯の間に死腔が生じ，プラークが付着しやすい．この
対策として鉤脚の走行は歯間乳頭部を避け，歯冠舌側の中央部を走行させる設計もある（**図
13**）．また，鉤体から維持格子まで斜走し，欠損側歯肉部を広く開放している鉤脚も提唱さ
れている（**図 14**）．

### 2）大連結子

　残存歯辺縁歯肉の自浄性を低下させないため，大連結子は通常，上顎で 5 mm 以上，下顎
で 3 mm 以上辺縁歯肉から離す（**図 15，16**）．また，口腔内の状況（たとえば下顎であれば

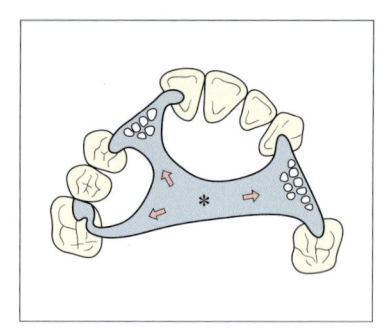

**図 17** 上顎大連結子の一例
上顎で 5 mm 以上辺縁歯肉から離すという従来の原則をさらに強調した設計となっている.
（歯学生のパーシャルデンチャー 第 5 版. p.185 より）

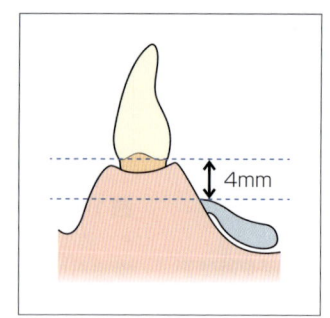

**図 18** サブリンガルバー
（歯学生のパーシャルデンチャー 第 5 版. p.185 より）

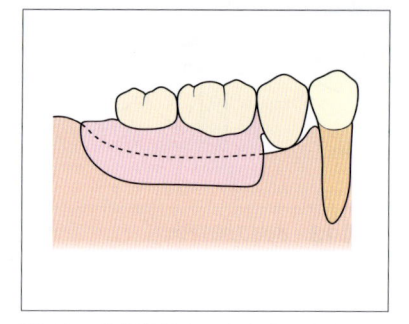

**図 19** 遊離端義歯の支台歯に隣接する人工歯の設計例
支台歯に隣接する人工歯をポンティック状とする.
（歯学生のパーシャルデンチャー 第 5 版. p.185 より）

口腔底の広さなど）や間接維持効果の観点より，残存歯に接触させる場合は前歯部であれば基底結節上，臼歯部であればサベイライン上に大連結子の辺縁を設置する．上記の原則をさらに拡大し，上顎では大連結子の辺縁を歯肉縁からかなり離したものも提唱されている（**図17**）．下顎では，口腔底が浅い症例に舌側溝と舌の下方に設置されるサブリンガルバーは，辺縁歯肉を清潔に保つ理にかなっている（**図18**）．サブリンガルバーは前歯部を保護し，バーの強度を上げるため断面形態をL字に近似させている．

### 3）人工歯

　自浄性を高めるため，遊離端義歯の支台歯に隣接する人工歯には床を付与せず，人工歯基底面をポンティック状に粘膜面に接触させる技法もあり，スカンジナビア諸国で提唱されている（**図19**）.

## Ⅴ 少数歯残存症例の設計

　少数歯残存症例には，前歯部のみ残存する症例，孤立した 1～2 歯の小臼歯，大臼歯のみが残存する症例など種々のパターンがある．残存歯数が少ない症例ほど，咬合力に対しては一般的に粘膜負担の割合を多くした局部床義歯となる．そのため，床外形は総義歯に近くなる．補綴装置としては，①通常のクラスプを用いた義歯のほか，②義歯と強固に連結するテレスコープクラウンを支台装置とすることにより義歯の動きを可及的に少なくする義歯（リジッドサポート），③歯根を被覆したオーバーデンチャー（第 29 章参照）などがある．また，孤立歯は傾斜し骨植が弱いことが多いため，孤立歯がある症例では歯冠部を利用しクラスプの支台歯とするか，歯冠部を除去してオーバーデンチャーとするか，あるいは抜歯するかなどの診断が必要となる．

# フレームワークの製作

**学修の目標**

1 金属床義歯の特徴について説明できる.
2 フレームワークにおける各部の名称について説明できる.
3 フレームワークの製作手順について説明できる.
4 フレームワークの試適について説明できる.
5 フレームワーク用金属について説明できる.

金属床義歯における金属の骨格部分をフレームワークという. フレームワークは義歯床の一部, 連結子, 維持格子および支台装置を構成要素とし, 通常, ロストワックス法を用いて一塊鋳造 (ワンピースキャスト) により製作される.

## I 金属床義歯の特徴

フレームワーク, 人工歯および床用レジン製の義歯床で構成される義歯を金属床義歯という (**図1**). これに対して, 支台装置と連結子 (一塊鋳造ではなく個別に製作), および床用レジン製の義歯床で構成される義歯をレジン床義歯という (**図2**). 金属床義歯とレジン床義歯の比較を**表1**に示す. 部分歯列欠損症例に対する金属床義歯もしくはレジン床義歯の選択は, 治療目的, 病態, 製作期間, 治療費, 患者の希望などを考慮して決定する.

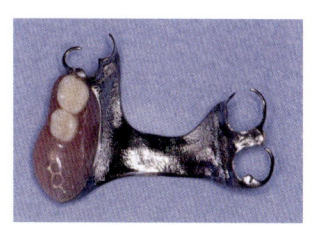

**図1** 金属床義歯
上顎部分歯列欠損症例
(Kennedy II級)

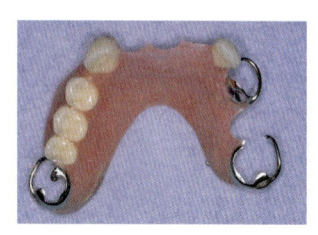

**図2** レジン床義歯
上顎部分歯列欠損症例
(Kennedy III級1類)

**表1** 金属床義歯とレジン床義歯の比較

| | 金属床義歯（レジン床との比較） | レジン床義歯（金属床との比較） |
|---|---|---|
| 長所 | ・機械的強度に優れる（破折しにくい）.<br>・床や連結子を薄く, 狭くできる.<br>・装着感が良好である.<br>・吸水性がほとんどなく清掃性に優れる.<br>・熱伝導率が大きいことから温度感覚を損ないにくい.<br>・設計の自由度が大きい. | ・応用範囲が広い（最終義歯のほか, 暫間義歯, 即時義歯, 治療用義歯などにも応用できる）.<br>・製作および修理が比較的容易である.<br>・安価である. |
| 短所 | ・義歯完成後における床や連結子の調整が困難である.<br>・修理や人工歯の追補が困難な場合が多い.<br>・高価である. | ・機械的強度が弱い.<br>・装着感にやや難がある. |

金属床の長所/短所では, レジンと比較した場合の金属の一般的な特徴がほぼ該当している点に注意する.

## Ⅱ──フレームワークにおける各部の名称

　フレームワークの一例と各部の名称を**図3**に示す（製作手順と構造との詳細な関連性については，本章のコラム参照）．

## Ⅲ──フレームワークの製作手順 （図4〜27）

①作業用模型の咬合器装着　　　⑤ワックスアップ
②サベイング，本設計　　　　　⑥型ごと埋没
③複印象前の準備　　　　　　　⑦鋳造，研磨，完成
④複印象の採得，耐火模型の製作・完成

　ワックスパターンを変形させることなく一塊で作業用模型から取り外すことは困難なことから，型ごと埋没が不可欠である．

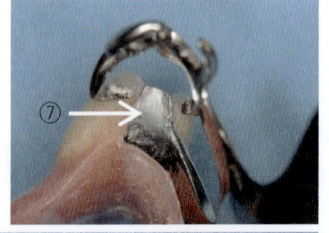

**図3**　フレームワーク各部の名称
①外側フィニッシュライン．②内側フィニッシュライン．③維持格子．④ティッシュストップ．⑤大連結子．⑥小連結子．⑦隣接面板．⑧支台装置．

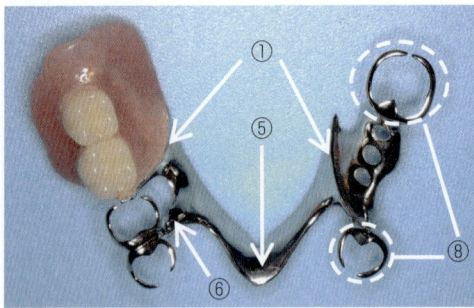
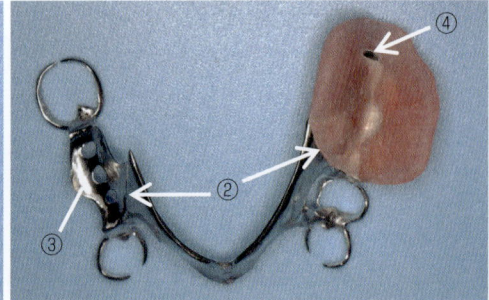

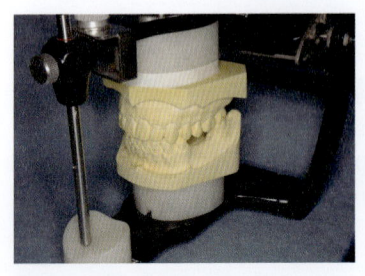

**図4**　作業用模型の咬合器装着
作業用模型を咬合器に装着し，対合関係や対向関係を確認する．

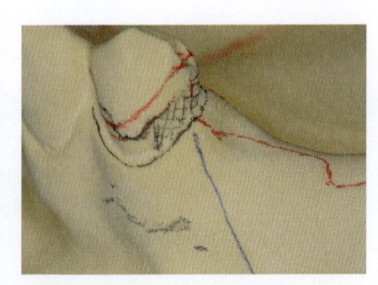

**図5**　サベイング
サベイライン，ブロックアウトラインを描記する．そして，レスト，床，連結子，維持格子，隣接面板，支台装置の各々の外形線を記入していく．

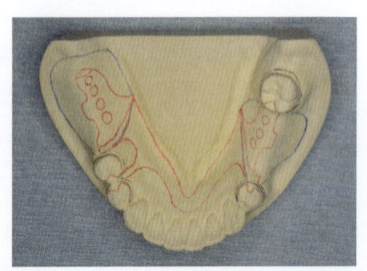

**図6**　完成した本設計
金属部は赤，レジン部は青，その他（サベイライン，ブロックアウト部，リリーフ部）は黒で表記する．

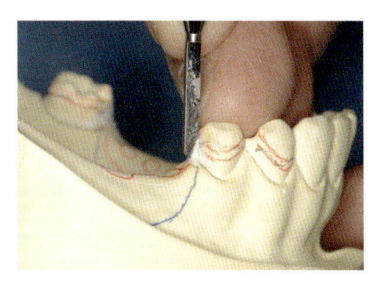

**図7**　複印象前の準備①（石膏による
　　　　ブロックアウト）
床用レジンのブロックが目的である.
骨隆起部は, スズ箔などを用いてリ
リーフを行う. いずれも, 流ろう操作
で除去されない材質を用いる.

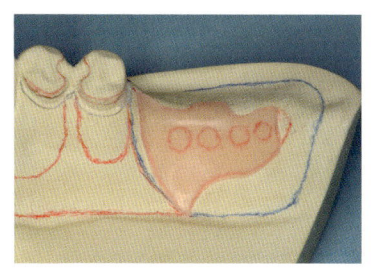

**図8**　複印象前の準備②（シートワッ
　　　　クスの圧接）
維持格子部のスペーサーとして, 均一
な厚さのシートワックス（26 ゲージ）
を圧接する. 維持格子部, 内側フィ
ニッシュラインおよびティッシュス
トップを付与する（本章コラム参照）.

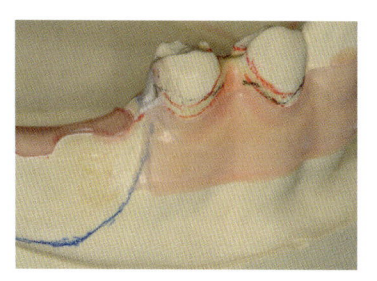

**図9**　複印象前の準備③（ワックスス
　　　　テップの付与）
ワックスアップを容易にするため,
ワックスステップを付与する. ワック
スステップの上縁は, 鉤腕の下縁と一
致させる.

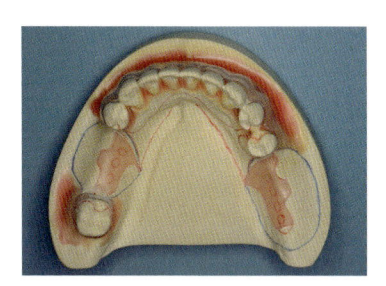

**図10**　複印象前の準備④（ワックス
　　　　　によるブロックアウト）
複印象材のブロックが目的である. 上
顎口蓋部では必要に応じてビーディン
グを行う（第 13 章コラム参照）.

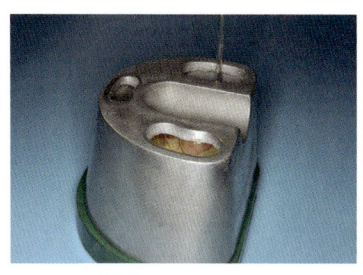

**図11**　複印象の採得①（ここでは複印
　　　　　象材に寒天印象材を使用）
作業用模型を寒天印象用フラスク内に
セット後, 加熱・軟化した寒天印象材
（約 50℃）を注入する.

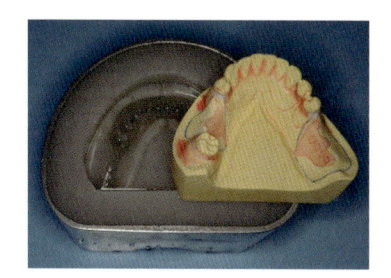

**図12**　複印象の採得②（作業用模型
　　　　　の取り出し）
寒天印象材が完全に硬化した後, 作業
用模型をフラスク内から取り出す.

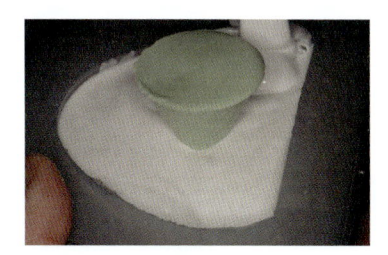

**図13**　耐火模型の製作
クルーシブコーンをスプルー孔部と接
合させた後, 採得した複印象面に耐火
模型材を注入する.

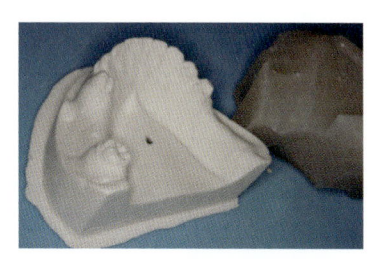

**図14**　耐火模型の取り出し
耐火模型材が硬化した後, 周囲の寒天
印象材を分割, 除去して, 耐火模型を
取り出す.

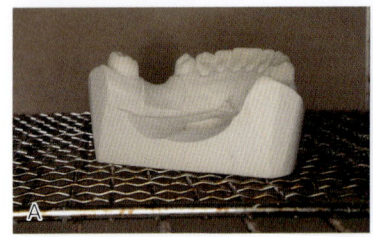
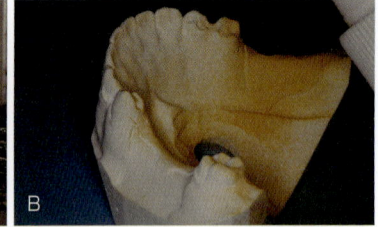

**図15** 耐火模型の乾燥と表面処理
耐火模型を乾燥機で乾燥（約120℃，30分間）させた後（A），耐火模型全体に表面処理剤を噴霧する（B）.

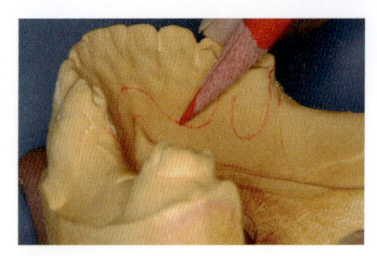

**図16** 耐火模型への外形線の転写
床および大連結子の辺縁外形線を耐火模型上に転写する.

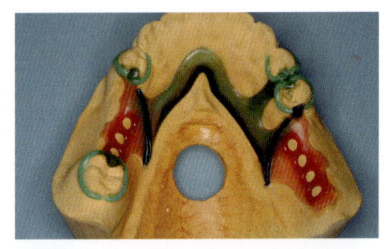

**図17** ワックスアップ
既製のワックスパターンやワックスを用いて，フレームワークのワックスアップを行う.

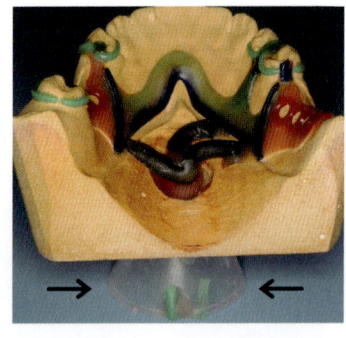

**図18** スプルーイング
耐火模型の裏面にスプルーコーン（矢印）を挿入し，スプルーを植立する.

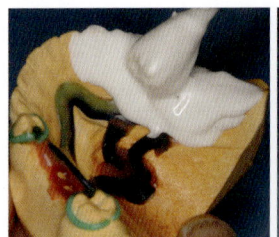

**図19** 型ごと埋没①（一次埋没）
耐火模型上のワックスパターン全体を覆うとともに，気泡が混入しないよう，耐火模型材を築盛する.

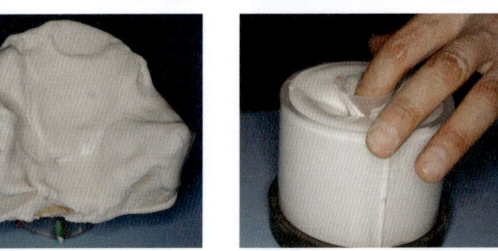

**図20** 型ごと埋没②（二次埋没）
一次埋没が完了した耐火模型を，耐火模型材で満たした埋没用リング内に型ごと埋没する.

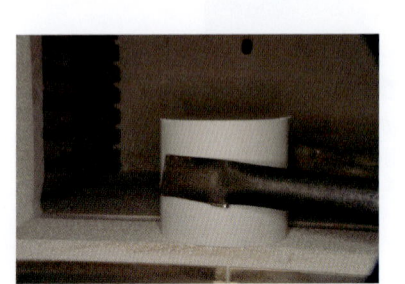

**図21** ワックスの焼却
埋没用リングを撤去した後，埋没体を焼却炉内にセットし，ワックスを焼却する．室温から1時間で300℃に昇温・係留（1時間）した後，1時間で800℃に昇温・係留（2時間）する.

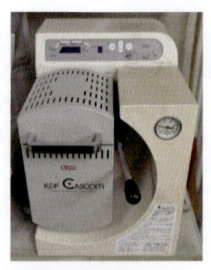

**図22** 鋳造
高周波真空鋳造機を用いて，コバルトクロム合金による鋳造を行う(リングレス鋳造).

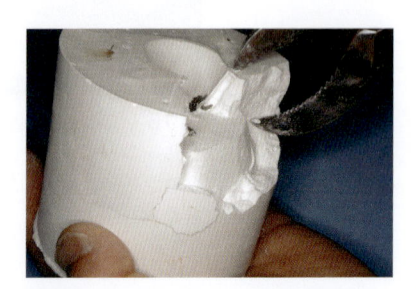

**図23** 割り出し
鋳型が素手で保持可能になったことを確認した後，石膏鉗子を用いて鋳造体を割り出す.

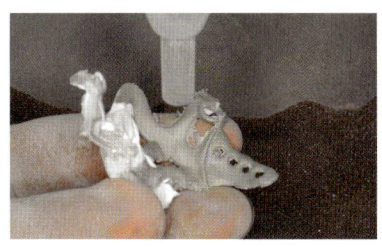

**図24** 耐火模型材の除去
酸化アルミナ（φ220 μm）をサンドブラストし，鋳造体の表面に付着している耐火模型材や酸化被膜を除去する.

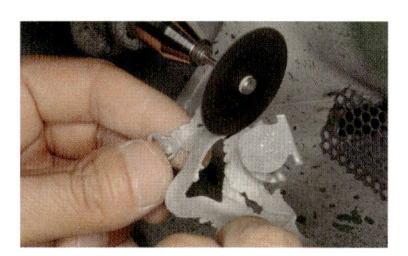

**図25** スプルーの切断
カッティングディスクなどを用いて，スプルーを切断する.

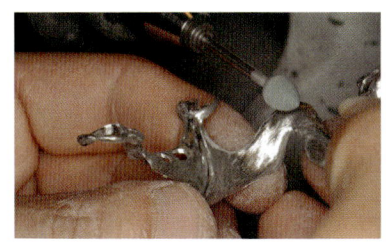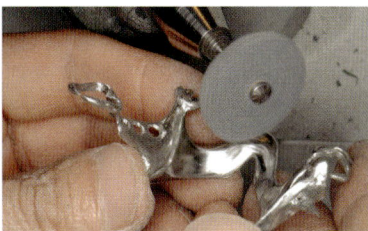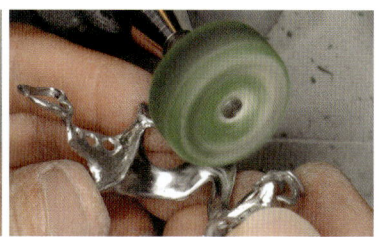

**図26** 研磨
カーボランダムポイント，電解研磨，シリコーンポイント，バフなどを用いて研磨する.

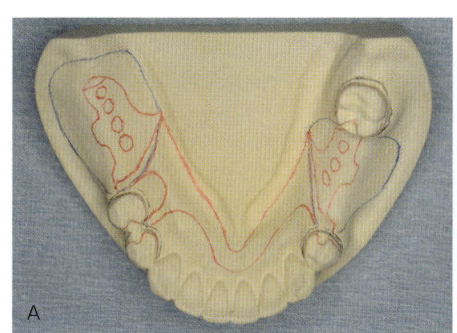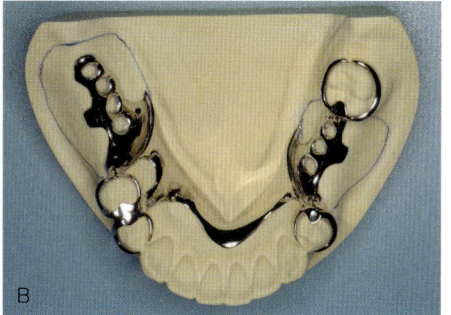

**図27** 完成したフレームワーク
本設計したフレームワーク（A）が，そのとおりに完成している（B）.

## Ⅳ　フレームワークの試適

### 1）支台歯との適合性

　フレームワークの支台装置部を支台歯上に置き，指頭を全レスト上に同時にあてがって徐々に着脱方向と平行に中等度の力を加え，フレームワークを挿入する.このとき術者による異常な抵抗感や，患者が支台歯の圧迫感を訴えてスムーズに挿入できない場合，鉤体，鉤肩あるいは小連結子部における干渉の有無を適合試験材などにより確認し，必要に応じて削合研磨する.レストとレストシートの緊密な適合をもって，フレームワークと支台歯との適合試験を完了する.

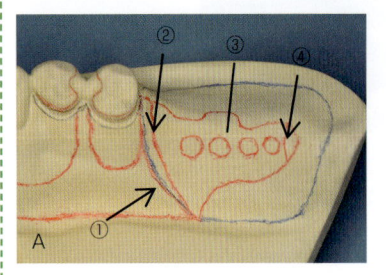

**図A** 本設計が完了した作業用模型
大連結子と維持格子の接合部がフィニッシュライン（①外側，②内側）となる.

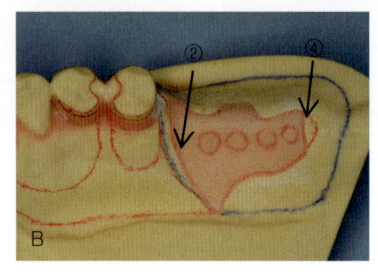

**図B** スペーサー（シートワックス）の圧接
床用レジンのためのスペースを確保する目的で，作業用模型上の維持格子（③）の外形線に一致させて，シートワックスを圧接する．圧接したシートワックスの遠心端部（φ2～3mm）はカットし，維持格子が作業用模型顎堤粘膜部と接するティッシュストップ（④）とする.

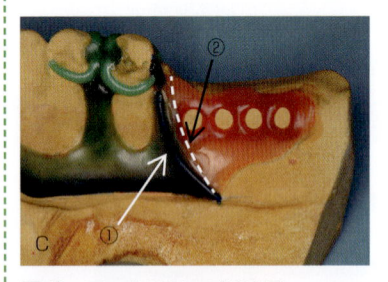

**図C** ワックスアップの完了
圧接したシートワックス部が，耐火模型上では凸状態となり，この凸形状の上に維持格子部のワックスアップを行うことになる．圧接したシートワックスの近心端部（点線部）が内側フィニッシュライン（②）となる.

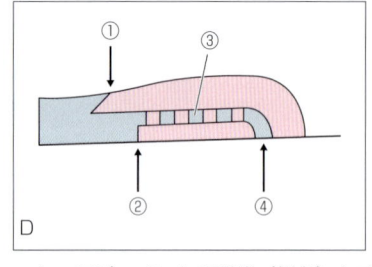

**図D** フィニッシュライン（床用レジンとフレームワークとの接合境界線）の断面を示す模式図（**図G, H**の赤線による断面図）

・外側フィニッシュライン（①，**義歯床研磨面部**）：床用レジンと移行的に研磨する目的で，スカーフジョイントの形態（鋭角）とする.

・内側フィニッシュライン（②，**義歯床粘膜面部**）：床用レジン填入時の気泡混入を防ぐ目的で，バットジョイントの形態（直角）とする.

・**維持格子（③）**：フレームワークと床用レジンを機械的に結合，保持させる部分.

・**ティッシュストップ（④）**：床用レジン填入時の圧によるフレームワークの変形や位置の移動を防ぐ.

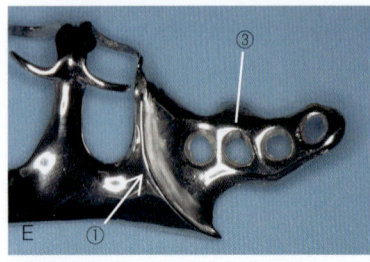
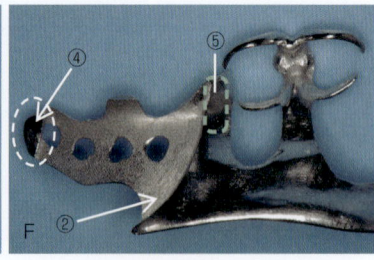

**図E, F** フレームワーク
E：義歯床研磨面観.
F：義歯床粘膜面観.

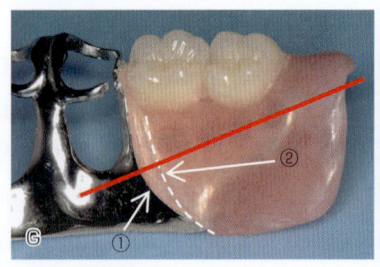
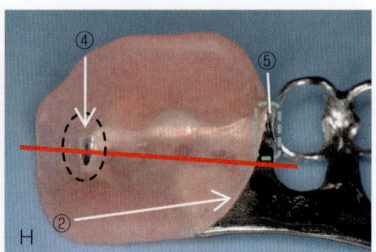

**図G, H** 完成義歯
⑤の部分は，欠損側支台歯隣接面の義歯床粘膜面部で不潔になりやすい．義歯床の一部を金属にすること（メタルタッチ）で清掃性の向上を図る.
赤線による断面図を**図D**に示した.

### 2）顎堤および歯槽部粘膜との適合性

　フレームワークの床部や大連結子部と口腔粘膜との適合性に関しては，フレームワーク装着時に過度な圧迫や疼痛がある場合のみ，当該部の適合試験を実施し，削合研磨を行う．ただし，過度あるいは不適切な調整を避けるため，顎堤および歯槽部粘膜との最終的な適合性の確認，調整は，金属床義歯の完成時に行う．

### 3）着脱の容易さ

　レストとともに鉤腕が的確に支台歯に適合していることを確認した後，フレームワークが適度な力でスムーズに着脱できることをチェックする．必要に応じて鉤尖の屈曲や削合を行い，維持力を調整する．

### 4）レストおよび鉤肩の咬合調整

　1）〜3）が完了した後，咬合紙などの咬合接触検査材により，タッピング運動や側方滑走運動を行わせて，咬合干渉の有無を確認する．必要に応じて咬合調整を行い，フレームワーク装着前の咬合と一致するかを確認する．

## Ⅴ　フレームワーク用金属

　現在，金属床義歯のフレームワークに使用されている金属には，非貴金属合金のコバルトクロム合金およびチタン合金，貴金属合金のタイプ4金合金および白金加金などがある．フレームワーク用金属の機械的性質を**表2**に，各フレームワーク用金属の比較を**表3**に示す．

### 1）コバルトクロム合金

　タイプ4金合金と比較して，コバルトクロム合金はほぼ同様の長所を有するが，①比重は小さく（約1/2），②高弾性率（約2倍）で，③価格が廉価であることから，主要なフレームワーク用金属として利用されている．ただし，タイプ4金合金と比較して，①鋳造収縮率が大きい（約1.3倍）ため適合性がやや劣る，②硬い（約1.2倍）ため研磨がやや困難である，③溶融点が1,300〜1,500℃と高温であることから特殊な技工設備を必要とする，④修理（ろう付けなど）が困難である，などの短所もある．

### 2）タイプ4金合金・白金加金

　硬化熱処理によって十分な強度を発揮するなど，機械的性質とともに適合性に優れている．鋳造，研磨などの技工操作性が良好で，製作に特殊な技工設備を必要としないなど，歯科材料学的には理想的なフレームワーク用金属といえる．ただし，コバルトクロム合金と比較すると，機械的強度がやや劣るため大連結子部はやや厚くする必要がある．そして，比重が大きいためフレームワークが重くなり，かつかなり高価となることから一般的とはいえない．なお，白金加金は18カラット程度の金合金に白金を約5%加えた合金であり，タイプ4金合金と同程度の機械的性質を有する．

**表2** フレームワーク用金属の機械的性質

| | | 比重 | 引張強度 (MPa) | 耐力 (MPa) | 伸び (%) | 硬さ (Hv) | 融点 (℃) | 鋳造収縮率 (%) |
|---|---|---|---|---|---|---|---|---|
| コバルトクロム合金[※1] | | 8.4 | 700〜1,075 (685 以上) | 520〜850 (500 以上) | 3.5〜11 (2 以上) | 325〜385 | 1,310〜1,400 | 1.8〜2.5 |
| タイプ4金合金[※2] | | 15.0〜15.2 | 810〜814 | 640〜790 (450 以上) | 6〜10 (3 以上) | 285〜320 | 920〜980 | 1.5 |
| 白金加金 | | 15.0〜16.9 | 686〜860 | 575〜810 | 3〜16 | 245〜315 | 950〜995 | 1.4 |
| チタン合金 | | 4.5 | 700〜950 | 890〜1,060 | 5〜25 | 200〜320 | 1,300〜1,600 | 1.6〜1.8 |
| 純チタン[※3] | 第2種 | 4.5 | 340〜510 | 215 以上 | 23 以上 | 110 以上 | 1,668 | 1.6 |
| | 第3種 | 4.5 | 480〜620 | 345 以上 | 18 以上 | 150 以上 | | |
| | 第4種 | 4.5 | 550〜750 | 485 以上 | 15 以上 | 180 以上 | | |

タイプ4金合金, 白金加金の値は硬化熱処理後のデータ. ( ) は JIS 規格の値.
[※1]: JIS T6115-1998.　[※2]: JIS T6116-2005.　[※3]: JIS H4650-2007.

**表3** フレームワーク用金属の比較

| | 色調 | 硬さ | 弾性率 | 鋳造性 | 研磨 | 調整・修理 (ろう付け など) | 耐食性 | 生体 適合性 |
|---|---|---|---|---|---|---|---|---|
| コバルトクロム合金 | 銀白色 | 硬い | 200〜220 | やや劣る | やや困難 | かなり困難 | 優れる | 優れる |
| タイプ4金合金・白金加金 | 黄金色 | 適度 | 100 | 良好 | 容易 | 容易 | 優れる | 優れる |
| チタン合金・純チタン | 暗い銀白色 | 適度 (純チタンは やや軟らかい) | 100〜126 | やや困難 | やや困難 | かなり困難 | 優れる | 優れる |

### 3) チタン合金・純チタン

　純チタンは酸素や鉄などの不純物の含有率により, JIS 規格で第1種から第4種まである. 純チタンの第3種は優れた生体適合性と十分な機械的性質を有することから, 総義歯 (全部床義歯) のフレームワークに適するとされている. しかし, 純チタンの第1種はタイプ1金合金とほぼ同程度の機械的性質を示すなど, 純チタンのままでは機械的強度や弾性率が不十分なため, 局部床義歯のフレームワーク用金属には適していない.

　チタンを合金化すると機械的性質と鋳造性が向上し, 局部床義歯のフレームワーク用金属として応用が可能になる. チタン合金 (現在, Ti-6Al-7Nb のみ) は機械的強度および耐食性に優れるとともに比重が小さい, 生体適合性が優れているなどの特徴を有しているが, 溶融点が 1,300〜1,600℃と高温であることから, コバルトクロム合金と同様に特殊な技工設備を必要とする.

## 第23章

# 人工歯の排列，歯肉形成，ならびにろう義歯の試適

## I 人工歯排列と咬合様式

　顎間関係の記録が完了したら，人工歯の排列を行う．個々の患者に合わせて選択した人工歯を前歯部，臼歯部の順に咬合器上で排列する．前歯部人工歯は審美性，構音機能の改善に寄与し，臼歯部人工歯は咀嚼能力の改善に重要な役割を果たす（**図1**）．

### ❶ 人工歯排列

#### 1）前歯部人工歯の排列

　前歯部人工歯は，咬合採得の際に咬合床を用いて決定したリップサポートに合わせて排列する．上顎咬合堤唇面の豊隆に人工歯唇面を一致させて排列し，審美性を考慮した排列を行う．排列は，咬合堤に記入した標示線を基準にして行う（**図2**）．

①正中線：正中線は顔面の正中に合わせて記入する．左右中切歯人工歯の正中を正中線に一致させて排列する．

②口角線：上顎左右犬歯遠心側の排列位置の基準とする．

③鼻（翼）幅線：上顎左右犬歯尖頭の排列位置の基準とする．

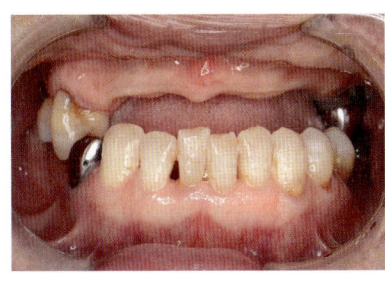
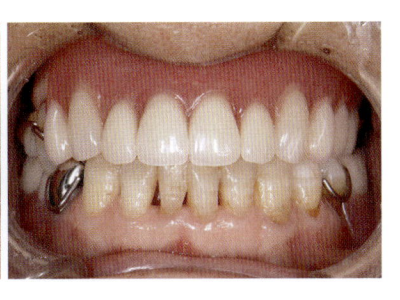

**図1** 義歯による形態の回復

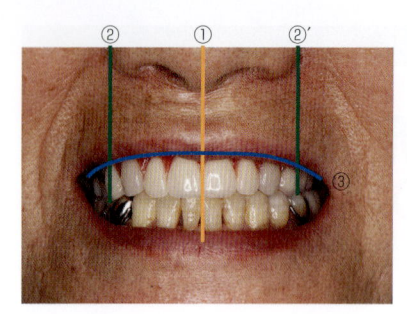

**図2** 標示線
①：正中線，②～②'：鼻（翼）幅線，
③：上唇線.

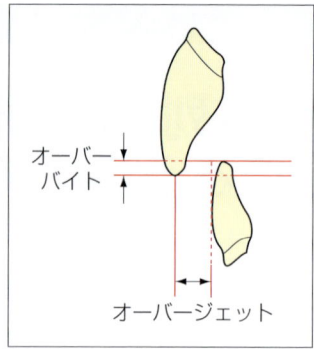

**図3** オーバーバイトと
オーバージェット

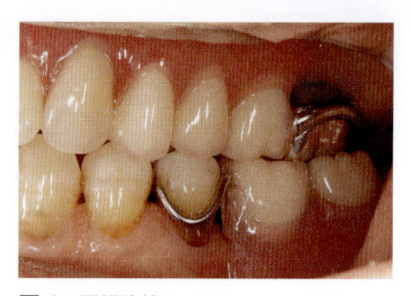

**図4** 辺縁隆線
人工歯の辺縁隆線は残存歯の辺縁隆線の
高さと一致させる.

④上唇線，下唇線（笑線，スマイルライン）：咬合して笑い，上唇あるいは下唇を最大に挙上あるいは下制した位置である．上唇線は上顎前歯部人工歯歯頸線の位置の基準であり，下唇線は下顎前歯部人工歯歯頸線の位置の基準である．

⑤微笑線（スマイリングライン）：微笑時の下唇の彎曲線であり，上顎前歯部人工歯切縁の排列位置の基準である．

　これらの標示線を基準として，前歯部人工歯の排列を行う．対合歯との位置関係により基準どおりに排列を行うことが困難な症例では，対合歯との位置関係を優先して排列を行うことになる．SPA要素（性別：sex，性格：personality，年齢：age の3要素）を考慮しながら，自然感が得られるように排列する．上下顎前歯部人工歯の排列によりオーバーバイト（垂直被蓋）およびオーバージェット（水平被蓋）が生じる（**図3**）．この被蓋は構音機能に影響を与える．

## 2）臼歯部人工歯の排列

　臼歯部人工歯の排列は，採得された垂直的・水平的顎間関係で装着した咬合器上で咬合平面と残存歯を基準に行う．遠心の排列限界は，下顎臼歯部人工歯遠心がレトロモラーパッドの前縁もしくは顎堤斜面の前縁におさまる位置である．また，臼歯部人工歯の排列は付与する咬合様式に合わせて行う必要がある．臼歯部人工歯排列では，以下の事項を考慮して行う．

①隣接歯の位置と高さ：欠損部と隣接する残存歯の位置および高さと調和するように人工歯を排列する．人工歯の辺縁隆線は残存歯の辺縁隆線の高さに一致させるよう排列し，食片圧入を防止する（**図4**）．

②対合歯の位置と高さ：対合歯が存在する場合には，対合歯に嵌合するように排列を行う．対合歯との位置関係から緊密な嵌合が困難な場合には，人工歯の削合を行いながら対合歯と嵌合させるよう排列を進める．オーバージェットが少ない場合には咬傷の原因となるので注意する（**図5**）．

③歯槽頂の位置：欠損部顎堤の歯槽頂に咬合圧が加わるように臼歯部人工歯を排列する．臼歯部人工歯を歯槽頂上に排列し，顎堤の傾きに垂直に排列することで，歯槽頂の方向に咬

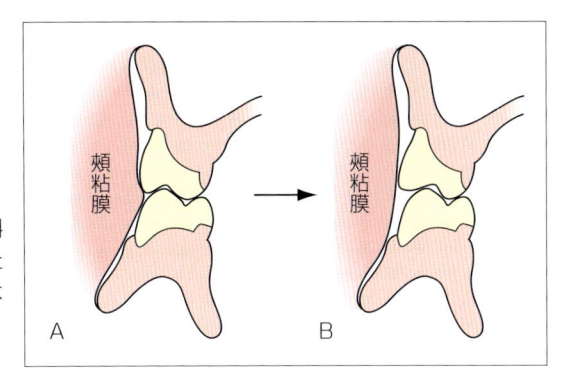

**図 5　オーバージェットの付与**
A では下顎頬側咬頭外斜面と上顎頬側咬頭内斜面の間のオーバージェットが不足しているため，頬粘膜を巻き込み咬頬が生じるため，B のようにオーバージェットを付与する必要がある．
(無歯顎補綴治療学第 4 版．p.261．より)

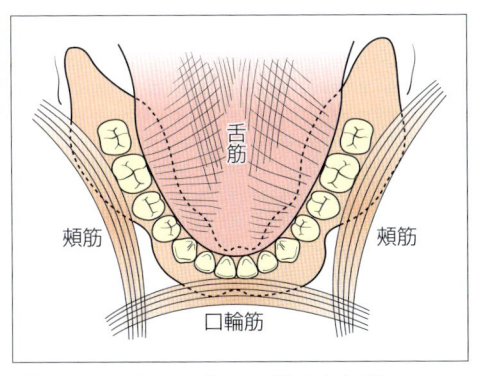

**図 6　ニュートラルゾーン（筋圧中立帯）**
(無歯顎補綴治療学第 4 版．p.219．より)

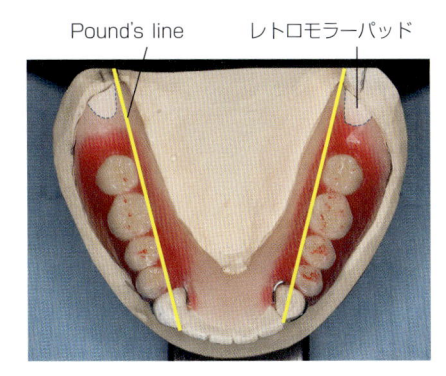

**図 7　Pound's line**

合圧を効果的に伝達できる．

④**ニュートラルゾーン（筋圧中立帯）**：とくに多数歯欠損では外側からの口輪筋と頬筋，内側からの舌筋の筋圧が均衡した領域に人工歯を排列し，義歯の安定を図る（**図6**）．

⑤**舌房**：臼歯部人工歯の排列位置が舌側に偏ると舌房が阻害され，不快感を生じるとともに構音障害や咬舌などの症状を呈することがある．下顎臼歯部人工歯舌側面の舌側への排列限界の基準として Pound's line（パウンドライン）がある．Pound's line は下顎犬歯の近心隅角とレトロモラーパッドの内側を結んだ線であり，模型上でも確認することができる（**図7**）．

⑥**調節彎曲**：臼歯部人工歯による咬合誘導を付与する場合には，調節した顆路傾斜によって調節彎曲を付与することでバランストオクルージョンを構成する（**図8**）．

## ❷ 咬合様式

局部床義歯（部分床義歯）に付与する咬合様式は，欠損歯数や欠損部位によって異なる．

### 1）前方残存歯による咬合誘導がある場合

残存歯による誘導が可能な場合には，残存歯の咬合様式に準じて残存歯による咬合誘導を行う．残存歯の誘導部位により犬歯誘導咬合あるいはグループファンクションとなることが

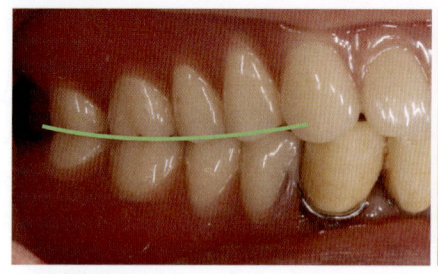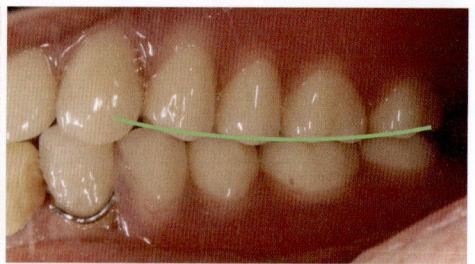

**図8** 調節彎曲

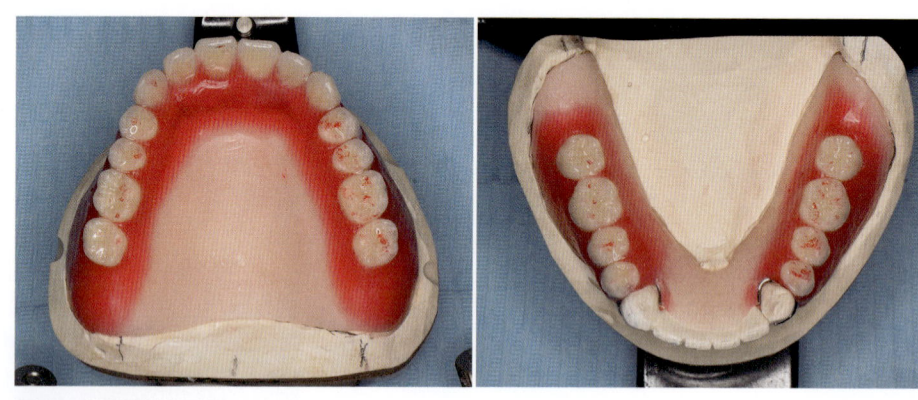

**図9** 咬頭嵌合位の削合
咬合紙の印記が強い部分を削合する．咬合接触面積の広い部分は点接触となるように削合する．

多い．この場合，臼歯部人工歯には咬頭嵌合位における咬合接触のみを付与し，偏心位においては接触させない臼歯離開咬合を付与する．

### 2）前方残存歯による咬合誘導がない場合

人工歯による誘導を付与する．咬合様式は欠損歯数や欠損部位によって異なり，片側性平衡咬合あるいは両側性平衡咬合を付与する．対顎が無歯顎の場合には，無歯顎の咬合様式に準じる．咬合器上で平衡咬合を付与するためには，フェイスボウトランスファーによる咬合器装着と顆路の調節を行い，患者の顆路と調和した誘導を人工歯に付与する必要がある．

## ❸ 人工歯の削合

人工歯の排列を行った後に人工歯の削合を行う．咬合紙で咬合接触状態を印記しながら咬頭嵌合位の削合，次いで偏心運動時の削合を行う．

### 1）咬頭嵌合位の削合

機能咬頭の咬合接触を保存し，辺縁隆線や窩を削合する．左右均等に多くの咬合接触点が得られるように削合を進める（**図9**）．

### 2）偏心運動時の削合

　咬頭嵌合位での接触を保存しながら，偏心運動時の削合を行う．前方残存歯による誘導がある場合には，偏心運動時に生じる臼歯部人工歯の接触部位はすべて削合し，臼歯部を離開させる．臼歯部人工歯での誘導を行う場合には，作業側は BULL の法則すなわち，上顎頬側咬頭内斜面（buccal upper），下顎舌側咬頭内斜面（lingual lower）で削合し，平衡側も接触させる場合には上顎舌側咬頭を保存し，下顎頬側咬頭内斜面を削合する．

## Ⅱ　歯肉形成

　人工歯排列が完了したら，歯肉形成を行う．歯肉形成は審美性，清掃性，義歯の維持・安定，構音機能，嚥下機能などに影響を及ぼす（**図10, 11**）．

### 1）中間欠損部の歯肉形成

　吸収した顎堤部を補うように歯肉形成する．また，唇頬側床縁，口蓋側床縁および残存歯の歯槽部に設定する床縁は，歯槽部と自然に移行するような厚さと形態にする．

### 2）遊離端欠損部の歯肉形成

　吸収した顎堤部を補うとともに，効果的な粘膜支持が得られるよう筋圧形成を行った範囲まで十分に床翼を拡大して歯肉形成する．また，唇頬側および舌側床縁は，筋圧形成で得られたコルベン状の外形と厚みに形成する．なお，下顎舌側は舌房を考慮しわずかに陥凹させる．

### 3）歯肉形成の共通事項

　審美性を考慮し，自然な外観が得られるように歯肉の形態を形成する．また，歯根形態を再現しようと過度な豊隆を付与すると自浄性が低下し，清掃性も低下するため，歯根の豊隆はわずかに付与するにとどめる．歯間鼓形空隙を開放したり，歯間乳頭部を陥凹させると，

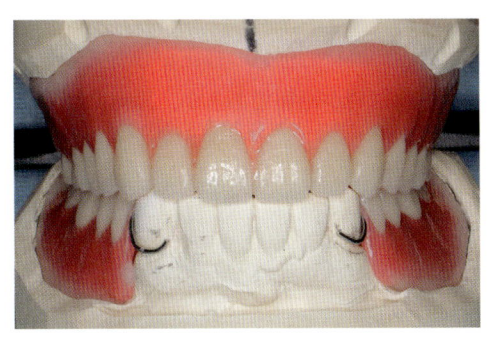

図 10　歯肉形成

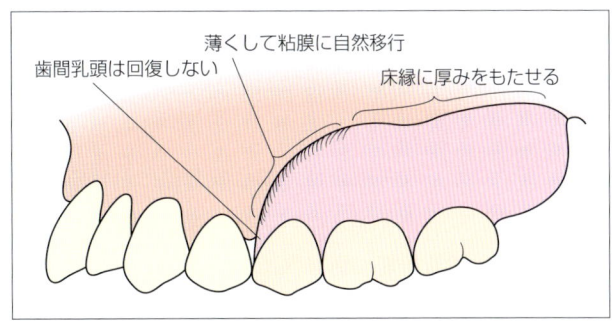

図 11　床縁の設定
近心頬側床縁など残存歯部へ移行する床縁は，歯槽部から自然に移行する形態とし，食渣の停滞と違和感を少なくする．残存歯歯頸部への移行部では，自浄性を高める目的で歯間乳頭を回復しない．

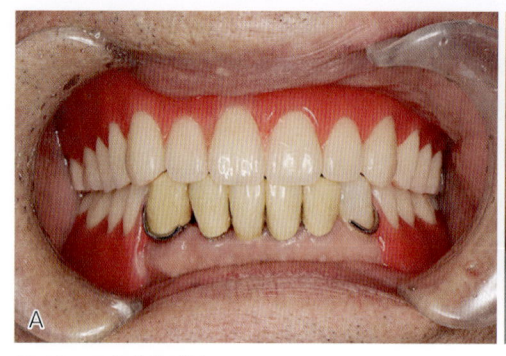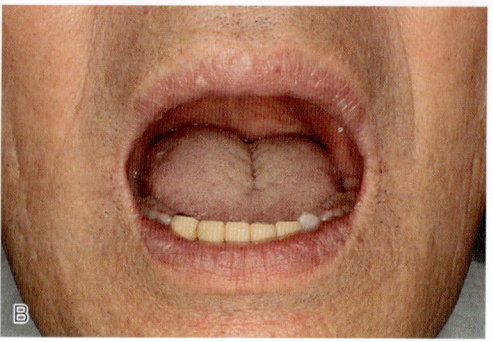

**図12** ろう義歯試適
A：審美性の確認, B：舌房や安定性の確認.

食片圧入や食渣の停滞が生じ, 清掃も困難となるため歯間乳頭部には適度な豊隆を付与する. 歯頸線は残存歯の歯頸線と調和させ, 前歯部から臼歯部にかけて連続性を保つように設定し, 審美性を良好にするとともに食物の流れを妨げないようにする. 歯頸部を過度に陥凹させるとプラーク停滞の原因となるので避ける.

## Ⅲ ろう義歯試適

　人工歯排列および歯肉形成が完了したら, ろう義歯の試適を行う (**図12**). 以下に, ろう義歯試適時の確認事項をあげる.

①**支台装置, 連結子の適合性**：はじめにレストがレストシートに適合することを確認し, 確認後にろう義歯の試適を行う. 各構成要素の適合性は, 適合試験材などを用いて確認する.

②**審美性**：人工歯の色調, 大きさ, 形態と顔貌との調和がとれているかを確認する. 前歯部人工歯の排列位置および傾斜, 歯頸線の位置は審美性に影響する. また, 歯肉形態の豊隆が周囲組織と調和しているか確認する.

③**床縁形態**：中間欠損部や遊離端欠損部の床縁の長さ, 形態, 厚みが適切であるか, 周囲組織と調和がとれているか確認する.

④**舌房**：人工歯の排列位置や舌側の歯肉形成は舌房に影響を与える. 軽く開口したときに舌が下顎人工歯の上に乗るような場合には, 舌房が狭いので排列位置の修正が必要である.

⑤**咬合関係**：咬合平面の高さおよび水平的傾斜, 前後的傾斜が適切であるか, 垂直的下顎位（咬合高径）が適切であるか, 水平的下顎位にずれがないかをよく確認する. 咬合紙を用いて, 咬頭嵌合位と偏心咬合位における接触状態の確認を行う. ろう義歯であるので, 強い咬合力を加えないよう注意して行う.

⑥**構音機能**：構音機能の検査法としてパラトグラム法などがある. パラトグラム法では, 構音時に舌の運動と上顎口蓋側の形態が調和しているかどうかを確認できる（第3章参照）. 構音時に適切な舌の接触が得られるよう, 口蓋形態を修正する.

　ろう義歯試適および必要な修正を完了したら, 局部床義歯の埋没, 重合操作へと進んでいく.

# 埋没から義歯完成まで

ろう義歯試適終了後，埋没，重合，咬合調整（咬合器再装着），研磨・つや出しという流れで義歯が完成する．ろう義歯のワックスをレジンに置換する操作である重合には，加熱重合法と常温重合法がある．また，ポリカルボネート，ポリスルホン，ポリアミド（ナイロン），ポリエステルなどの熱可塑性樹脂を用いる場合，専用のフラスコに埋没後，加熱，軟化溶解した樹脂を射出成形機にて注入する方法（射出成形法）もある．

## I 加熱重合法

### ❶ 埋没法の選択

局部床義歯の埋没（flasking）は，総義歯（全部床義歯）と異なりフレームワークや支台装置および連結子などの構成要素があるため，義歯の形態に応じた埋没法を選択する必要がある．加熱重合法の埋没には，以下の3種類がある（図1，表1）．

### (1) フランス式埋没（被覆）法（図2A）

人工歯，支台装置，連結子をすべてフラスク下部に埋没する．たとえば，下顎片側義歯や上顎前歯義歯の舌側を斜め上方に向けて埋没する場合である．

### (2) アメリカ式埋没（切痕）法（図2B）

人工歯，支台装置，連結子（模型上の孤立残存歯なども含む）をすべてフラスク上部に埋没する．

### (3) アメリカ・フランス併用式埋没法（図3）

一般的に多用されている方法である．金属床義歯では通常，フレームワーク（一体となっているクラスプ，連結子などを含む）をフラスク下部に，人工歯をフラスク上部にとる．レジンの填入はフラスク上部と下部に適宜配分してポリエチレンフィルムを介する試圧を行った後，最終加圧を行う．

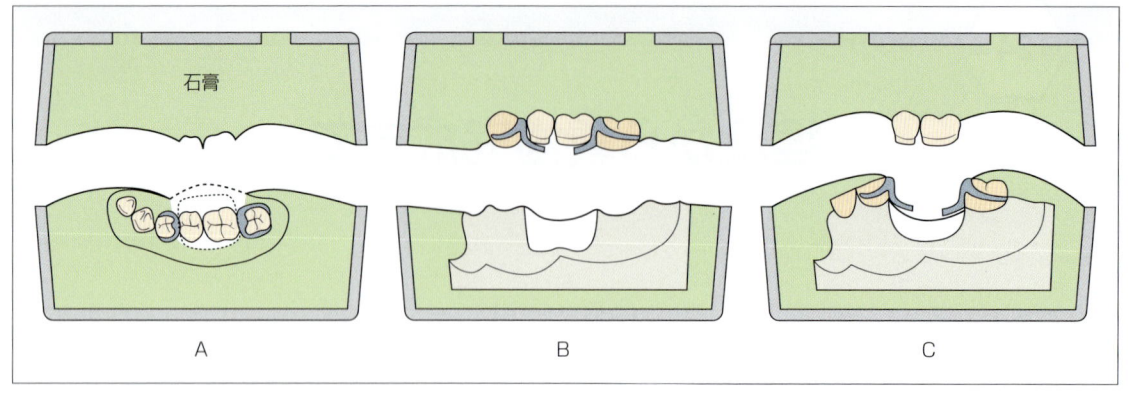

**図1** 加熱重合法の3つの埋没法
A：フランス式埋没法．人工歯，支台装置，連結子をすべてフラスク下部に埋没する方法．
B：アメリカ式埋没法．人工歯，支台装置，連結子をすべてフラスク上部に埋没する方法．
C：アメリカ・フランス併用式埋没法．人工歯をフラスク上部に，支台装置と連結子をフラスク下部に埋没する方法．

**表1** 各埋没法の比較

| | フランス式 | アメリカ式 | 併用式 |
|---|---|---|---|
| **長所** | ①模型と人工歯，クラスプなどの位置的関係が変化しない．<br>②フラスクの分割，義歯の取り出しが容易である． | ①ワックス，レジン仮床，補強線の除去，分離剤の塗布などが容易である．<br>②レジン塡入が容易で十分な加圧が可能である．<br>③床用レジンと歯冠色レジンを同時に塡入できる． | ①模型とクラスプ，連結子などの位置関係が変化しない．<br>②流ろうや義歯の取り出しが容易である． |
| **短所** | ①ワックスの除去，分離剤塗布など操作しにくい．<br>②レジン塡入に熟練を要する（義歯の側面からレジンを塡入する）．<br>③フラスク下部の石膏が破損しやすい．<br>④レジン基礎床，補強線などの除去が困難である．<br>⑤人工歯の位置が変わることがある． | ①フラスク上部と下部の適合が不十分な場合，あるいは加圧が不十分な場合には，人工歯やクラスプと粘膜面との位置関係が変化する．<br>②フラスクの分割時に床縁部などの破折を起こしやすいので注意を要する． | ①フラスク上部と下部の適合が不十分な場合，咬合関係が高くなることがある．<br>②クラスプ下部の石膏が破損しやすい． |
| **適用範囲** | ①上顎前歯1〜4歯欠損症例（とくに唇側歯肉のない形態）．<br>②臼歯部1〜2歯欠損で片側性の症例．<br>③人工歯基底部と粘膜面との間に十分な間隙のある症例． | ①レジン床総義歯症例．<br>②レジン床（金属床でない）局部床義歯症例． | すべての局部床義歯症例． |

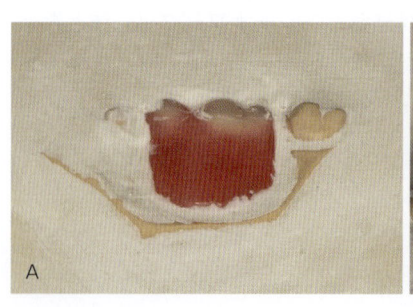
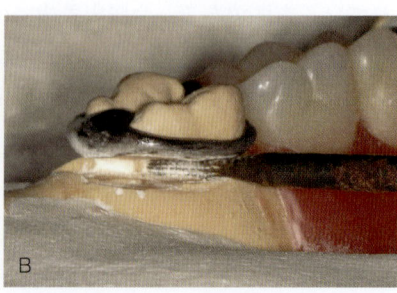

**図2** 埋没法の比較
A：フランス式で埋没したフラスコ下部．
B：フィッシャーバーによるアメリカ式の支台歯の切痕の形成．

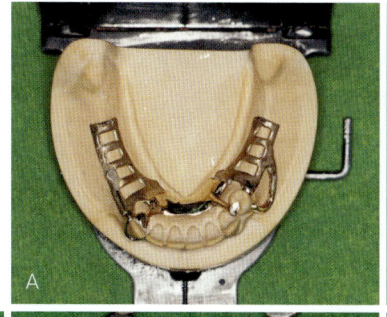
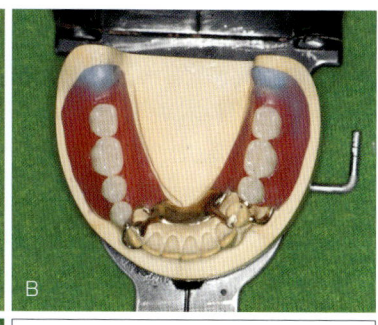
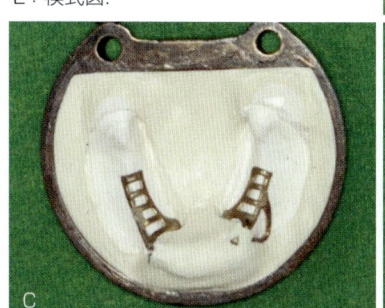
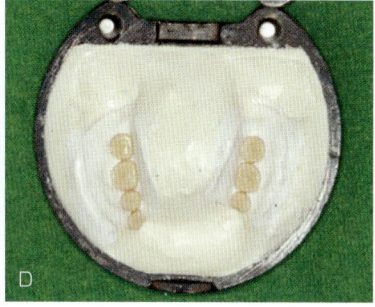
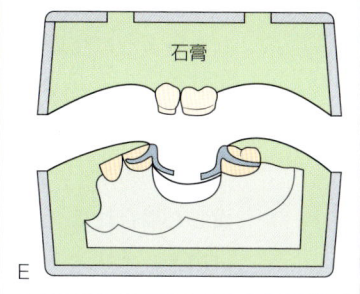

図3　アメリカ・フランス併用式埋没法
A：下顎フレームワーク.
B：試適が終了したろう義歯.
C：流ろう後のフラスク下部.
D：流ろう後のフラスク上部.
E：模式図.

## ❷ 埋没

　上下顎いずれか1顎のみの義歯を重合する場合には，その対顎模型は咬合器に装着したまま，完成した義歯を再装着して咬合を修正する際の対合歯として用いる．上下顎とも重合する症例でTenchの歯型法（後述）で再装着する場合は，まず下顎模型を外して下弓にリマウントジグを取り付け，上顎歯列の咬合面に石膏分離剤を塗布した後，硬質石膏でTenchの歯型を採得しておく．重合完了後に義歯の歯列が歯型に十分に適合しないことがあるので，あまり正確な方法ではない．

　局部床義歯では，来院回数や天然歯と人工歯のバランスなどからスプリットキャスト法を用いることが多い．この場合，フラスクの高さを考慮したスプリットキャストの付与を行わなければならない．開輪時模型と埋没用石膏の分離をしやすくするため，作業用模型にワセリンなどを模型に塗布する(模型基底面にアルミ箔を用いる場合もある)．模型上で各構成要素が正確に位置していることを再度確認して埋没を行う．

　ワンピースキャスト法による義歯では人工歯のみをフラスク上部にとり，それ以外はフラスク下部に埋没する（アメリカ・フランス併用式埋没法）．また，アタッチメントの固定部および可動部も常に結合した状態でフラスク下部側に固定しておく．レジン床義歯では，レジン填入加圧後にフラスク上部と下部が正確に誤差なく接合されれば，埋没後のフラスクの分割時にクラスプやバーが上下いずれに属していても重合完了後の位置的関係に狂いは生じない．しかし，実際にはレジンが溢出（バリの形成）してフラスク上部と下部の間隙が増大し，その影響が完成義歯にどのような形で現れるかを知っておく必要がある．流し込みレジンを用いる流し込み法によれば，バリをなくすことができる．

### ❸ 流ろう（脱ろう）

　フラスク上部と下部の埋没材が完全に硬化した後，フラスクを熱湯中に約5分間（フラスクの大きさによって時間は異なる）浸漬するとワックスが軟化し，フラスクの分割，ワックス除去が容易になる．フラスクの分割にあたって模型，埋没材などが破折しないよう注意深く行う．軟化したワックスとレジン基礎床を取り出した後，人工歯の脱離，移動などがないことを確認する．埋没材の鋭縁はこの段階でエバンスなどで削り取っておく．フラスク上部と下部の内面に熱湯を注ぎ，残留しているワックスや石膏の小片を完全に除去して石膏面にレジン用分離剤を塗布する．人工歯，フレームワーク，クラスプ，バーなどに分離剤が付着しないように注意する．

### ❹ 加熱重合レジンの塡入

　フレームワーク，クラスプ，バーなどのうち，いずれか1つでもフラスク下部に残して埋没した場合には，レジンの一部をフラスク下部に塡入し，大部分はフラスク上部の人工歯側に塡入，ポリエチレンフィルムを介して試圧し，過不足をなくした後にフィルムを除いて最終加圧を行う．人工歯，クラスプおよびバーなどすべてフラスク上部で埋没した場合（アメリカ法）には，レジン塊は一塊としてフラスク上部に塡入し，フラスク下部の模型粘膜面との間にフィルムを介在して試圧後，レジンの過不足を修正してフィルムを取り去って最終加圧を行い重合する．

### ❺ 重合

#### （1）湿熱重合法

　加熱重合法の一種で，フラスコを水中浸漬し70℃に60〜90分間加熱後，100℃に30分間保つJIS規格の重合法と，70〜75℃の温水中で8〜12時間保温する低温長時間重合法がある．また，レジンモノマーに重合促進剤を添加したヒートショック法がある．本法は湿熱重合と同様に水中加熱を行うが，レジン塡入後，沸騰水中に10〜15分浸漬して重合を終了する．

#### （2）乾熱重合法

　加熱重合法の一種で，プレス機に電気ヒーターが装着された専用機器を用いて加熱重合する方法である．また，マイクロ波重合用のレジンとマイクロ波重合用の繊維強化プラスチック製のフラスコを用いて石膏で埋没を行い，電子レンジ内で3分間マイクロ波を照射して重合する方法もある．

## Ⅱ　常温重合法

　ろう義歯をフラスク埋没しないで模型上でシリコーンゴムまたは石膏コアを製作し，舌側などに設けた注入孔から常温重合レジンを注入する方法である（図4）．専用の流し込み用シリコーンゴムと常温重合レジンおよび加圧重合器を用いる．流し込み法（pouring technique）の長所と短所，および必要な材料を表2，3に示す．

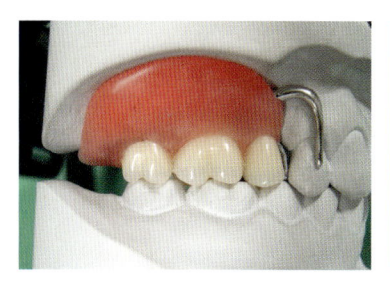

A：歯肉形成の完了したろう義歯.

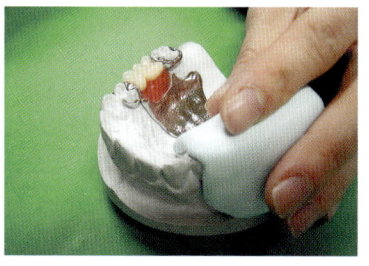

B：均一に練和できたシリコーンゴムを咬合面から頬，舌面にかけて圧接し，コアを製作する．コアには十分な厚みをもたせる.

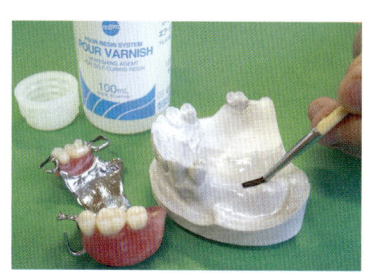

C：コア材料が硬化したら模型から外す．義歯粘膜面部にレジン分離剤を塗布する.

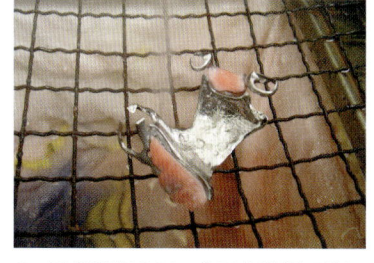

D：ろう義歯のワックスを熱湯で洗い流す.

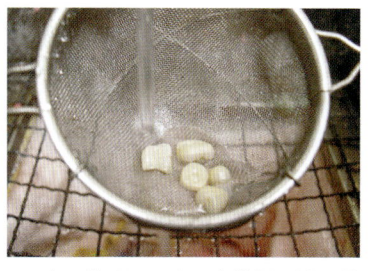

E：人工歯のワックスを熱湯で洗い流す.

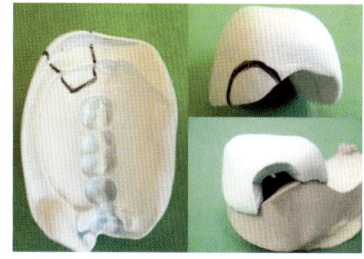

F：コアの床後端にレジン注入孔（直径約5mm）と遁路を付与する.

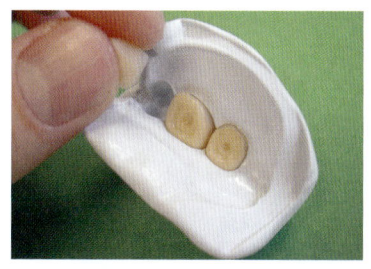

G：人工歯をコア内に戻し瞬間接着剤で固定する．コアを模型上の定位置に戻し，瞬間接着剤でコアを模型に固定する.

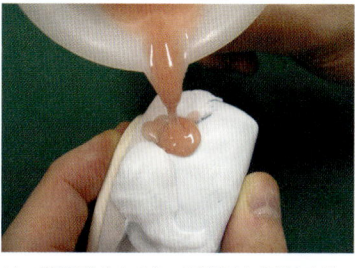

H：常温重合レジンの適量を混和する．このとき気泡を入れないように注意する．混和後，流動性のあるうちに注入孔を上にしてレジンを糸状にたらしつつ遁路からあふれるまで注入する.

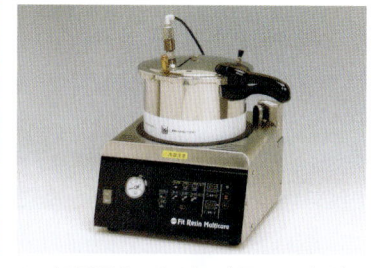

I：加圧重合．レジン表面につやがなくなり膜の張ったような状態になるのを待って，注入孔を上にして十分に水を入れた加圧重合器にコアごと模型を入れ密閉し，0.2MPa 50℃で30分重合する.

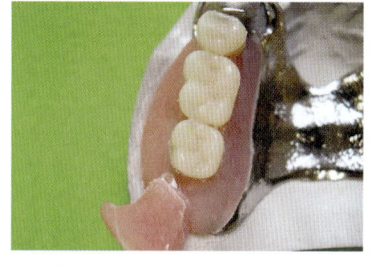

J：重合完了後，水中で冷却してコアを除去する.

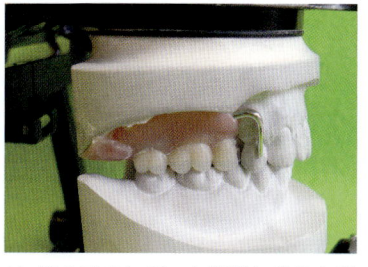

K：注入孔のレジンを削除し義歯を模型から外さず咬合器に再装着する（スプリットキャスト法）.

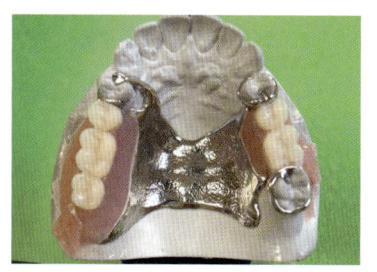

L：咬合調整が終了した義歯.

**図4**　流し込み法によるレジン塡入・重合の手順

**表2** 流し込み法の長所，短所

| | |
|---|---|
| 長所 | ①フラスク埋没なしで，模型上で義歯を完成できる． |
| | ②コアの製作方法が簡易である． |
| | ③短時間で仕上がる． |
| | ④支台装置や大連結子のフラスクの分割による変位や変形がない． |
| 短所 | ①コアを正確な位置に戻さないと精度が低下する． |
| | ②強度が劣る． |

**表3** 流し込み法に必要な材料

| | |
|---|---|
| ①コア採得用シリコーンゴム印象材 | ⑧分離剤用と活性剤用の筆 |
| ②シリコーンゴムのキャタリスト（硬化剤） | ⑨レジンポリマー（粉） |
| ③シリコーンゴムの計量スプーン | ⑩レジンモノマー（液） |
| ④スパチュラ | ⑪計量カップ |
| ⑤シリコーンゴム練和のための練板 | ⑫バイブレーター |
| ⑥レジン分離剤 | ⑬スティッキーワックス |
| ⑦活性剤 | ⑭瞬間接着剤 |

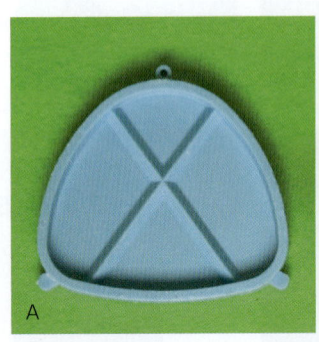
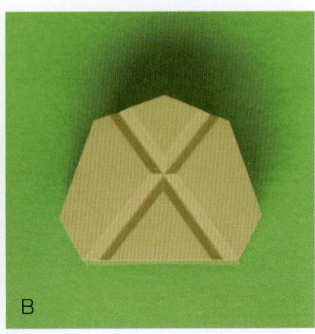

**図5** スプリットキャストを製作する枠（A）と周囲をトリミングしたスプリットキャストの基底面（B）（Hanau）.

## Ⅲ 重合後の局部床義歯の咬合器再装着

レジンの重合過程では，最初は加熱により膨張するが重合が進むと収縮（重合収縮）する．この収縮によりレジン内部にひずみが生じ，人工歯の咬合調整が必要となる．重合後，義歯を模型から外さず咬合器に再装着する．咬合器再装着（remounting）の方法にはスプリットキャスト法，Tench の歯型法，フェイスボウを用いる方法，チェックバイト法などがある．調節性咬合器を用いた場合は，顎運動要素をろう義歯製作時の測定値としてスプリットキャスト法以外は切歯指導釘を 0.5 mm 挙上しておく．

### （1）スプリットキャスト法

義歯のついた模型を簡単かつ正確に咬合器上の元の位置に戻すことができるので，重合操作により生じた誤差を修正するのに最も適している（図5）.

### （2）Tench の歯型法

Tench の歯型により，まず上顎義歯を咬合器上弓に再装着し，口腔内で採得した咬頭嵌合位（中心咬合位）でのワックスバイトを用い，切歯指導釘を 0.5 mm 高めておいて下顎義歯

付着模型を再装着する．調整操作は次項（3）に準じる．

### （3）フェイスボウを用いる方法

　局部床義歯を装着した状態でフェイスボウトランスファーを行い，ピックアップ印象で得られた義歯を取り込んだ模型を，義歯を装着した状態で採得したチェックバイトを用いて咬合器に装着し調整する．

### （4）口腔内試適後，咬頭嵌合位（中心咬合位）のチェックバイトにより，1顎のみを再装着する方法

　いずれか1顎のみの局部床義歯を製作する場合には，対顎の模型を咬合器から外さないで完成義歯を口腔内に試適し，習慣的閉口を行わせて歯が軽く接触した位置でチェックバイトを採得する．

　次に義歯を試適した状態でアルジネート印象材を用いてピックアップ印象を行う．印象内で義歯が定位置にあることを確認した後，シリンジ用寒天を鉤腕と大連結子の間隙に注入して，模型完成後に義歯を脱離しやすくしておき，硬質石膏を注入する．完成した義歯を取り込んだ模型を，前述のチェックバイトを用いて咬合器に装着する．

## Ⅳ 咬合調整

　まずは咬頭嵌合位での早期接触（非機能咬頭の斜面）を注意深く削除し（支持咬頭は削除しない），正確なセントリックストップを確保する．次いで，側方および前方運動時の咬頭干渉を除く（顎運動要素は最初のものを使用する）．最後に，頬舌面を修正して咬合面の頬舌径を縮小し，遁路（spillway）を付与してシリコーンポイントで研磨仕上げを行う．

　以上で咬合器上での咬合調整は完成するが，程度の差はあっても新しい環境に対する咀嚼系（顎口腔系）の反応により，義歯装着後に咬合関係の微妙な変化が起こることは不可避である．咬合器上で完成された義歯がそのまま無調整で口腔内に受け容れられると考えないほうがよい．口腔内装着時およびその後の経日的な検査を必要とするものである．

## Ⅴ 研磨

　重合完了後の咬合器再装着により咬合調整が完了した義歯のレジンのバリなどは，カーバイドバーやフィッシャーバーなどで除去する．研磨（polishing）において最も注意を要するのは，ブロックアウトを施していない作業用模型を用いた場合でのレジン床義歯のアンダーカット部に入ったレジンである．支台歯歯頸部のアンダーカット域のレジンを，カーバイドバーやレジンポイントなどで装着方向を考慮しながら削除する．また，歯肉縁への刺激を避けるため，支台歯歯肉縁を覆う床部や残存歯舌面を覆う床部も削除する．その後，義歯形態を整えてサンドペーパーコーンで研磨する．レーズによる砂研磨は効率がよいが，過度に削りやすく注意が必要である．その後バフによる仕上げ研磨（つや出し研磨）を行う．また，金属部はシリコーンポイントとルージュを用いて研磨する．

## 第25章

# 義歯の装着，調整ならびに指導

学修の
目標

1　局部床義歯（部分床義歯）の装着について説明できる．
2　局部床義歯の調整について説明できる．
3　局部床義歯の指導について説明できる．

　重合が完了し作業用模型から撤去された局部床義歯（部分床義歯）は，患者が来院するまでに確認，修正を行う．患者が来院し完成義歯を口腔内に装着し，使用できる状態に調整して患者指導を行った後に患者自身が義歯の装着と取り外しができることを確認する．患者が完成義歯を装着した後は，患者自身が食事や会話した際に気づいた問題点を解決するための調整を行う．完成義歯の装着後は，残存歯や顎堤粘膜と義歯の清掃指導が重要である．

## I 完成義歯の装着

### ❶ 完成義歯装着前の準備

#### 1）義歯床粘膜面の確認

　咬合器再装着による咬合調整および研磨が完了した後は，義歯床粘膜面をよく観察し，突起，石膏の残留などが認められた場合，あらかじめ除去しておく．また，顎堤のアンダーカットが存在する場合，着脱方向に合わせてあらかじめ義歯床を調整しておく．

#### 2）隣接面板周囲のレジンの付着

　作業用模型上でのガイドプレーン歯肉側に存在するアンダーカットが適切にブロックアウトされていない場合，完成義歯ではその部位に余剰レジンが入り込んでおり，装着の妨げとなる．これが認められた場合には，あらかじめ削除しておく（図1）．

#### 3）義歯床縁の確認

　義歯床縁にはコルベン状形態が付与されている．重合操作により床縁が長くなったり，印象面以外の形態（模型の辺縁など）が残る場合があるので確認し，必要に応じて形態を修正する（図2）．

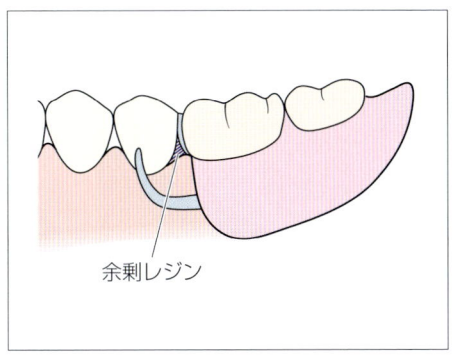

**図1**　完成義歯の装着の妨げとなる余剰レジン

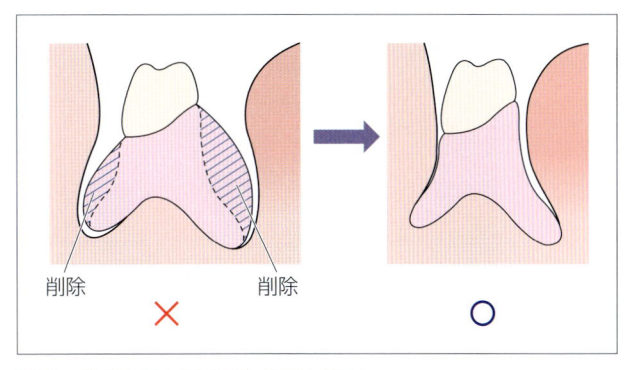

**図2**　義歯床縁と研磨面の確認と修正

削除　　×　　削除　　○

余剰レジン

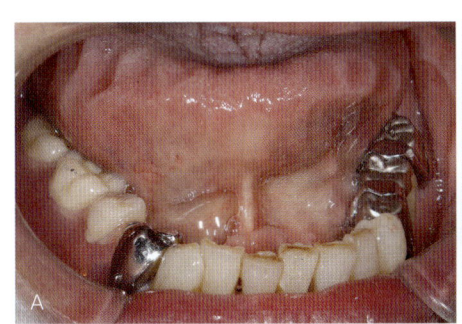

**図3**　レストの適合試験
レストがレストシートに適合しているかを目視（A），およびルージュをアルコールで溶解した液を
塗布し（B），適合の確認を行う．

### 4）義歯床研磨面の確認

　研磨面の形態を確認し修正が必要な場合，事前に形態修正を行っておく（**図2**）．中間欠損
の場合は義歯床研磨面と残存周囲組織は移行的に，またフィニッシュラインと義歯床研磨面
も移行的に仕上げておく．

## ❷ 完成義歯の装着・検査・調整

　装着時には，まず支台装置と支台歯の適合と大連結子の適合を確認する．適合に問題があ
る場合は，義歯床粘膜面のアンダーカットや隣接面板周囲の余剰レジンなどを確認して修正
する．その後，義歯床の適合試験を行い，次いで咬合検査を行う．

### 1）支台装置と支台歯の適合試験

　レストがレストシートに適合しているか，目視と適合試験で確認を行う（**図3**）．フレーム
ワーク試適時にレストとレストシートの適合がすでに確認されている場合は誘導面や義歯床
粘膜面などの不適合を疑い，適合試験材などで不適合の原因を客観的に把握して修正する．

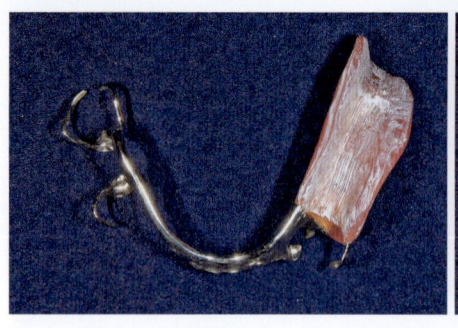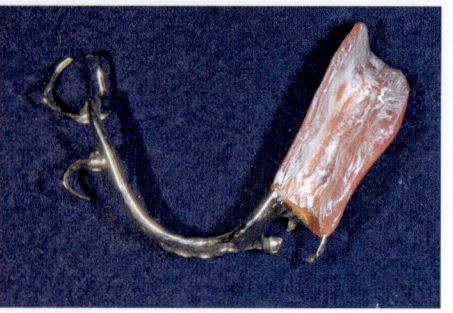

**図4** 義歯床の適合試験（ペースト系適合試験材による）
垂直および水平方向に手指で圧を加えた後，口腔より取り出して圧迫箇所を確認する．

### 2）義歯床と粘膜との適合試験

　義歯床粘膜面の適合が適正かの確認は，シリコーン系またはペースト系の適合試験材を用いて手指圧で行う．ここではペースト系を用いた方法を説明する．ペースト系適合試験材を義歯床粘膜面に専用のブラシを用いて薄く塗布し，顎堤粘膜の変位方向に垂直および水平方向に手指で圧を加えた後，口腔より取り出して圧迫箇所を確認する（**図4**）．圧迫箇所はブラシの痕が消失した箇所であり，そこを中心に削除する．このとき削除すべき箇所が支持域（頬棚など）を含む場合，レストの適合を確認して削除すべきかを慎重に考慮する．

### 3）義歯床縁の確認

　義歯床縁の形態は機能印象時に採得された形態であり，封鎖性を高めるようコルベン状となっている．床縁形態の適正を検査するためには，シリコーン系またはペースト系の適合試験材を床縁に塗布後，筋圧形成を行い，適合試験材が抜けた箇所を削除しながら適切な長さと形態になるよう修正を加える．

### 4）維持力の確認

　支台装置と支台歯の適合，義歯床粘膜面の適合および床縁の形態の確認が終了したら，維持力を確認する．維持力は装置などで測定することは困難であるが，支台装置の合計で 1.5 kg 以上必要とされている（Bates, 1980）．臨床的には，①食事時に粘着性食物を摂取しても脱離しないこと，②患者が容易に着脱できることが要件となる．また近年では，義歯装着者が高齢になることから，利き手や手指運動の自由度などを考慮して維持力の確認を行うことも必要である．

### 5）咬合関係の検査と調整

　残存歯の咬合接触は，義歯非装着時と義歯装着時とが同一になるように咬合調整を行う（**図5**）．ただし，残存歯同士の上下顎の対向関係がない場合や残存歯の歯周治療のために治療用義歯を用いて咬合高径を挙上する場合などでは，その目的に応じた咬合高径で調整を行う．

#### （1）対合歯とレストとの咬合検査

　フレームワークの試適時に，レストと対合歯との咬合接触を検査して調整する．

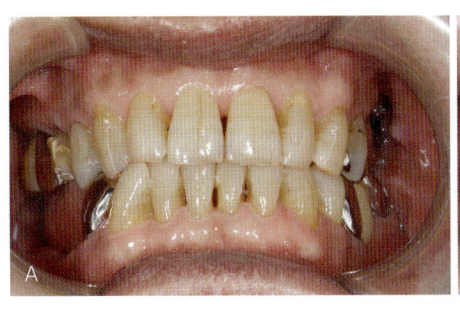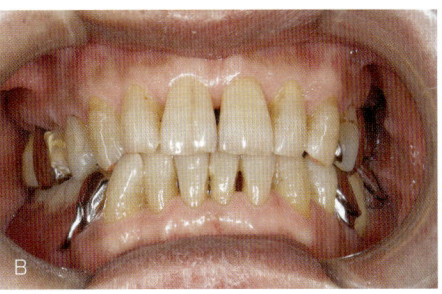

**図 5**　咬合関係の検査

義歯を装着していないときの残存歯の咬合接触（A）と，義歯を装着したときの残存歯の咬合接触（B）が同一になるよう検査して調整する．

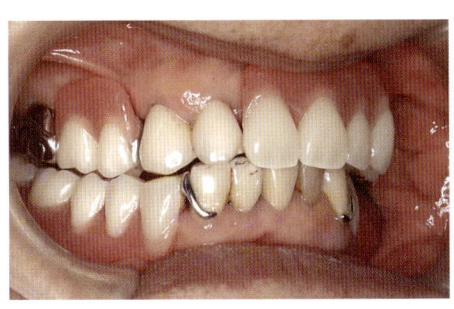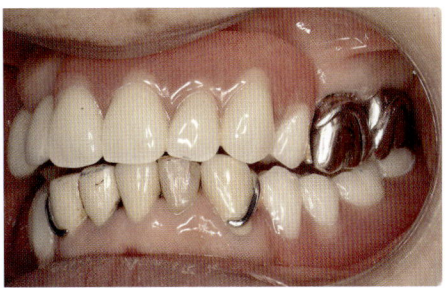

**図 6**　咬合調整

欠損歯数が少ない場合は，状況に応じグループファンクションを選択する．

## （2）対合歯と人工歯の咬合検査

　局部床義歯における咬合関係は，義歯装着時と義歯非装着時の咬頭嵌合位における残存歯の咬合接触が変わらないこと，かつ臼歯部において多数の人工歯が均等に接触していることが望ましい．また，咬頭嵌合位でのタッピング運動時に義歯の動きがないことが望まれる．これは，義歯が動いている状態で使用を続けると支台歯が常に過重負担になり，歯周組織の障害を引き起こすからである．したがって，咬合調整は義歯の動きが消失するまで行う．

　咬頭嵌合位の調整が終了したら，側方および前方運動時の咬合調整を行う．側方運動時に付与する咬合様式は，残存歯数や上下の対向関係に応じて個別に判断するが，一般的に欠損が大きくなる場合は総義歯（全部床義歯）に準じ，それ以外は残存歯の保護と義歯の破折防止を考慮して負担させる．欠損歯数が少ない場合は，状況に応じてグループファンクションを選択する（**図 6**）．側方運動時に義歯が動くと支台装置を介して歯周組織へ悪影響を及ぼすことが考えられるため，十分に咬合調整を行って側方運動時も義歯の動きが抑制されていることを確認する．

## 6）咬合調整後の義歯床と粘膜面との適合試験

　咬合調整が完了したら患者に咬合させ，機能圧下における義歯床と粘膜面との適合を検査する（**図 7**）．これは，患者が実際に義歯で咀嚼するときに近似した状態でコットンロールを咬ませて検査し，圧迫している箇所（適合試験材が薄く抜けている）があれば調整を行う．

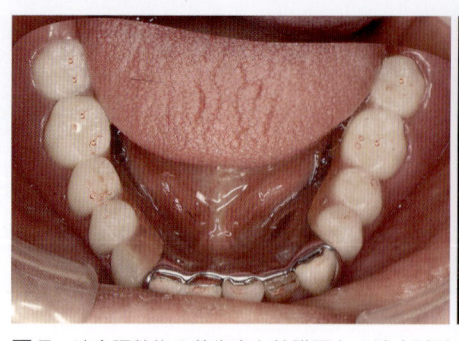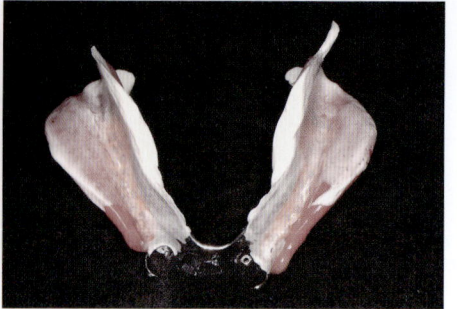

**図7** 咬合調整後の義歯床と粘膜面との適合試験

### 7）構音，装着感の確認

　最後に，装着した状態で発語してもらう．また，装着感についても聴取する．構音や装着感の問題は義歯床や大連結子によって引き起こされることが考えられるため，それらの形態を確認し，必要に応じて調整を行う．また，異物である義歯に対する順応も必要で，それらに関する説明と指導をていねいに行う．

## ❸ 完成義歯装着 2 回目以降の検査・調整

### 1）2 回目来院時の医療面接と検査・調整

　完成義歯による問題が大きくなる前に対応するため，義歯装着翌日の来院を患者に指示する．患者来院時，歯科医師は医療面接にて患者の主観的な問題（満足度や使用感）について聴取する．また装着後，問題の起こる頻度の高い事項を歯科医師側から質問し，その有無を確認する．次に顎堤および残存歯を中心とした口腔内診察，義歯の適合試験，咬合検査などを実施する．

　患者には調整実施前に問題の原因，対処法と予後などに関する説明を行い，同意を得たうえで調整を行う．調整後は，今後起こりうる事項（短期的：床下粘膜の疼痛，周囲歯肉や床下粘膜の炎症など，長期的：歯の動揺や顎堤の吸収など）を患者に説明し，対処法などについて指導する．

　3回目以降の調整は1週後を目安に症状に応じて来院してもらい，2回目同様のプロセスで調整を行い，説明および指導を行う．

### 2）治療効果の評価

　患者の満足度が高まり，調整が完了したと思われる時点で主観および客観的な評価を行って術前の評価と比較し，義歯装着の効果を検証する．有床義歯咀嚼機能検査（咀嚼運動の分析による下顎運動検査，グミゼリー咀嚼時のグルコースの溶出量の分析による咀嚼能力検査）が用いられる．義歯装着後，定期的に行い，治療効果の持続を検査する．

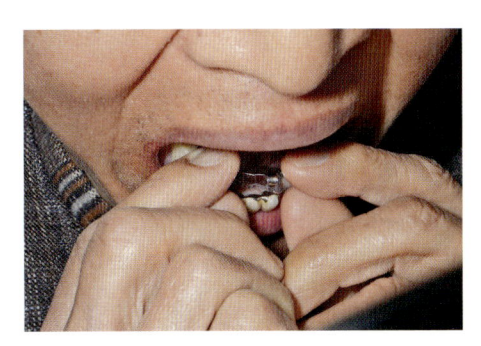

**図 8**　義歯の着脱方法の指導
指先を咬頭や切縁に置きクラスプに手指や爪をかけて，
着脱方向に沿って外すよう指導する.

## Ⅱ 完成義歯装着時の患者指導

### 1）義歯の着脱方法

　鏡をみせながら患者に着脱方法を指導する．原則，クラスプに手指や爪をかけて着脱方向に沿って外すよう指導する（図 8）．義歯床に手指を用いて着脱する場合，支台装置に回転力が加わり早期の変形や破損を招くことがあるので注意が必要である.

### 2）食事の摂取方法

　完成義歯装着後の食事は比較的軟らかいものを小さくきざみ，ゆっくり行うよう指導する．また，前歯の多数歯欠損の義歯では，前歯での噛み切りなどは避けるよう指導する.

### 3）義歯の清掃方法

　機械的清掃を行った後，化学的清掃を行うことを指導する．機械的清掃は義歯用ブラシを用いて，すべての構成要素を清掃する（図 9）．その際，義歯表面に傷がつくのを防止するため，歯磨剤などは使用せず義歯専用の歯磨剤を使用するように伝える．清掃時の落下による破損防止のため，水を浸した洗面器またはタオルの上で行うよう指導する．化学的清掃は義歯洗浄剤を用いて行うが，局部床義歯では義歯の金属部があるため，それを腐食させる次亜塩素酸系の洗浄剤は使用せず，過酸化物系または酵素系の義歯洗浄剤を使用するよう指導する（図 10）.

### 4）口腔内の清掃方法

　残存歯および顎堤粘膜に付着するバイオフィルムは，齲蝕，歯周炎，義歯性口内炎の原因になることを説明し，その除去方法を指導する．とくに，支台歯の清掃方法は局部床義歯特有であり，十分に指導する（図 11）.

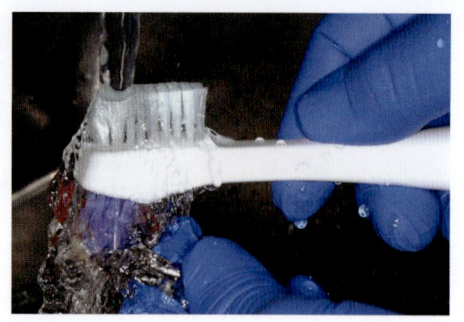

**図9** 義歯の清掃方法の指導（機械的清掃）
機械的清掃は義歯用ブラシを用いて，すべての構成要素について行うよう指導する．

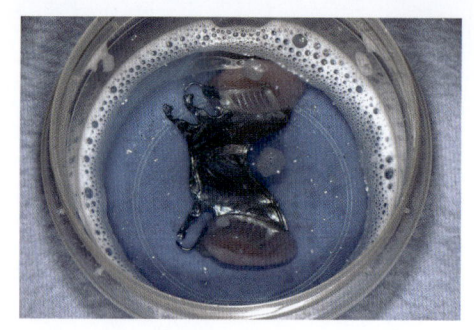

**図10** 義歯の清掃方法の指導（化学的清掃）
化学的清掃には義歯の金属部を腐食させる次亜塩素酸系の洗浄剤は使用せず，過酸化物系または酵素系を使用させる．

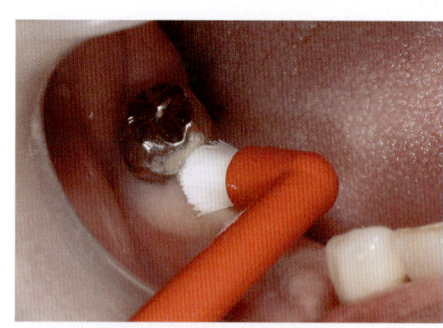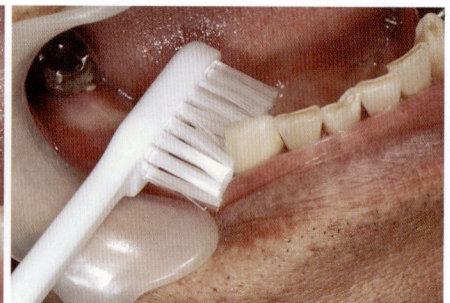

**図11** 支台歯欠損側面の清掃

## 5）就寝時の義歯の取り扱い方法

　基本的に就寝時は義歯を外し，義歯および口腔清掃を行った後，夜間は水中で義歯洗浄剤に浸漬して保管するよう指示する．一方，顎関節症，すれ違い咬合，アタッチメント義歯など，義歯を夜間装着して治療や残存組織の保護を行う場合は，その目的を説明して清掃後に夜間も装着するよう指導する．また，ブラキシズムを自覚しているような場合には，夜間用義歯またはナイトガードなどを使用させる．

## 6）義歯装着後に起こりうる事項の説明と管理に関する指導

　義歯装着後に短期的に起こりうる事項すなわち，①咬合時の床下粘膜の圧迫感や痛み，②着脱時の床下粘膜の痛み，③頬や舌の咬傷，④義歯周囲の食渣の停滞，⑤支台歯歯肉の炎症，⑥構音時の違和感などを説明し，対処法などを指導する．また，義歯装着後の長期に経時的に起こる生体の変化（下顎位，支台歯および顎堤など）や義歯の変化とその対処法について説明し（第26章参照），定期的なリコールや義歯と残存組織のメインテナンスの必要性を指導する．

# 義歯装着により生じる口腔と義歯の変化

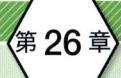

**学修の目標**

1 局部床義歯（部分床義歯）装着後に生じる口腔の変化を説明できる.
2 局部床義歯装着後に生じる義歯の変化を説明できる.

局部床義歯（部分床義歯）を装着することで口腔内の環境が変化し，経時的に下顎位，残存歯，顎堤粘膜と顎骨，さらには装着された義歯にもさまざまな変化が生じる．これらの変化を最小限にとどめ，適切に対応するために定期的なリコール・メインテナンスが必要となる．

## I 局部床義歯装着後の口腔の変化

### 1）下顎位

人工歯の摩耗や残存歯での咀嚼癖などによる咬合の変化，義歯床下粘膜や残存歯の疼痛を避けるための長期にわたる偏咀嚼により，下顎が前方や側方に偏位することがある（**図1**）．下顎位の変化が認められた場合は，使用している義歯に対して咬合面再構成やティッシュコンディショニング（粘膜調整）を行う，もしくは治療用義歯を用いて下顎位を修正して義歯を再製する場合もある．

### 2）残存歯

Saito らは，局部床義歯装着後のトラブルについて支台歯に関するものが最も多いと報告

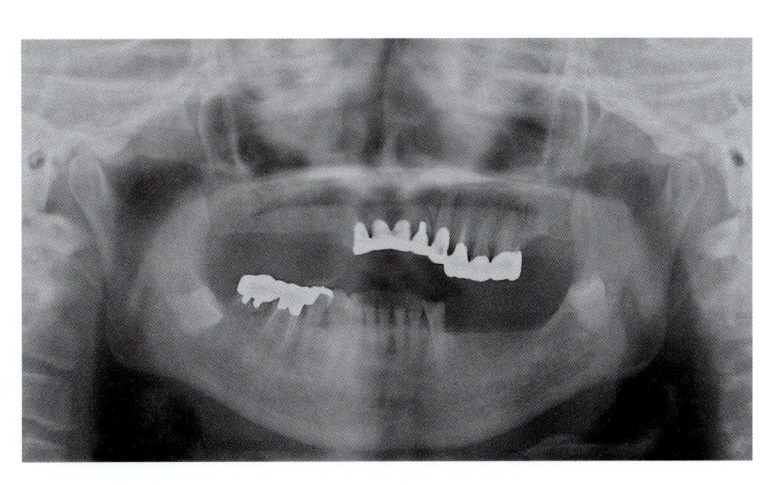

**図1** 下顎位の偏位例
右側でのみ咀嚼していた局部床義歯装着患者のパノラマエックス線画像．下顎の右側偏位が認められる．

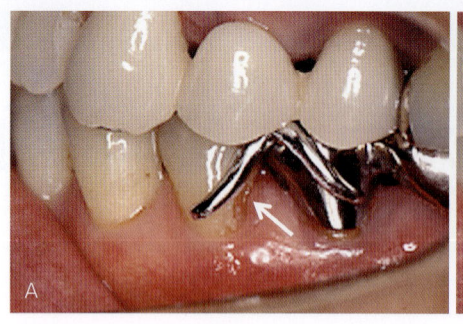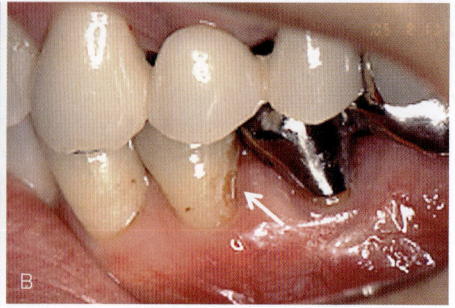

**図2** 支台歯（双子鉤装着）に認められた齲蝕（矢印）
A：義歯装着時．B：義歯非装着時．

している[1]．このため，リコール（定期観察時）においては齲蝕の有無，残存歯の清掃状態（プラーク付着や歯石の沈着），ポケット深さ，動揺度などについて検査を行う必要がある．

### （1）齲蝕

　局部床義歯の装着により唾液の流れによる自浄性が妨げられ，残存歯には食渣が停滞しやすくなるとともにプラークが付着しやすくなる．とくに，クラスプやアタッチメントなどの支台装置が装着される支台歯には齲蝕（**図2**）や歯周組織の病変などが生じることが多い．局部床義歯と齲蝕の関係について，支台歯の齲蝕罹患率は16.3％であり，発生部位としては義歯側隣接面が64.2％と最も高く，義歯清掃に関係するとの報告がある[2]．またIshidaらは，支台装置の違いについてテレスコープ義歯の支台歯の齲蝕罹患率は7.7％，クラスプ義歯の支台歯は15.1％と報告している[3]．

### （2）歯周炎

　歯周炎はプラークの付着により進行し，歯周ポケット深さや歯槽骨の吸収はとくに遊離端義歯で増加する[4]．動揺度は，増加する場合，減少する場合，変化しない場合があり，清掃状態，残存歯数，義歯の安定などが関係すると報告されている[2]．動揺度の減少は義歯による支台歯の固定（二次固定）効果によると考えられており，義歯の設計が関係する．

### （3）支台歯の補綴装置の脱離や歯根破折

　支台歯に装着された歯冠補綴装置の脱離は局部床義歯装着後に高い頻度で生じるトラブルの一つであり，とくに連結強度の高いテレスコープ義歯ではポストコアを含む内冠の脱離が生じることが多い．また，歯根破折は支台歯の抜歯の原因として最も多いと報告されている[5]．

## 3）顎堤粘膜と顎骨

　局部床義歯の装着により，義歯床や連結子を介した咀嚼力や咬合力などによる機械的刺激，義歯構成要素の汚染や付着したデンチャープラーク（義歯に付着するプラーク，**図3**）による生物的刺激，化学的刺激など顎堤粘膜には多くの刺激が加わる．さらに，義歯床や連結子により覆われるため義歯床下粘膜では唾液による自浄作用も低下し，発赤，びらん，潰瘍などのさまざまな病的変化（**図4**）が生じる．

　前述の予後に関する一連の研究では，局部床義歯装着者の27.6％に病的変化が発現し，義

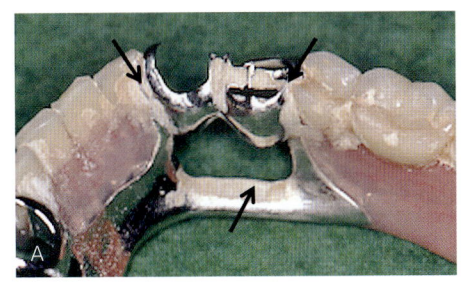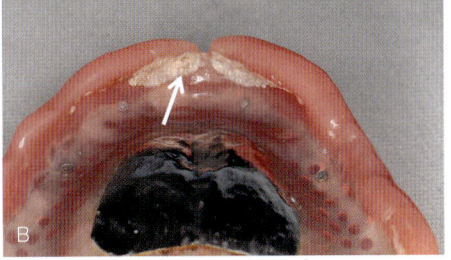

**図 3　デンチャープラーク**
A：連結子や支台装置に付着（矢印）．B：義歯床粘膜面に付着（矢印）．

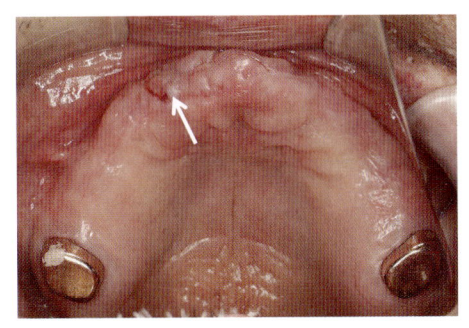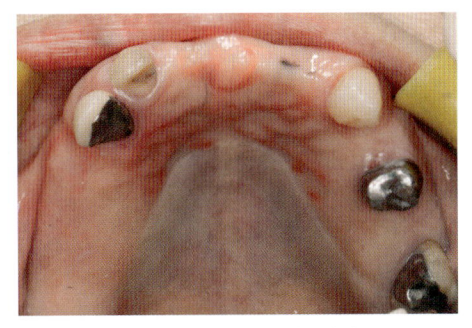

**図 4　義歯床下粘膜に生じたびらん（矢印）**

**図 5　カンジダ菌による義歯性口内炎**
（野川敏史先生のご厚意による）

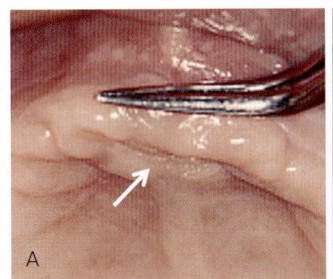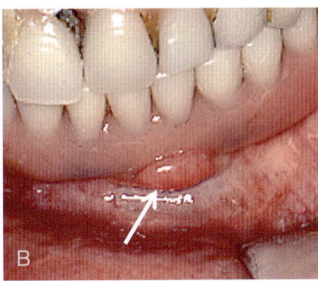

**図 6　A：フラビーガム（矢印）．B：義歯性線維腫（矢印）．**

**図 7　吸収が進んだ顎堤**

歯の清掃状態と粘膜の炎症には関係があるとされている[2]．カンジダ菌などによる義歯性口内炎は，義歯床粘膜面に付着したデンチャープラークにより惹起される（**図 5**）．さらに，長期間の刺激により粘膜下の線維性結合組織が増殖し，フラビーガムや義歯性線維腫（**図 6**）などが生じることがある．

　顎骨についても，咬合力や咀嚼力など機械的刺激により少しずつ吸収が生じ，とくに加圧と受圧のバランスが崩れると顎堤の吸収は大きくなる（**図 7**）．顎堤の吸収は機能時の義歯の動揺を大きくし，吸収の程度はさらに大きくなる．

## Ⅱ　局部床義歯装着後の義歯の変化

### 1）構成要素の破損（図 8）

　義歯の構成要素の変形や破損は，義歯の使用を中止する大きな原因である．局部床義歯装

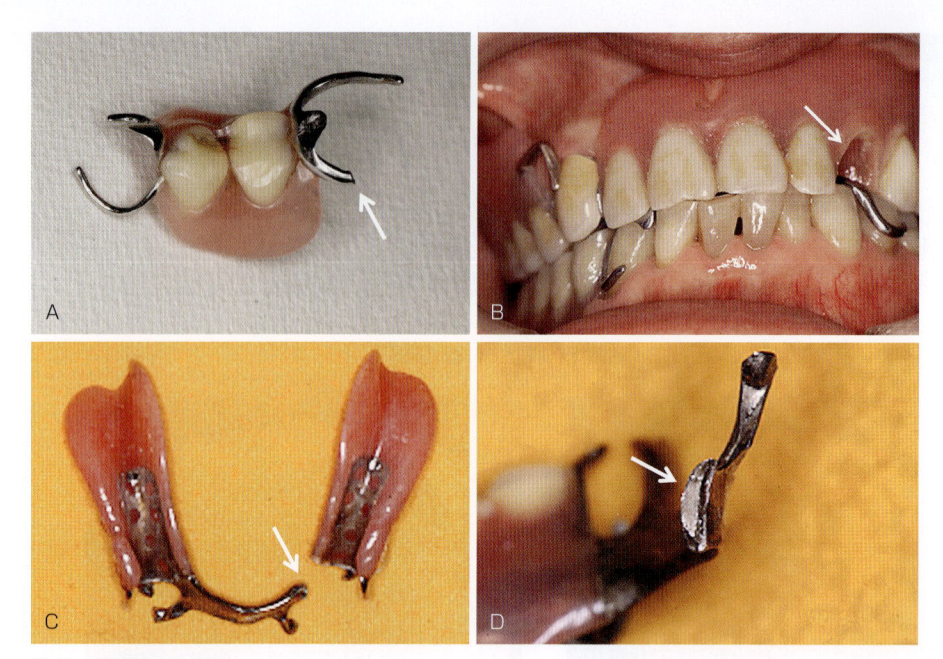

**図8** 構成要素の破損
A：支台装置（クラスプ）の破折（矢印）．B：人工歯の破折，脱離（矢印）．
C，D：大連結子（リンガルバー）の破折（矢印）．

着後に生じるトラブルは支台歯に関するものが最も多いが，構成要素に関するものでは支台装置が最も多く，以下，人工歯＞義歯床＞連結子の順である．これらのトラブルのうち支台装置と人工歯では比較的早期に，連結子では装着後数年が経過して起こる[1]．材料の劣化や疲労が破損の一つの原因ではあるが，咬合の変化による人工歯の破折や脱離，さらには義歯の設計がトラブルに関係することもあり，連結強度の低い通常のクラスプ義歯では支台装置に問題が生じることが多く，連結強度の高いテレスコープ義歯においては支台歯に問題が生じることが多い[1]．

## 2）人工歯の咬耗

局部床義歯装着後，長期間の使用により人工歯の咬耗が生じると適切な咬合接触関係が喪失し，咬合関係が変化する．生じる変化は対合関係や欠損様式によって異なるが，咀嚼機能の低下だけでなく咬合高径の低下や下顎の偏位を生じ，咀嚼筋や顎関節に影響が及ぶ．

## 3）義歯床の変化

床用レジンの劣化，義歯用ブラシによる過度の擦過などにより義歯床表面には微細な傷が生じ，デンチャープラークや歯石様沈着物が付着しやすくなり，義歯床下粘膜のびらんや義歯性口内炎の原因となる（**図3B，4，5**）．また，顎堤の吸収や構成要素の変形により義歯と顎堤粘膜の不適合が生じ，この不適合が咀嚼時の床下粘膜の疼痛や義歯の動揺を惹起し，それらが刺激となってさらに顎堤の吸収につながるという悪循環が引き起こされる．

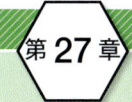

## 第27章

# 義歯装着後の管理

**学修の目標**

1 局部床義歯（部分床義歯）装着後のリコールを説明できる.
2 リラインとリベースを説明できる.
3 義歯破損の原因を説明できる.
4 義歯の修理法を説明できる.

　局部床義歯（部分床義歯）の装着により機能と形態が回復され，安定した状態となった口腔内環境を長期に維持するためには，義歯装着後の管理とメインテナンスが重要である．また，さらなる歯の喪失を防ぐためには，義歯装着後に口腔内外の状態や口腔管理状況を定期的に確認する必要がある．義歯自体には問題が生じていない場合でも残存歯や顎堤，歯周組織，軟組織などは経時的に変化するため，自覚的な症状がなくても定期的にリコールを実施しなければならない．一方，リコール時を含む義歯装着後の経過において義歯床の適合が低下している場合には，状況に応じてリラインやリベースを実施する．また，義歯の破損には修理などで対応し，義歯破損の原因となりうる徴候が認められる場合には，これを改善する．

## I リコール

　口腔内外の残存組織や局部床義歯の保全，もしくは障害を最小限にとどめるために定期的なリコールは重要である．

### 1）リコールの時期

　義歯装着後の初期の調整が完了してからは，1，3，6か月後にリコールを実施し，その後は半年ごとに実施する．すなわち，義歯装着後の間もない時期は口腔内外の変化が生じやすいこと，また義歯装着後の管理になんらかの問題がある場合には早期に対応する必要があることから，義歯装着直後のリコール間隔は短くする．

### 2）リコール時の検査事項

　支台歯を含む残存組織，咬合，義歯を検査する．検査事項が多岐にわたるため（**表1**），チェックリストなどを準備して検査もれがないようにする．

**表1** リコール時の検査事項

**1. 残存組織**
1）残存歯
　　齲蝕の有無
　　固定性補綴装置の破損などの有無
　　プラーク付着
　　歯石沈着
2）歯周組織
　　歯肉の発赤，腫脹の有無
　　歯肉退縮
　　歯周ポケット
　　歯の動揺度
3）顎堤の吸収
　　生理的変化
　　病的変化

4）顎堤粘膜
　　発赤，腫脹の有無
　　角化亢進の有無
　　褥瘡性潰瘍
　　フラビーガムの形成
　　義歯性線維腫
　　義歯性口内炎の発現
5）顎関節・筋
　　顎関節の異常の有無
　　筋の異常の有無

**2. 咬合**
1）下顎位の変化
　　垂直的顎間関係
　　水平的顎間関係

2）咬合接触の変化
　　咬頭嵌合位
　　偏心咬合位

**3. 義歯**
1）清掃状態
　　デンチャープラークの付着
　　歯石様沈着物
2）破損や変形，摩耗・咬耗の有無
　　支台装置
　　連結子
　　義歯床
　　人工歯
3）適合状態
　　支台装置と支台歯
　　義歯床と義歯床下粘膜
　　連結子と軟組織

## 3）問題点への対応

### （1）残存組織

　残存歯にプラークの付着がある場合は，口腔清掃指導を行う．支台歯の齲蝕や歯冠補綴装置の脱落・破損などに対しては，支台装置に合わせて再修復を行う（本章Ⅳ参照）．歯石の沈着，歯肉の発赤・腫脹や歯周ポケットの深化，動揺度の増加を認める場合は，歯周基本治療から歯周治療を開始する．なお，支台歯の動揺に関しては，義歯の適合が悪くなり機能時における義歯の動きが増大したり，人工歯の咬耗により機能圧が偏ることで外傷性因子となり生じることがある．したがって，支台歯の動揺が増大した際にはこれらの点をチェックする．

　義歯床下粘膜に発赤，腫脹，角化亢進や褥瘡性潰瘍を認める場合は，当該部分と接触する義歯床の適合を後述する咬合接触と関連して詳細に確認し，必要に応じて調整する（本項「（3）義歯」参照）．

　顎関節や頭頸部の筋に異常が認められた場合は必要な検査を行い，原因を明確にして適切に対応する．とくに部分欠損症例では残存組織のみでは咬合支持が不足することが多いため，就寝時に義歯を装着させたり，就寝時用のアプライアンス（夜間用義歯またはナイトガード）を製作・装着する場合があるので，支台歯や顎堤粘膜の変化に留意する．

### （2）咬合

　人工歯の咬耗などにより偏心咬合位における接触部位が変化した程度であれば，咬合調整で対応可能である．しかし，咬頭嵌合位における人工歯の咬合接触が消失したり咬合位が変化している場合は，ピックアップ印象と咬合採得により義歯を咬合器に装着したうえで，人工歯の交換や人工歯咬合面部の金属への置換などを実施する．

### （3）義歯

　デンチャープラークや義歯に沈着した歯石は義歯洗浄剤や超音波洗浄器，スケーラーなどで除去する．また，適合試験材を用いて義歯の構成要素と支台歯，顎堤粘膜との適合状態を検査し，適合状態に問題があれば支台装置や義歯床粘膜面，辺縁部の調整を行う．

　顎堤吸収に伴う義歯床と義歯床下粘膜との明らかな適合不良があれば，リラインやリベースにより対応する（本章II参照）．

　義歯床，人工歯や支台装置の破折，人工歯や支台装置の脱離を認めた場合，義歯修理による機能的，形態的回復を図る（本章III参照）．義歯の新製が必要となる場合もある．

## II　リラインとリベース

　顎堤の吸収は継続的に進行するため，義歯を長期間使用すると義歯床と床下粘膜との不適合が生じる．このような場合，適合を回復するためにリラインやリベースを行う．ラインは義歯床粘膜面の表層を新たな材料に置き換える方法であり，直接法と間接法がある．リベースは義歯床部分をすべて新しい材料に置換する方法であり，間接法にて行う（図1，2）．

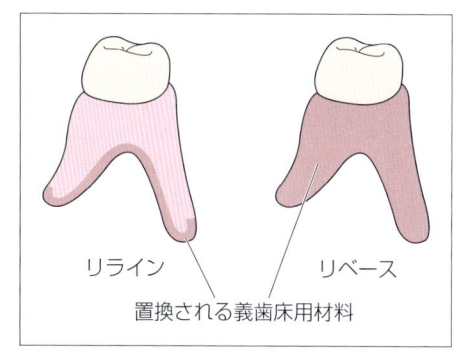

リライン　　　　リベース
置換される義歯床用材料

**図1**　リラインとリベース

### ❶ リラインとリベースの適用条件（表2）

　リラインやリベースの適用条件は，義歯床以外の構成要素に問題がないことである．すなわち，支台装置や連結子，人工歯は適切であり，咬耗や摩耗もないなど，継続して使用可能である場合である．それらを確認したうえで，使用する材料や義歯床の状況によって直接法リライン，間接法リライン，リベースのいずれかを選択する．これらの利点と欠点を表3に示す．

### ❷ リライン，リベース用材料

### 1）リライン用材料

#### （1）硬質リライン材

　硬質リライン材は義歯床下粘膜の異常などがなく，義歯床粘膜面の適合不良を改善する場合に使用する．直接法リラインとリライニングジグを用いた間接法リラインでは，常温重合型（化学重合型，光重合型）アクリル系材料を用い，フラスク埋没による間接法リラインでは加熱重合型アクリル系材料も使用可能である．

#### （2）軟質リライン材

　顎堤の高度吸収や菲薄な顎堤粘膜による機能時の疼痛を訴える症例などに対して，クッション性を有する材料を義歯床粘膜面に貼付する際に使用するが，リライン材のための一定

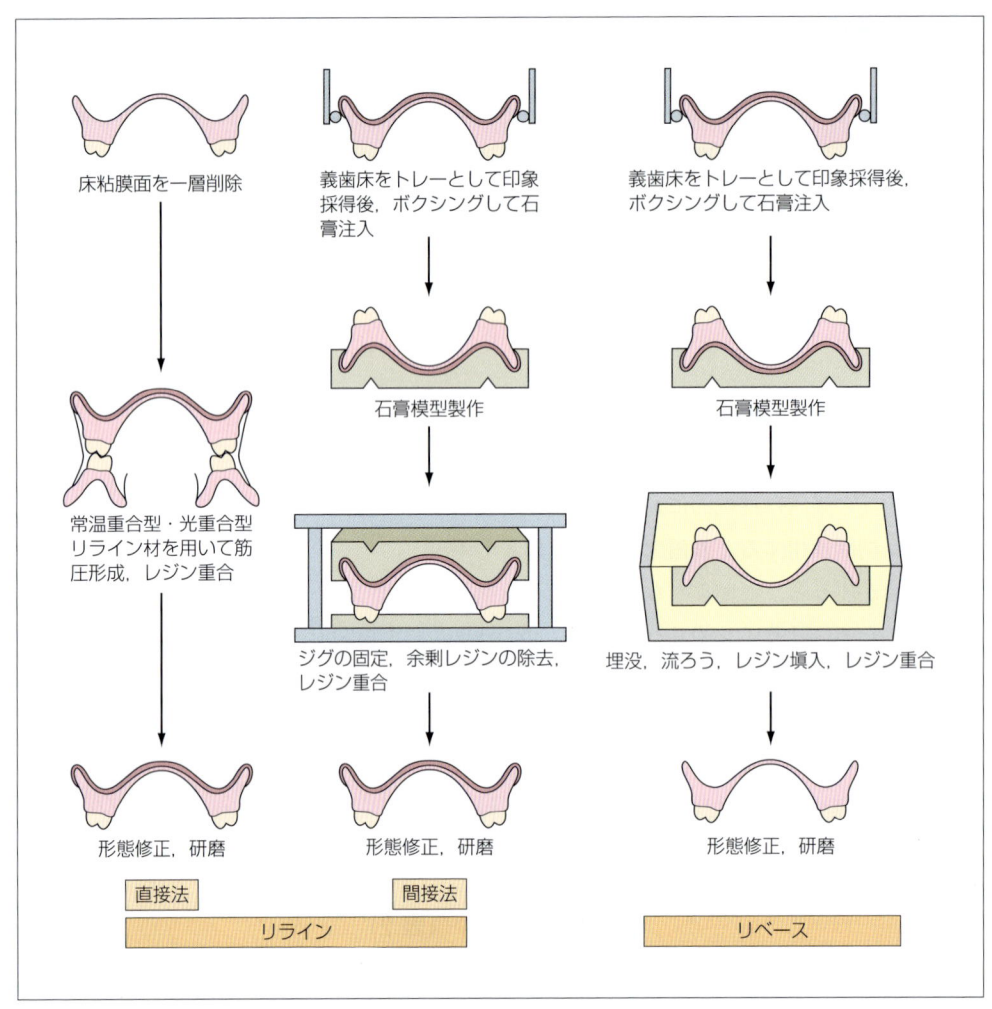

**図2** リラインとリベースの操作手順（日本補綴歯科学会「リラインとリベースのガイドライン2007」）
（歯学生のパーシャルデンチャー　第5版，p.254．より）

**表2** リライン（直接法，間接法）とリベースの適用条件

| | | 義歯床粘膜面の不適合 | 軟質リライン材の使用 | 加熱重合レジンの使用 | 義歯床外形の修正（延長） | 義歯床材料の劣化 |
|---|---|:---:|:---:|:---:|:---:|:---:|
| リライン | 直接法 | ○ | △ | × | × | × |
| | 間接法 | ○ | ○ | ○ | ○ | × |
| リベース | | ○ | △ | ○ | ○ | ○ |

　の厚みを確保する必要がある．アクリル系材料とシリコーン系材料があり，シリコーン系材料のほうが耐久性があるが，義歯床用レジンと接着させるためにプライマーが必要である．また，それぞれ常温重合型（化学重合型，光重合型）と加熱重合型がある．硬質リライン材と同様に，直接法リラインとリライニングジグを用いた間接法リラインでは常温重合型材料を用い，フラスク埋没による間接法リラインでは加熱重合型材料も使用可能である．

表 3　リライン（直接法，間接法）とリベースの利点と欠点

| | | 利点 | 欠点 |
|---|---|---|---|
| リライン | 直接法 | ①義歯を預かる必要がない．<br>②来院が 1 回のみである． | ①加熱重合レジンの使用が困難である．<br>②口腔粘膜への刺激が強い．<br>③リライン部のレジンに残留モノマーや未重合層が存在する．<br>④義歯床外形の延長が困難である．<br>⑤チェアタイムが長い．<br>⑥口腔内から撤去するタイミングが難しい．<br>⑦軟質リライン材のための厚みを確保しにくい． |
| | 間接法 | ①加熱重合レジンや軟質リライン材を使用できる．<br>②耐久性が高い（加熱重合レジンの使用による）．<br>③義歯床外形を延長できる．<br>④口腔粘膜への刺激が軽度である．<br>⑤残留モノマーや未重合層が少ない．<br>⑥チェアタイムが短い． | ①義歯を預かる必要がある．<br>②来院が 2 回必要となる．<br>③技工操作が煩雑である． |
| リベース | | ①加熱重合レジンや軟質リライン材を使用できる．<br>②耐久性が高い（加熱重合レジンの使用による）．<br>③義歯床外形を延長できる．<br>④口腔粘膜への刺激が軽度である．<br>⑤残留モノマーや未重合層が少ない．<br>⑥チェアタイムが短い．<br>⑦義歯床用材料の劣化に対応できる． | ①義歯を預かる必要がある．<br>②来院が 2 回必要となる．<br>③技工操作が著しく煩雑である． |

## 2）リベース用材料

　リベースはフラスク埋没により行うため，通常は加熱重合型アクリル系材料を用いる．ただし，クッション性を付与する必要がある場合は，義歯床粘膜面側の一部を軟質材料とすることも可能である．

## ❸ 直接法リラインの術式 （図 3）

①適合の検査：義歯床粘膜面の適合を適合試験材を使用して検査する（図 3A）．

②レジン新鮮面の露出：義歯床粘膜面を一層均一に一定の深さで削除する（図 3B）．

③ブロックアウト：残存歯部のアンダーカットをブロックアウトする．

④プライマーの塗布：リライン材を築盛する部分にプライマーを塗布する（図 3C）．接着防止部分には分離剤を塗布する．

⑤リライン材の築盛：リライン材（常温重合レジン）を混和し，義歯床粘膜面へ築盛する（図 3D）．

⑥口腔内への圧接：手指でクラスプやレスト，義歯の設計によっては必要に応じて人工歯部を保持しながら口腔内へ圧接する（図 3E）．

⑦筋圧形成：すばやく行う．

⑧余剰部分の削除：リライン材の硬化前に義歯を口腔外へ撤去し，余剰部分を削除する（図 3F）．

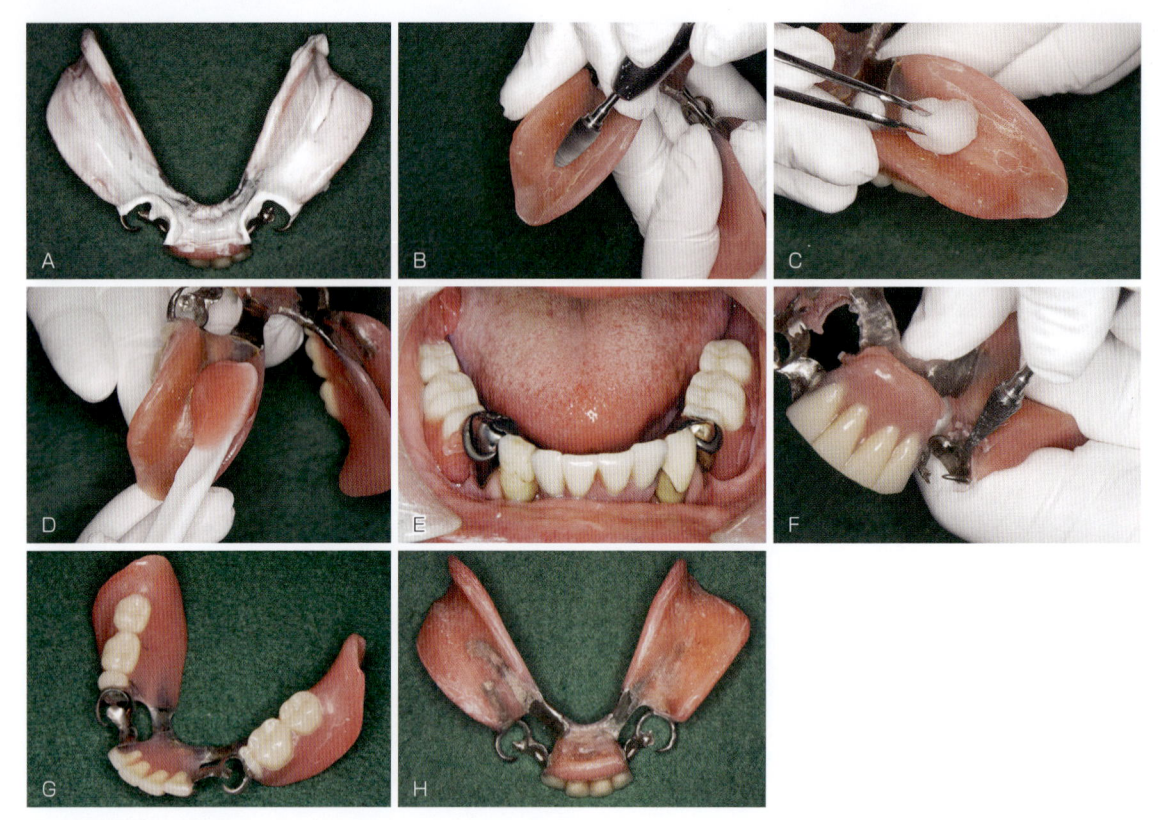

**図3** 直接法リライン

A：シリコーン系適合試験材による適合試験．義歯床外形は適切であるが，義歯床粘膜面の不適合を認める（シリコーン系試験材が厚い）．

B：義歯床粘膜面の削除．レジン新鮮面を露出させるため，ガイドグルーブを付与して一定の深さに削除する．

C：リライン材を築盛する部分にプライマーを塗布する．

D：リライン材をレジン新鮮面へ築盛する．

E：口腔内へ圧接する．手指でクラスプやレストを正しい位置に保持しながら筋圧形成する．

F：リライン材の硬化前に義歯を口腔外へ撤去し，余剰部分を削除する．

G，H：リライン材の硬化後に形態を修正し，研磨する．

　　⑨形態修正：リライン材の硬化後，形態修正して粘膜面の適合性を調整する（**図3G，H**）．
　　⑩咬合調整，研磨

## ❹ 間接法リラインの術式

　　リライニングジグ（**図4**）を用いる方法とフラスク埋没による方法がある．前者のほうが技工操作は簡便であるが，加熱重合レジンが使用できない欠点がある．

### （1）リライニングジグによる方法（図2）

①床下粘膜の印象採得：義歯床をトレーとして印象採得する（義歯床外形を延長する場合は筋圧形成も行う）．

②模型製作：ボクシングしてリライン用模型を製作する．

③咬合面コアの採得：リライニングジグの下部に石膏を築盛し，咬合面コアを採得する．

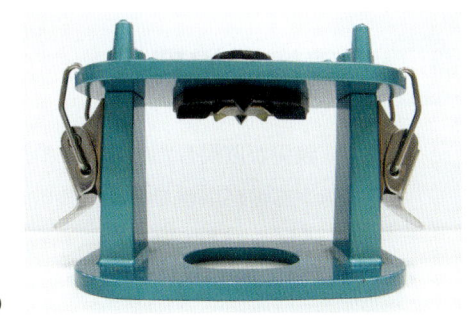

**図4**　リライニングジグ
(歯学生のパーシャルデンチャー　第5版, p.255. より)

④模型のジグへの装着：リライン用模型を咬合面コア上に置き，リライニングジグ上部に石膏で装着する．

⑤義歯床レジン面の削除：ジグを分離して義歯床粘膜面の印象材を除去し，レジン面を一層削除する．

⑥義歯床レジンの塡入，重合：餅状の常温重合レジンもしくは軟質リライン材を塡入，重合する．

⑦形態修正，研磨

### (2) フラスク埋没による方法

①床下粘膜の印象採得：義歯床をトレーとして印象採得する．

②義歯の埋没：印象面を上に向けてフラスク下部に埋没する．

③二次埋没：分離剤を塗布して二次埋没を行う．

④義歯床レジン面の削除：フラスクを分離して義歯床粘膜面の印象材を除去し，レジン面を一層削除する．

⑤義歯床レジンの塡入，重合：餅状の加熱重合レジン，常温重合レジンもしくは軟質リライン材を塡入，重合する．

⑥形態修正，研磨

## ❺ リベースの術式（フラスク埋没による方法，図2）

①床下粘膜の印象採得：義歯床をトレーとして印象採得する(必要に応じて筋圧形成を行う)．

②咬合採得とピックアップ印象：義歯を口腔内に戻し，咬合採得，ピックアップ印象，対合歯列印象を行う．

③模型製作と咬合器装着：義歯を口腔内に装着した状態の作業用模型を製作し，咬合器へ装着する．

④コアの採得：シリコーンコアを採得する．

⑤義歯床の削除：義歯床部を削除し，支台装置，連結子，人工歯を取り出す．

⑥模型への復位：支台装置，連結子を作業用模型に復位させ，ワックスで仮固定する．

⑦人工歯の復位：シリコーンコアに人工歯を接着させ作業用模型に復位させる．

⑧人工歯の固定，歯肉形成：パラフィンワックスで人工歯を固定，歯肉形成を行う．

⑨フラスク埋没，義歯床レジンの塡入，重合，研磨

## Ⅲ—義歯の修理

　義歯が破損した場合，破損部分を修理して対応するが，破損に至った原因を追究し再発を防ぐことが重要である．

### ❶ 義歯床の破折

#### 1）原因
①義歯床粘膜面の不適合：応力の集中．
②不均衡な咬合圧：人工歯の咬耗や偏咀嚼癖などによる強い圧の偏在．
③義歯床の強度不足：材料の劣化や設計・製作過程の不備．
④偶発的な事故：義歯の落下など．

#### 2）修理法（図5）
①破折部分の仮接合
ⅰ）破折面を復位できる場合：手指で保持し瞬間接着剤などで固定する（図5B）．
ⅱ）破折面のみでは復位が困難な場合：口腔内に戻し，常温重合レジンなどで仮接合した後に義歯を印象内に取り込むピックアップ印象を行う．
②修理用模型の製作：義歯床などに分離剤を塗布して石膏を注入する．
③破折面の削除と修理用模型への復位（図5C）
④常温重合レジンの筆積みによる修理（図5D，E）：必要に応じて補強線を設置する．

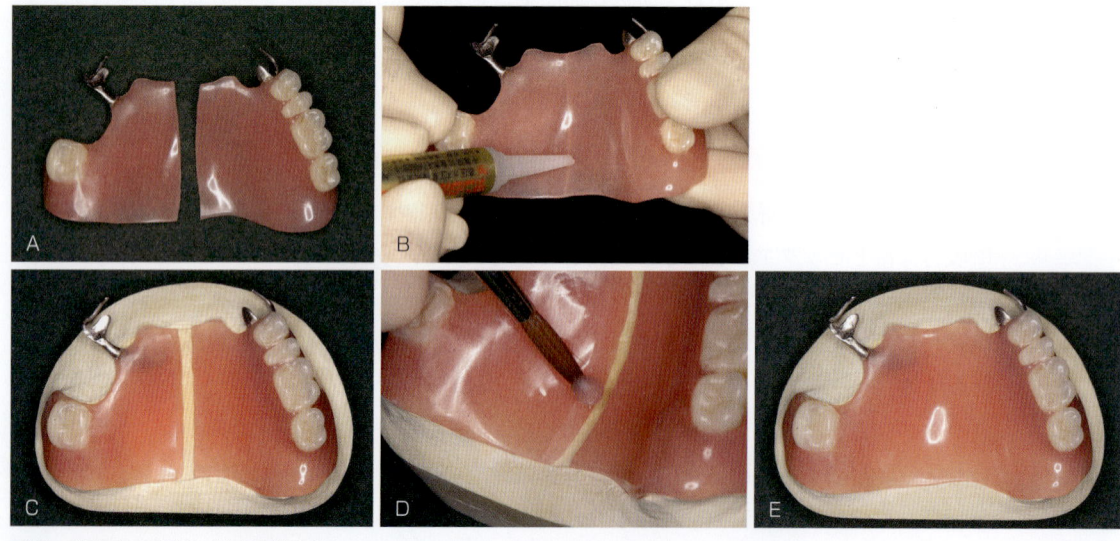

図5　義歯床の破折に対する修理法
A：落下により破折した義歯床．B：破折部分の仮接合．手指で破折面を接合し瞬間接着剤で固定．
C：仮接合した義歯床に石膏を築盛して修理用模型を製作．破折面を削除して義歯床を模型に復位．
D，E：常温重合レジンを筆積みして修理．

⑤義歯床粘膜面の適合と咬合関係の検査，調整を行う．

## ❷ 人工歯の脱落，破損

### 1）原因

①不均衡な咬合圧：咬耗や偏咀嚼癖．

②義歯床との接着強度：材料の劣化や設計・製作過程の不備．

③偶発的事故：義歯の落下．

### 2）修理法

①唇・頬面コアを採得する．

ⅰ）人工歯が再利用可能な場合：脱落した人工歯を元の位置に戻し，シリコーンゴムや石膏でコアを採得する．

ⅱ）人工歯が再利用できない場合：新たな人工歯を選択，排列してコアを採得する．

②修理部分の義歯床を削除する．

③唇頬面コアに人工歯を位置づける．

④常温重合レジンを筆積みして修復する．

⑤咬合関係の検査，調整を行う．

## ❸ 支台装置，フレームワークの破損，脱落

### 1）原因

①義歯の動きによる支台装置への応力集中：義歯床粘膜面の適合不良，支台装置の不適合，咬合の不均衡など．

②強度の不足：材料の劣化や設計・製作過程の不備など．

③偶発的事故：義歯の落下．

### 2）修理法

**（1）間接法による支台装置製作と修理（義歯を預かる必要がある）**

①義歯を装着した状態でピックアップ印象を行い，義歯を取り込んだ修理用模型を製作する．

②支台歯をサベイング，設計後，支台装置を製作する．

③修理用模型上で支台装置をレジンの筆積みにより義歯床に固定する．

④次回来院時に新しい支台装置を含む義歯を装着する．

**（2）間接法による支台装置製作と直接法による修理（義歯を預からない）**

①義歯を装着しない状態での印象採得により修理用模型を製作する（**図6A**）．

②支台歯をサベイング，設計後，支台装置を製作する（**図6B**）．

③次回来院時に義歯床の支台装置脚部相当部を削除し，支台装置を支台歯に適合させる（**図6C**）．

④常温重合レジンを筆積みし，支台装置を義歯に固定する（**図6D**）．

⑤新しい支台装置を含む義歯を装着する（**図6E，F**）．

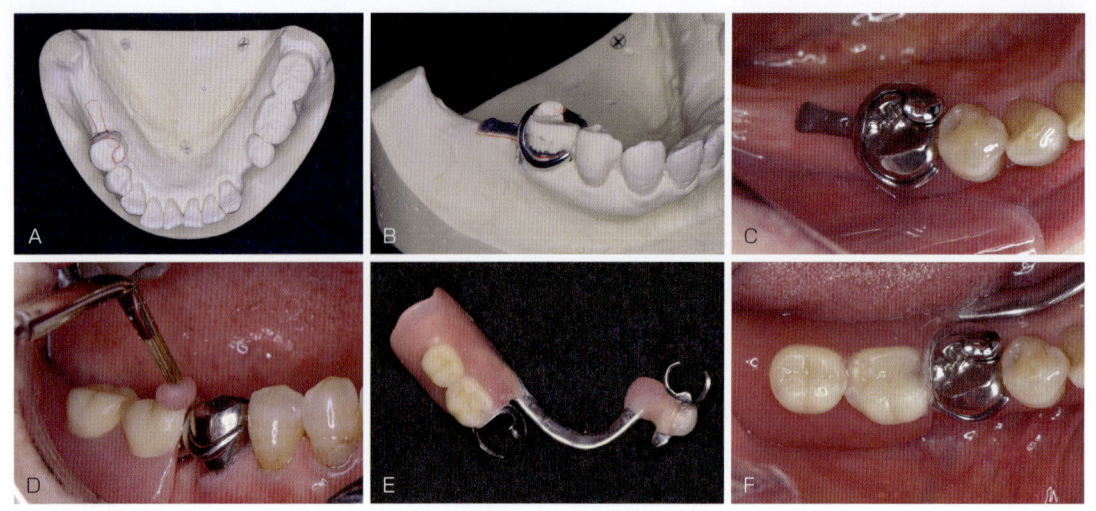

**図6** 間接法による支台歯装置製作と直接法による修理
A：作業用模型．B：製作したクラスプ．C：クラスプを支台歯に試適．
D：常温重合レジンでクラスプを義歯に固定．E：修理後の義歯．F：義歯の口腔内装着．

### （3）レーザー溶接を用いた間接法による修理（Nd：YAG レーザー溶接機を使用）

①ピックアップ印象により修理用模型を製作する．

②模型上で貫通溶接により破折片を固定した後に，フィラーメタル（同種金属）を築盛する．

③形態修正，研磨を行う．

## ❹ 人工歯の咬耗，摩耗，変色

### 1）原因

①義歯の長期使用による咬耗や変色．

②不適切な清掃法（歯磨剤の使用など）による摩耗．

### 2）修理法（人工歯の交換）

①義歯を装着した状態で咬合採得，ピックアップ印象，対合歯列印象を行う（**図7A，B**）．

②修理用模型を製作して咬合器に装着する（**図7C**）．

③人工歯を削除して新たな人工歯を排列し，常温重合レジンで義歯床に固定する（**図7D**）．

④咬合関係の検査，調整，研磨を行う．

## ❺ 人工歯の追加（増歯）

### 1）原因（支台歯や残存歯の喪失）

①齲蝕や歯周疾患：プラークコントロールやデンチャープラークコントロールの不良，義歯
　設計の不良．

②外傷（歯の動揺，破折）：義歯の破損や適合が低下したことによる機能時の義歯の動きの増
　大，人工歯や残存歯の咬耗による外傷性咬合，ブラキシズムなどのパラファンクション．

**図7**　間接法による人工歯の交換
A：長期使用により変色した人工歯
　　部.
B：ピックアップ印象.
C：修理用模型を咬合器に装着.
D：人工歯を交換して常温重合レジ
　　ンで固定.

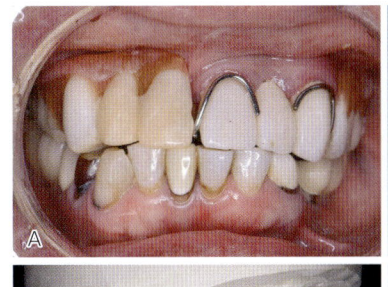
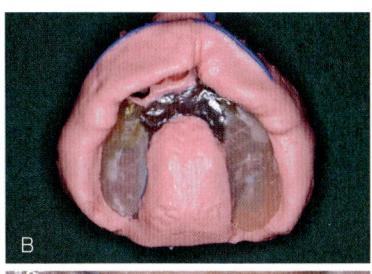
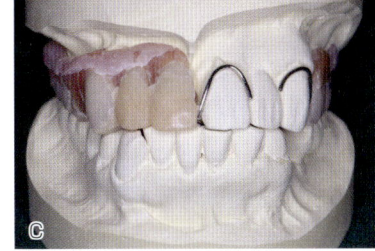
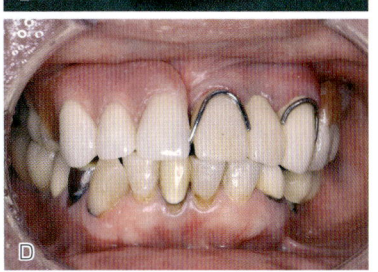

### 2）修理法（増歯する方法）

①義歯を装着した状態で咬合採得，ピックアップ印象，対合歯列印象を行う.

②咬合器上で人工歯を排列し，常温重合レジンを筆積みして義歯床部を製作して修理する
（支台歯欠損の場合は隣接歯などに支台装置を製作して固定する）.

③義歯床粘膜面の適合，咬合関係の検査，調整を行う.

　ピックアップ印象後に義歯を返却し，追加用パーツのみを製作して次回来院時に口腔内で
義歯に追加する方法もある.　この場合は義歯を預かる必要はない.

## Ⅳ　支台歯歯冠の再修復

　支台歯の齲蝕や歯冠補綴装置の脱落・破損などに対しては，使用している局部床義歯の支
台装置に合わせて支台歯の再修復を行う.

### 1）一塊印象法

①支台歯を形成する.

②対合歯列の印象採得と咬合採得を（義歯を装着した状態で）行う.

③全顎一塊印象採得：義歯を装着した状態で支台歯部の精密印象をシリコーンゴム印象材で
採得する.

④支台歯の歯冠補綴用の分割可撤式作業用模型を製作して咬合器に装着する（義歯を装着し
た状態のもの）.

⑤義歯を着脱しながら支台装置に合わせた歯冠補綴装置のワックスアップ，鋳造を行い，完
成させる.

⑥口腔内での試適，調整を行う.

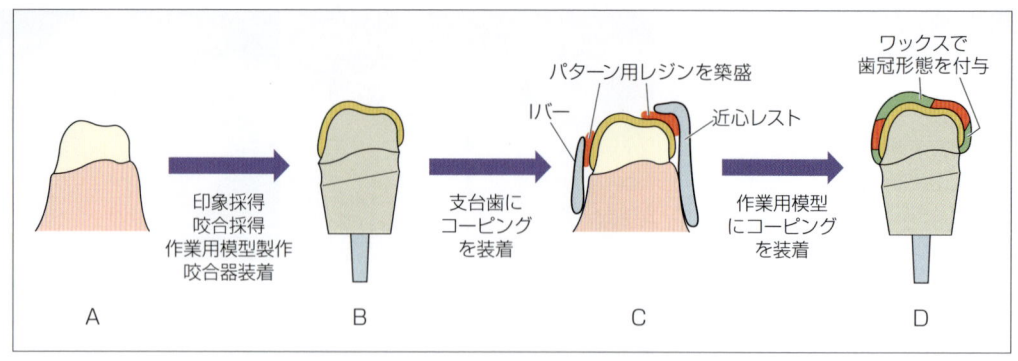

**図8** トランスファーコーピング法による RPI クラスプ支台歯に合わせたクラウンの製作例
A：支台歯形成.
B：歯型上でパターン用レジンを用いてコーピングを製作.
C：支台歯に装着したコーピングにパターン用レジンを築盛し，Ⅰバーや近心レスト，隣接面板に適合する形態を形成.
D：歯型上でワックスアップし歯冠形態を付与.

## 2）トランスファーコーピング法

①支台歯を形成する（**図8A**）.

②支台歯を含む歯列の精密印象，対合歯列印象，咬合採得を行う.

③歯型上でパターン用レジンを筆積みしてキャップ状のコーピングを製作する（**図8B**）.

④口腔内で支台歯にコーピングを装着し，支台装置の鉤腕やレストに合わせてパターン用レジンを築盛してコーピングの形態を形成する（**図8C**）.

⑤上記で印記した部分を変えないようにほかをワックスアップし（**図8D**），鋳造して（硬質レジンの前装，陶材の焼成）歯冠補綴装置を完成させる.

　なお，硬質レジン前装金属冠や陶材焼付金属冠の場合，鉤腕やレスト，隣接面板に接する部分は金属とする.

## 第28章

# 暫間義歯，即時義歯，移行義歯，診断用義歯ならびに治療用義歯

1 広義の暫間義歯について，その種類と特徴を説明できる．
2 広義の暫間義歯（とくに即時義歯）の製作方法を説明できる．

暫間義歯には広義の暫間義歯と狭義の暫間義歯があり，広義では暫間義歯，即時義歯，移行義歯，診断用義歯，治療用義歯が含まれる．狭義では最終義歯が製作されるまでの間に，機能や審美性の一時的な回復と保持，下顎の偏位・咬合異常の予防，または診断・治療計画の立案の目的で暫間的に装着される義歯をさす．

## I 暫間義歯

最終義歯を装着するまでの間，機能や外観などの義歯の目的を達成させるために，ある一定期間使用する義歯である．

### 1）適応症
①欠損部（とくに，前歯欠損部）の審美性を早期に回復したい場合（図1）．
②最終義歯装着までの間，咀嚼・咬合・嚥下・構音機能を早期に回復したい場合．
③最終義歯装着までの間，残存歯の移動，傾斜，挺出を防止したい場合（図2）．

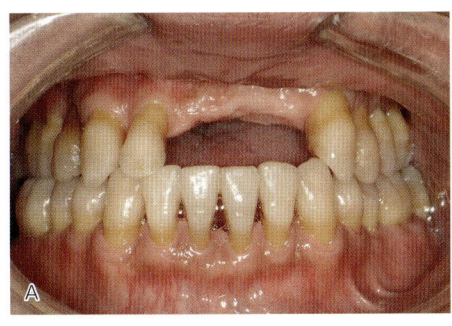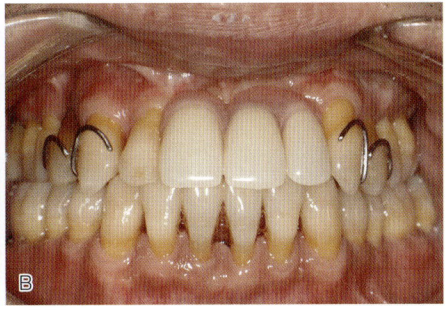

**図1** 外傷後の上顎部分欠損患者における暫間義歯の例
A：術前の口腔内写真．上顎前歯部欠損による審美障害を有しており，早期に審美回復が必要であった．
B：暫間義歯装着後の口腔内写真．審美回復を最優先とし，支台装置は単純な構造とした．

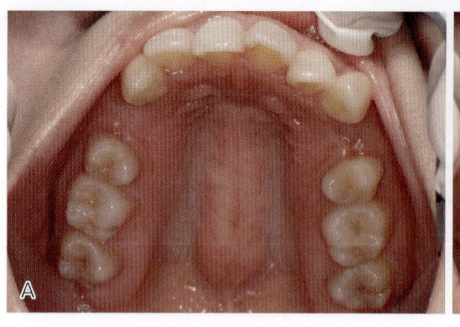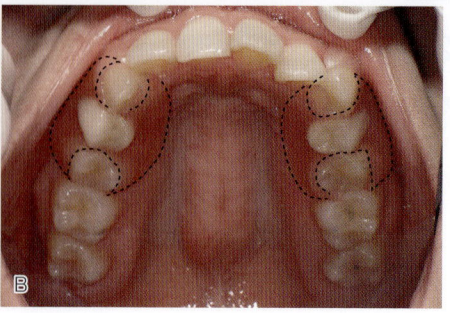

**図2** 残存歯の移動，挺出防止を目的とした暫間義歯の例
Ａ：抜歯により上顎両側第一小臼歯部に欠損が生じている．
Ｂ：両隣接歯および対合歯の移動防止を目的とした暫間義歯．すべての残存歯が健全歯であり，補
　綴設計が決定しておらず粘膜負担型の暫間義歯とした．

④抜歯後またはインプラント体埋入後で，最終補綴まである程度期間を要する場合．

⑤根未完成歯を有する，または顎骨の発育が途中である若年者において，歯の欠損があり歯
　や顎の成長発育が終了するまでの期間の咬合を確保したい場合．

⑥義歯使用経験のない患者に対して，義歯を受け入れるトレーニングが必要な場合．

⑦対合歯がないため，残存歯の支持組織の退行性変化が進行するおそれがある場合．

⑧残存歯が片側に偏在して咬合異常または異常咬合習癖を有する，またはそれらを発症する
　おそれがある場合．

⑨患者に全身的（全身疾患または不良な全身状態）・経済的（費用）・時間的（治療期間・来
　院回数）な制約がある場合．

## 2）利点と欠点

### （1）利点

①歯の欠損，とくに前歯部欠損の審美障害を早期に回復できる．

②早期に咀嚼・嚥下・構音機能が回復できる．

③残存歯の移動，傾斜，挺出を防止できる．

④咬合関係が保持できるため，対合歯の移動，傾斜，挺出を防止できる．

⑤最終義歯を設計するうえで，審美性や機能回復の状態，さらに義歯に対する慣れなどの参
　考となる．

### （2）欠点

①粘膜負担の設計にすることが多く，支台装置や大・小連結子の設計が比較的単純であるた
　め，義歯の支持，把持，維持が十分でない．

②頻繁な調整や経過観察が必要であり，場合によっては義歯の修理，リラインやリベースが
　必要になる．

### 3）義歯を製作するうえで留意すべき事項

　暫間義歯は，その目的に応じて設計，使用材料および使用期間が大きく異なる．なかでも最も留意すべき点は暫間義歯の設計，とくに支台歯の選定である．また使用材料に関しては，最終義歯と同じ材料を用いる場合もあれば，人工歯・床ともにレジンを用いる場合もあり，目的に適した材料を選択する．

#### （1）設計

　暫間義歯を製作する際，口腔内に抜歯予定歯や要根管治療歯が含まれることから，支台歯の選定がとくに重要となる．要治療歯は可能な限り支台歯として用いないようにし，健全歯を選定する．また，支台装置や連結子の要件として，可能な限り強固なものは避け，さらに支台歯の数も最小限にする．

#### （2）製作方法

　原則，最終義歯に準じる．一般的に印象採得では，アルジネート印象材を用いた単純印象法が用いられる．しかし，印象採得の方法は画一的ではなく，症例に応じて使用する印象材や印象法を選択する．作業用模型の製作，咬合採得，義歯の製作に関しては，原則，通法どおりに行う．必要に応じてろう義歯の試適も行うが，暫間義歯は短期間に製作・装着する場合が多いため，しばしば試適を省略する．

## Ⅱ 即時義歯

　抜歯適応の残存歯を有する場合に，抜歯前に予定部位を調整した模型上で義歯を製作し，抜歯後ただちに装着される義歯である．一般的に総義歯（全部床義歯）となる場合が多いが，局部床義歯（部分床義歯）の場合もある．通常の局部床義歯と比較して術者・患者双方にとって負担が大きく，とくに完成前に義歯の試適を行うことができないため，装着直後の義歯の適合や審美性に改善の余地がある場合も想定される．そのため，患者に対して術前にこれらの点を含めたインフォームドコンセントが必要となる．

### 1）適応症

①抜歯後から最終義歯装着までにある程度期間を要するが，抜歯前の審美性や咬合関係を保持したい場合．

②抜歯後，審美性と咀嚼・咬合・嚥下・構音などの口腔機能に関する患者の社会生活上の支障を避ける必要がある場合．

③抜歯創の保護（止血，感染予防，外来刺激からの保護）や治癒の促進を期待する場合．

④抜歯後の安定した顎堤へ誘導したい場合．

### 2）利点と欠点

#### （1）利点

①歯の欠損による顔貌の変化が少なく，審美性が確保できる．

②咀嚼・咬合・嚥下・構音などの機能的問題をきたす期間が少ない．

③抜歯と同日に審美性および機能的問題を解決できるため，患者の社会生活の支援を行うことができる．

④抜歯創の保護に役立つ（止血，感染予防，外来刺激からの保護）．

⑤義歯に対する慣れを促進できる．

⑥有歯時の咬合高径，水平的な上下顎顎間関係を義歯に再現できる．

## （2）欠点

①抜歯後の歯槽骨の吸収が予測困難であるため，義歯が不適合になりやすい．

②抜歯前の残存歯があるため，ろう義歯の試適ができず，咬合，構音，審美性などが確認できない．

③即時義歯装着時は抜歯による出血があるため，適合試験材を使用した適合試験が困難である．

④歯槽骨の吸収に応じて，抜歯後早期にリラインやリベースを必要とする．

### 3）義歯を製作するうえで留意すべき事項

　従来の義歯製作に比べて大きく異なる点は，抜歯に先立って印象採得と咬合採得を行い，作業用模型を抜歯後の顎堤の形態を想定した状態に改変する点である．改変された作業用模型上でろう義歯を製作し，従来の方法に従って義歯を完成させる．即時義歯は抜歯と同時に装着される．その後，定期的な経過観察を行い，歯槽骨の吸収に応じて適宜，リラインやリベースを行う．

## （1）設計

　口腔内の診察と検査は一般的な補綴歯科治療において必須であるが，即時義歯の製作においてはエックス線検査がとくに重要である．エックス線検査により歯槽骨縁の位置を把握でき，作業用模型上で抜歯適応歯の石膏部分を適切に整形できるからである．また，完成した即時義歯を暫間義歯として使用する場合と最終義歯として使用する場合があり，症例に応じて使用する材料を使い分ける必要がある．

## （2）製作方法

　即時義歯の製作では抜歯を必要とする歯が存在しており，重度歯周炎や深部齲蝕などの歯科疾患および残存歯の動揺を認める場合が多いため，印象採得ではアルジネート印象材を用いた単純印象法が一般的である．また，歯が口腔内に残存して咬合関係が保持されている場合が多いため，咬合採得は咬合床を製作することなくワックスなどの咬合採得材を用いて印象採得と同日に行うことができる．

　次いで作業用模型を製作し，咬合器に装着する．通常の義歯製作と同様，作業用模型をスプリットキャストにして模型を可撤性にしておく．その後，抜歯適応歯の石膏部分を切断し，抜歯後の歯槽部を想定した整形を行う．抜歯後の顎堤吸収は唇（頬）側のほうが舌側（口蓋側）より大きく，さらにSwenson（スウェンソン）は唇側は歯頸部より3mm深く，舌側は歯頸線まで模型を削除する方法を推奨しているが，唇舌側ともに歯頸線相当部までの削除にとどめることも多い．重度の歯槽骨吸収を有する部位に関しては，骨縁の上端から根尖方向に2mm下げたところまで石膏を削除する．ろう義歯製作，義歯の重合，研磨，装着の一連の作業に関しては，

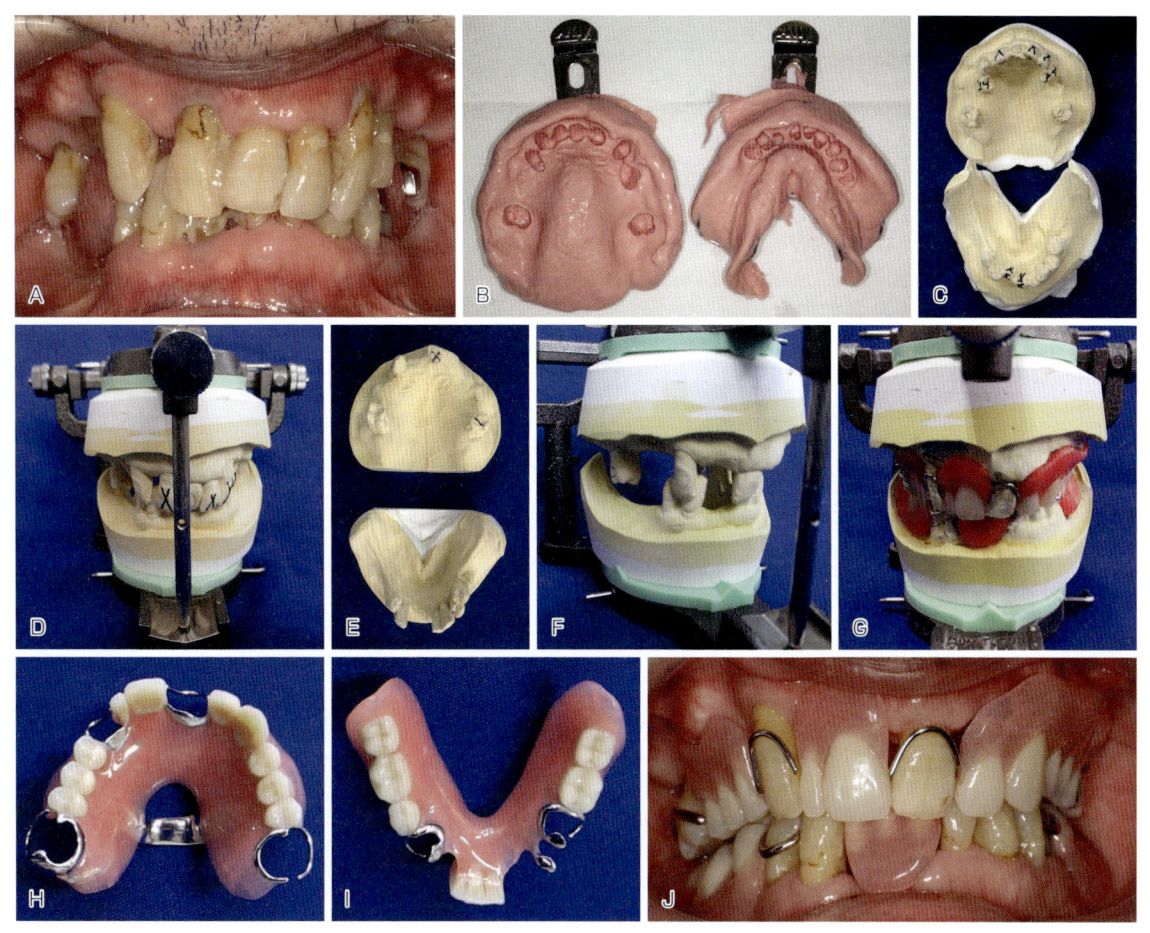

**図3**　即時義歯の例

A：治療前の口腔内写真．多くの残存歯が歯周病に罹患している．

B：骨植が十分ではなくシリコーンゴム系印象材を用いた精密印象採得を行うことができないため，上下顎ともにアルジネート印象材を用いて印象採得を行った．

C：抜歯予定部位を削合する前の作業用模型（X印の歯は抜歯予定）．

D：現在の口腔内状態を再現した上顎模型の咬合器装着．残存歯が多数存在するため，抜歯前の上下顎顎間関係を咬合器上に再現できている．

E：抜歯予定歯の削合と整形を行う．

F：抜歯予定歯を削合した作業用模型．すでに咬合器に装着されていることから，抜歯前の咬合高径，水平的顎間関係を保持したまま，義歯を製作することが可能となる．

G：模型上で抜歯予定部位を削合することにより，抜歯後の状態を想定して製作されたろう義歯．抜歯同日に義歯を装着するため，ろう義歯の試適を行うことはできない．

H，I：完成した即時義歯．本症例では，最終義歯の材料を使用している．

J：即時義歯を装着した口腔内．抜歯前の審美性や咬合関係を保持できており，社会的な制約も軽減ができている．

通常の義歯製作に準じて行う．ただし即時義歯では，ろう義歯試適ができないため注意を要する．

　即時義歯を製作した治療例および術後の経過を示す（**図3，4**）．本症例では，上下顎に多数の抜歯適応歯を有し，抜歯後に抜歯窩の治癒を待って義歯を製作すると審美性および機能

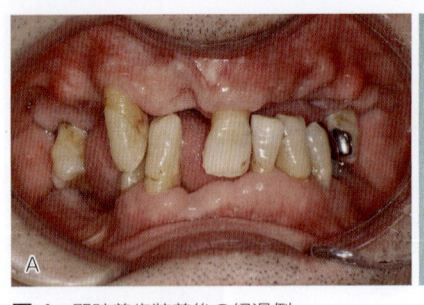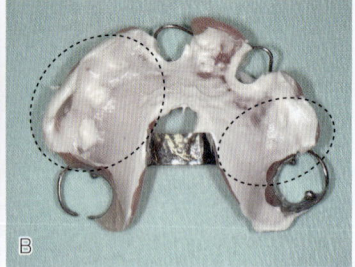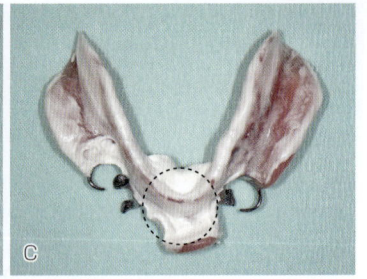

**図4** 即時義歯装着後の経過例

A：抜歯後1か月経過した口腔内．抜歯窩の治癒は良好であり欠損部顎堤の状態も安定している．しかし，本症例において即時義歯ではなく，従来の最終義歯（または暫間義歯）を製作していたとすれば，臼歯部の咬合支持が喪失しているために咬合関係も不安定になり，義歯製作が困難であったことが推察できる．

B，C：即時義歯装着1か月後に行った，上下顎義歯粘膜面の適合試験の結果．多数歯を抜歯した上顎に関しては適合試験材が厚くなっている範囲が広い（B）．下顎義歯では，前歯部のみを抜歯したため，粘膜面の不適合は抜歯部位に限局している（不適合の部分，破線で囲んだ）（C）．

に多大な障害をきたす可能性が高いと予測できた．抜歯に先立ち，印象採得，咬合採得を行い，その模型上で抜歯後の歯槽部の状態を想定し，ろう義歯の製作，埋没，流ろう，レジン重合，研磨を行い，義歯を完成させた．抜歯と同時に義歯を装着し，その後定期的に経過観察を行い，歯槽骨の吸収変化に応じて不適合部をリラインする必要がある．

## Ⅲ　移行義歯

　比較的早期に抜歯とそれに伴う義歯の修理や新製が予測された場合，その間の機能と形態を確保するために使用される義歯である．旧義歯に増歯などの改修を施して使用することもある．主として少数歯残存から無歯顎になる際の総義歯への移行を円滑にするために用いられる．

### 1）適応症
①比較的早期に残存歯の全部または一部が保存不可能と診断され，あらかじめその欠損に対応して人工歯や義歯床の追加が必要な場合（**図5**）．
②局部床義歯から総義歯へ円滑に移行させる場合（**図6**）．

### 2）利点と欠点
**（1）利点**
①残存歯を一定期間保存できる．
②最終義歯に移行するまでの間に慣れを獲得できる．
③現在の咬合関係，審美性，人工歯の排列位置を総義歯に移行するまで保存できる．
④使用中の義歯を増歯あるいは修理して移行義歯とすることができる．
⑤最終義歯を設計する際の基準となる．

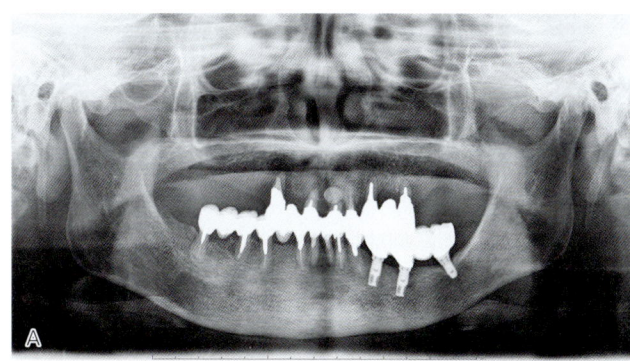

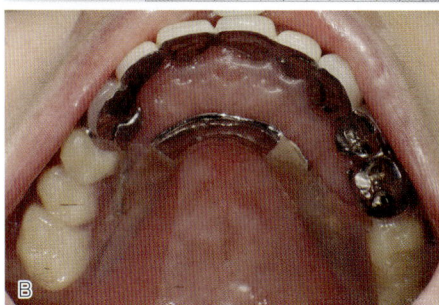
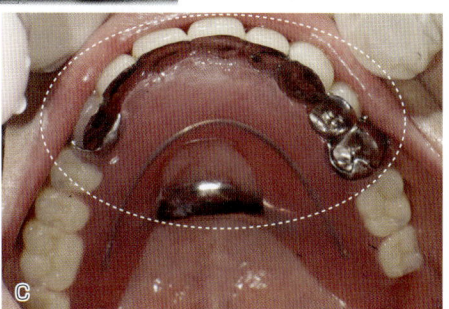

**図5**　上顎残存歯の予後が期待できないため早期に移行義歯を製作した症例

A：上顎すべての残存歯の歯槽骨吸収が進行しており，長期的な予後は期待できない．

B：現在使用中の義歯は義歯装着時の違和感を軽減するために口蓋部の義歯床の設置範囲を狭くしてある．

C：移行義歯装着後の口腔内．将来抜歯となった際にすぐに増歯・リラインできるようレジン床を広くとり，残存歯とレジン床を接触させている．

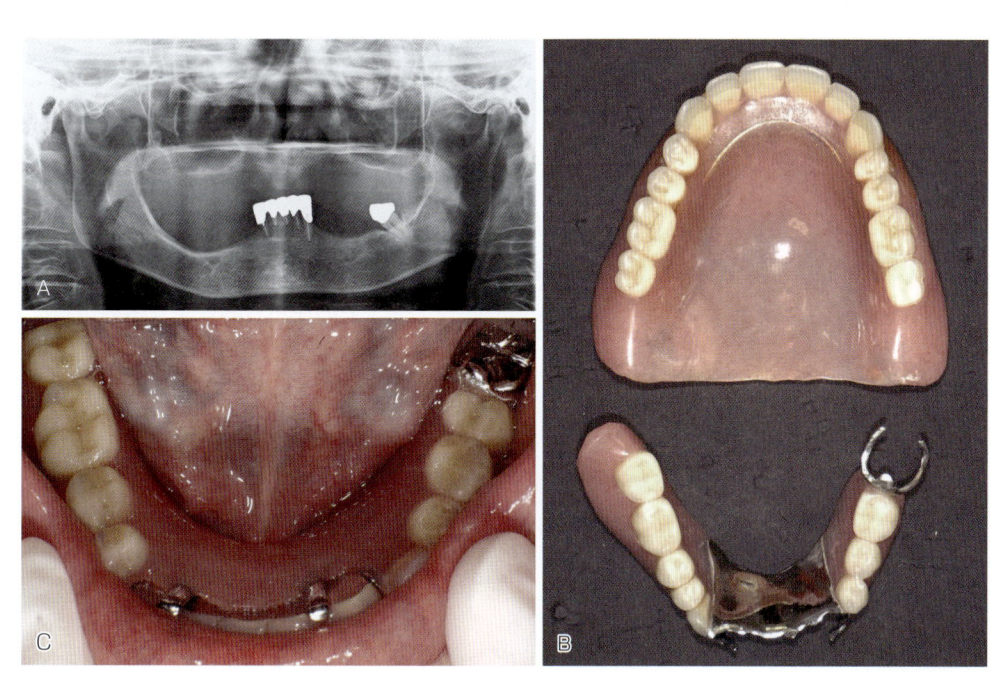

**図6**　移行義歯の例（将来的に総義歯になる可能性が高い）

A：下顎残存歯に重度の歯槽骨吸収を認め，近い将来，これらの歯は抜歯され，下顎は総義歯になることが予想できる．

B：現在使用中の義歯．下顎義歯は金属床義歯であり，急な増歯には対応できない設計である．

C：製作した移行義歯．残存歯すべての舌側にレジン床を延長しており，将来的に人工歯の追補やリラインが可能であり，総義歯に移行できる．

### (2) 欠点

①残存歯には骨植が不十分なものが多く，支台装置や支台歯の選択に制限があり，義歯の支持，把持，維持を図ることが困難である．

②今後の増歯・増床に対応できるよう義歯を設計するため，義歯床面積が大きくなり違和感を生じやすい．

③残存歯の保存期間を予測しにくく，移行義歯の装着期間を決定することが難しい．

### 3）義歯を製作するうえで留意すべき事項

特化した製作法はなく，通常の局部床義歯，暫間義歯，即時義歯の製作方法に準ずる．また旧義歯が利用できる条件にあれば，旧義歯を利用して欠損部の増歯や修理を行う．

### (1) 設計

留意すべき事項としては，残存歯の状態が不良な少数歯残存症例が多いので支台装置は単純なものを用い，また主として粘膜負担の義歯として支台歯への負担軽減を図る必要があることである．さらに，義歯床の外形は最終義歯を基準に設定する．

### (2) 製作方法

残存歯の状態が不良であることが多いため，印象採得では残存歯に負担がかかる印象材や印象法は避けるべきである．咬合採得，作業用模型の製作，ろう義歯製作，義歯の重合，研磨，装着の一連の作業に関しては，その目的に応じて適切な方法を選択する．

## Ⅳ 診断用義歯ならびに治療用義歯

診断用義歯ならびに治療用義歯を明確に区別することは難しいが，診断および治療計画の立案のために暫間的に装着される義歯が診断用義歯であり，一方で最終義歯の製作に先立ち，咬合治療，粘膜治療，下顎位の修正などを目的として装着される暫間的な義歯が治療用義歯である．つまり，義歯の設計が類似していても，その使用目的により名称が異なると考えればよい．

### 1）適応症

①長期にわたる臼歯欠損の放置により本来の咬合位が不明瞭な場合．

②著しい咬合低下に伴い，咬合挙上が必要な場合（図7）．

③治療の一環として歯の小移動（MTM；minor tooth movement）が必要な場合．

④咬頭嵌合位（中心咬合位）が不明確な場合．

⑤義歯床下粘膜に炎症や変形を認め，同部の修正や調整が必要な場合．

⑥義歯使用経験がないため，局部床義歯（ときに総義歯）に対する慣れを必要とする場合．

242

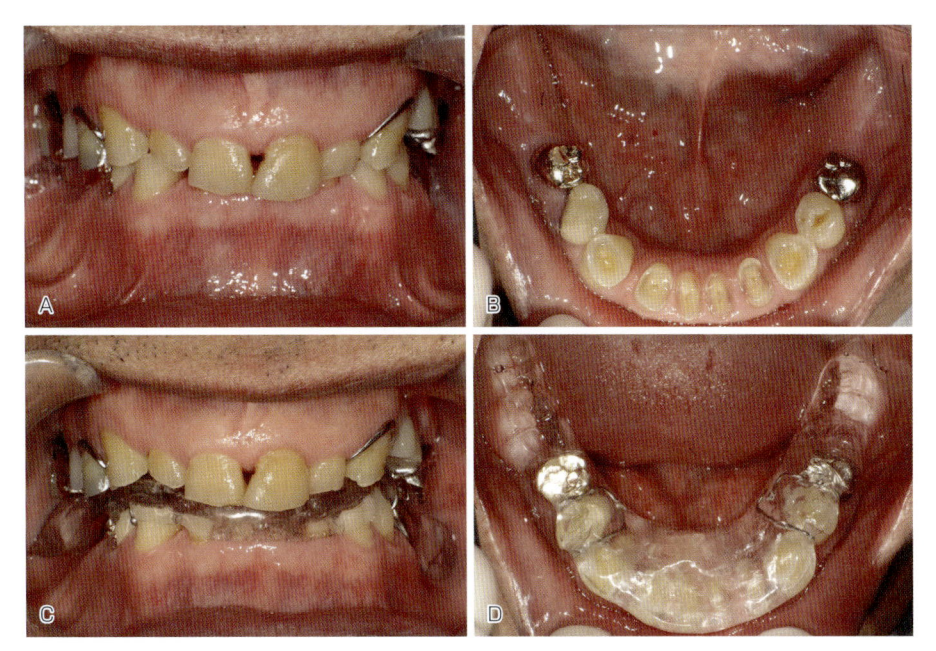

**図 7**　治療用義歯の例
本症例では咬合挙上および下顎位の修正を目的としている.
A：治療前の口腔内. 著しい低位咬合により前歯部過蓋咬合となっており，下顎前歯部が正面観で
　はみえない.
B：下顎両側遊離端欠損で，臼歯部での咬合支持が十分に獲得できておらず，さらに残存歯の著し
　い咬耗も伴っている.
C：治療用義歯を装着した正面観. 治療用義歯を用いて咬合挙上を行っている.
D：下顎治療用義歯を装着した咬合面観. 透明レジン製のオクルーザルアプライアンス型の治療用
　義歯. 欠損部には透明レジンにより人工歯形態を付与して咀嚼を可能にしている. また，残存
　歯を被覆して残存歯部に支持を求めることにより，支台装置をできるだけ少なくしている.

## 2）義歯を製作するうえで留意すべき事項

　通常の局部床義歯，暫間義歯，即時義歯の製作方法に準ずるが，使用目的により義歯の形態が大きく異なるので義歯製作前に使用目的を十分に把握しておく.

### （1）設計

　前述した義歯の設計と同様であるが，治療の目的により大きく異なるので注意を要する. 咬合位が不明瞭な症例では，従来の義歯ではなく一般的にオクルーザルアプライアンス型の義歯を用い，MTM が目的であれば矯正装置を取り入れた義歯にする. 義歯床下粘膜が脆弱な症例では義歯床粘膜面を十分調整できるだけのスペースをあらかじめ付与しておき，さらに嘔吐反射を誘発しやすい患者では口蓋部の床後縁を調整しやすいようレジン床にしておく.

### （2）製作方法

　印象採得では，一般的にアルジネート印象材を用いた単純印象法が用いられる. 咬合採得，作業用模型の製作，ろう義歯製作，義歯の重合，研磨，装着の一連の作業に関しては通法に準じて行う.

## 第29章

# オーバーデンチャー

1　オーバーデンチャーの利点と欠点を説明できる.
2　補強構造の必要性を説明できる.
3　オーバーデンチャーに用いるアタッチメントの選択基準を説明できる.
4　オーバーデンチャーの経過観察とその対応を説明できる.

## Ⅰ オーバーデンチャー

　オーバーデンチャー（overdenture）とは，歯根やインプラントを覆う形態の有床義歯である．歯槽骨吸収が進行し，歯冠を残して支台歯として用いるには歯冠歯根比が不利であるなどの理由で歯冠を切断し歯根のみを残し，根面板を設置して支台歯として利用する（**図1**）．支台となる歯根やインプラントには支持と把持の機能に加え，アタッチメントを用いることで維持の機能を得ることができる．オーバーデンチャーの利点と欠点を**表**にまとめる．

### 1）根面被覆（コーピング）

　支台歯となる歯根を金属，コンポジットレジンあるいはグラスアイオノマーセメントで被覆し，根面を保護して歯根の感染を防止するとともにオーバーデンチャーを支持する機能を求めることができる（**図2**）．金属で根面を被覆するものを根面板という．また，根面板の側面に把持機能を求めることができる．逆に，根面板の高さを低くして形態をドーム状にする

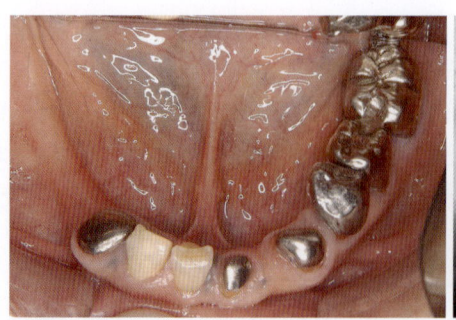
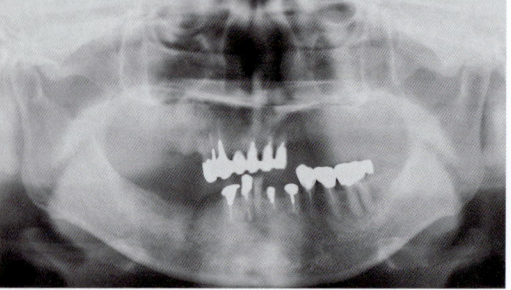

**図1　オーバーデンチャーの症例**
支台歯には根面板が装着されている.

表　オーバーデンチャーの利点と欠点

| | |
|---|---|
| 利点 | ①歯冠の短縮によって歯冠歯根比を改善できる. |
| | ②歯根により義歯を支持できる. |
| | ③アタッチメントにより把持や維持の機能を付与できる. |
| | ④顎堤吸収を抑制し，歯槽骨を保存できる. |
| | ⑤歯根膜感覚を保存でき，咀嚼機能のコントロールに有効である. |
| 欠点 | ①支台歯が常に義歯床により被覆されるため，唾液による自浄性が作用せず，プラークが蓄積し，支台歯の齲蝕や歯肉炎が生じやすい. |
| | ②支台歯付近が支点となること，また床が薄くなることから，義歯床の破折が起こりやすい. |
| | ③顎堤吸収が少ないことに加え，根面板やアタッチメントが設置されることでスペースに制限があり，人工歯排列が困難になりやすい. |

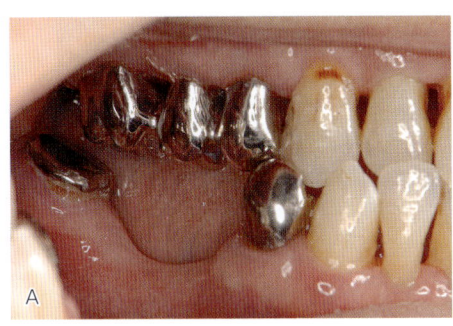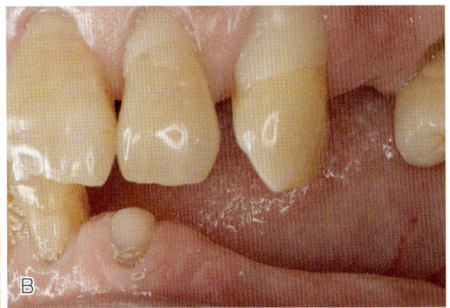

図2　各種材料による根面板
A：金属，B：コンポジットレジン.

ことで支台歯に対する側方力を軽減できる．一方，根面板の高さを低くすると清掃が困難となるので，清掃のためには辺縁歯肉から少なくとも2mmの高さが必要である.

## 2）床外形

　総義歯（全部床義歯）形態のオーバーデンチャーの床縁の位置は総義歯の床縁の位置と同様に，下顎ではレトロモラーパッドを，上顎では上顎結節を覆う位置に設定する．なお，支台歯にアタッチメントを用い，辺縁封鎖による吸着以外に維持力が得られる場合には，支台歯に唾液による自浄性が得られるように支台歯の唇・頬側の床を開放できる.

## 3）補強構造

　オーバーデンチャー使用中のトラブルには，義歯床の根面板部や正中部での破折が多くみられる（図3）．原因としては，支台歯部位の顎堤吸収が少ないうえに根面板やアタッチメントを設置することで義歯床が薄くなることや，支台歯が支点となり力が加わりやすいことなどが考えられる．このような破折を防ぐため，歯槽頂ならびに根面板を覆う形態の補強構造が必要である（図4）.

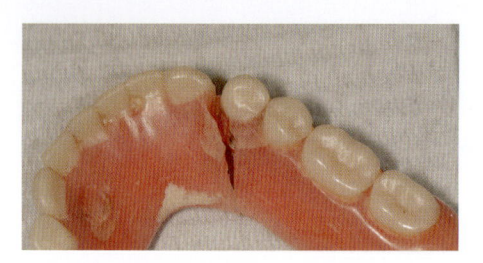

**図3** 根面板部位での破折

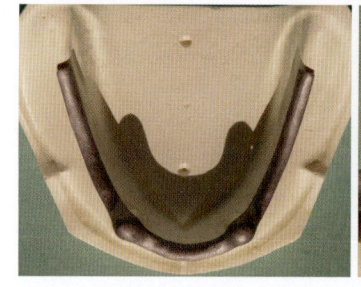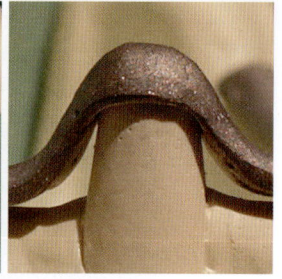

**図4** 根面板の頂点を覆う補強構造（Gonda T et al, 2007.）

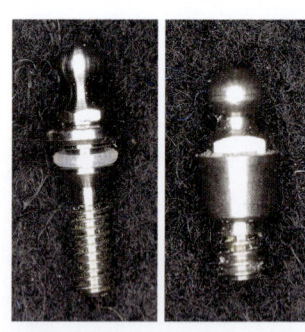

**図5** ボールアタッチメント

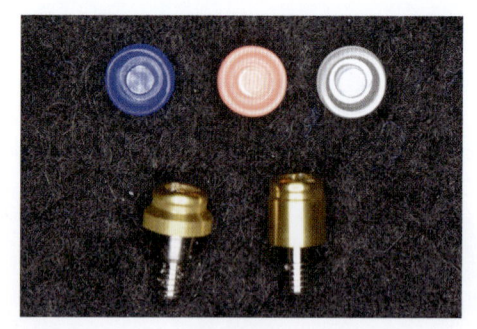

**図6** ロケーターアタッチメント
ロケーターアバットメント（下）とリプレースメントメール（上）.

### 4）経過観察

　支台歯と義歯の確認を行う．支台歯については，齲蝕や歯周組織，清掃状態の確認を行う．必要に応じて齲蝕治療，歯周治療を行うとともに支台歯の清掃指導を行う．義歯については，義歯の適合と人工歯の摩耗を確認し，不適合が認められる場合はリライン，人工歯の摩耗が認められる場合は咬合面再構成や人工歯置換を検討する．また，義歯の清掃状態を確認し，汚れが認められる場合は清掃を行うとともに，義歯の清掃方法を指導する．アタッチメントの維持力を確認し，維持力の低下や破損を認める場合はパーツの交換を検討する．

## Ⅱ　オーバーデンチャーに用いるアタッチメントとその選択基準

　オーバーデンチャーやインプラントオーバーデンチャーはアタッチメントを用いることで維持力を得ることができる．使用するアタッチメントには根面アタッチメント，バーアタッチメント，磁性アタッチメント，テレスコープクラウンなどがある．

### 1）根面アタッチメント

　ボールアタッチメント（**図5**）やロケーターアタッチメント（**図6**），磁性アタッチメントなどが代表的である．それぞれ単独で歯根に設置でき，高さが低い場合は歯根に加わる側方

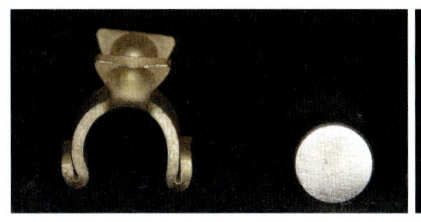
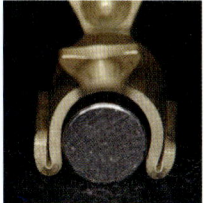

図7　バーアタッチメント（CM ライダー）

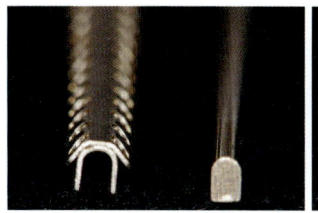
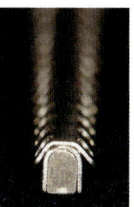

図8　バーアタッチメント（Dolder バー）

力が軽減できるとともに，対合歯とのスペースが少ない場合にも使用できる．一方，ボールアタッチメントやロケーターアタッチメント（Zest 社製）は摩擦や弾性により維持力を発揮するため，維持パーツの摩耗や弾性の低下による交換や調整の必要がある．また，複数の歯根やインプラント体にアタッチメントを設置する場合には，平行に設置しないと着脱が困難になる．

## 2）バーアタッチメント

支台歯間をバーにより連結し，そのバーに金属や樹脂製のスリーブ，ライダーあるいはクリップをつけて維持力を発揮するアタッチメントである．バーの断面形態が円または卵円形で回転を許容するジョイントタイプ（図7）と，断面がU字形や四角形で回転を許容しないユニットタイプ（図8）の2種類がある．複数のバーにクリップを取り付けると回転を許容できなくなるため，ジョイントタイプではクリップを取り付けるバーを1つにして回転軸を1つに制限する必要がある．

バーアタッチメントは互いに平行でない複数の歯根やインプラントを連結して使用でき，大きな側方力に抵抗できる．一方，バー下部の清掃が困難で，周囲歯肉の炎症を生じやすい．バーとクリップの周囲の義歯床をリリーフする必要があり，大きなスペースが必要となる．クリップの弾性や摩擦により維持力を発揮するため，パーツの摩耗や破損による交換や調整が必要である．

## 3）磁性アタッチメント

磁石の吸引力により義歯を維持する根面アタッチメントである（第30章参照）．義歯床内に磁石構造体（マグネット）を，支台歯の根面板にキーパーを設置する（図9）．磁性アタッチメントは高径が低く，スペースの限られた症例にも適用できる．義歯の着脱や清掃が容易なことから，手先が不自由な高齢患者にも応用できる利点がある．一方，キーパーと磁石構造体の間にずれが生じると維持力が低下するため，磁石構造体は慎重に取り付け

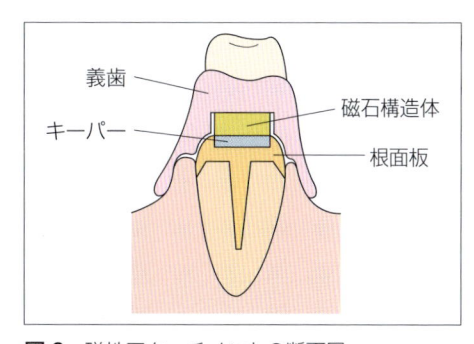

図9　磁性アタッチメントの断面図

る必要がある．また，磁性アタッチメントのキーパーによりMRIの画像が乱れることがあるため，キーパーに近接する部位でMRIによる診断が必要な患者では磁性アタッチメントの使用を避けたり，すでにキーパーが取り付けられている患者ではキーパーの除去を依頼されることがある．

## Ⅲ──インプラントオーバーデンチャー

　インプラント体を支台とするオーバーデンチャーを，インプラントオーバーデンチャー（implant overdenture）という（図10）．遊離端欠損部など維持力が得られにくい部位にインプラントを設置することで，義歯の浮き上がりを防ぎ，沈下を防ぐ支持力が得られることから，粘膜を圧迫することによる疼痛を軽減できる．さらに，支台歯の負担を軽減できる．一方，インプラント治療ではインプラント体を埋入するための外科処置が必須であり，全身状態や埋入予定部の骨の高さ，幅，形態，骨質などさまざまな条件を考慮する必要がある．インプラント支台は常に義歯床で被覆され自浄性がないため，インプラント周囲の粘膜に炎症が発生しやすい．また，天然歯支台のオーバーデンチャーと同様，アタッチメント部位の床が薄くなりやすく，インプラント支台付近が支点となって力が加わりやすく破折しやすいため，適切に補強する必要がある．

　経過観察では，支台となるインプラント体と義歯の確認を行う．インプラント支台については周囲清掃状態，周囲粘膜の炎症や退縮，ポケット深さなどを確認するとともに，エックス線画像でインプラント周囲骨を確認する．清掃指導を行うとともに，定期的なプロフェッショナルケアを行う．義歯については，適合と人工歯の摩耗の確認を行う．義歯の不適合を認める場合は，リラインを行い適合の改善を図る．人工歯の摩耗を認める場合は，咬合面へのコンポジットレジンの築盛や人工歯の置換を検討する．

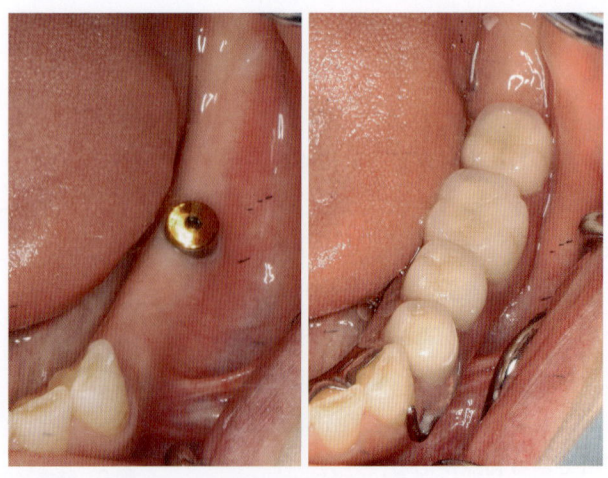

**図10**　インプラント体支持遊離端義歯の例

# 磁性アタッチメント義歯

1　磁性アタッチメントの構造および特徴について説明できる.
2　磁性アタッチメントを応用する支台歯の選択基準について説明できる.
3　磁性アタッチメントの治療術式および設計について説明できる.
4　磁性アタッチメントを使用した患者への注意点について説明できる.

　磁性アタッチメントは日本磁気歯科学会を中心に開発され,2012年に国際標準規格（ISO 13017）を取得[1]するとともに,2021年に保険収載された補綴装置の支台装置の一種である[2].本章では,磁性アタッチメントの構造,特徴および症例などについて解説する.

## ❶ 構造（図1）

　磁性アタッチメントは,磁石構造体とキーパーにより構成され,両者の磁気的吸引力により維持力を発揮する.磁石構造体はマトリックスの義歯側に,キーパーはパトリックスの支台歯側に組み込まれる.根面アタッチメントの場合,キーパー付根面板を製作し,支台歯に装着する.キーパー付根面板の製作法には,鋳接法とキーパーボンディング法（KB法）がある.

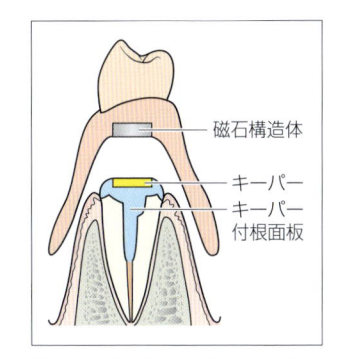

図1　磁性アタッチメント義歯
の構造

### (1) 鋳接法（図2）

　キーパーを包含した根面板のワックスパターンを埋没,焼却し,鋳造によりキーパーと鋳造用合金とを鋳接する方法である.製作方法がKB法と比較してやや簡便であるが,吸着面への酸化膜の付着などにより吸引力が低下するなどの欠点がある.

### (2) キーパーボンディング法（KB法,図3）

　キーパートレー（キーパーハウジングパターン）を根面板のワックスパターン内に包含させて埋没,焼却し,鋳造後に接着性レジンセメントを用いて,キーパーを接着する方法である.磁石本来の吸引力が発揮できる,MRI対策（キーパーアーチファクトなど）としてキーパーの除去および検査後の新たなキーパーの接着が可能などの利点があるが,キーパートレーの厚さ（0.3 mm）により,適用する磁石構造体のサイズが鋳接法より小さくなるのが欠点である.

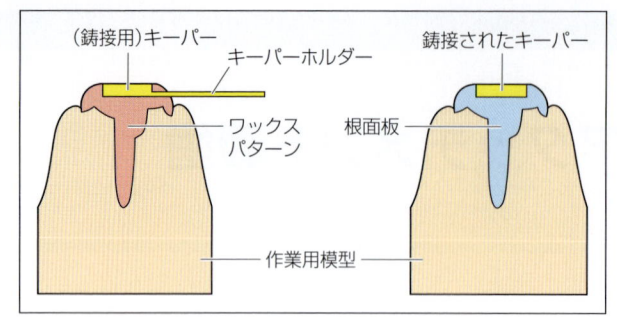

図2 鋳接法

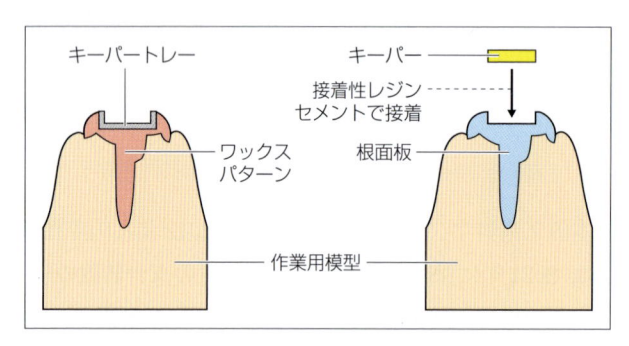

図3 キーパーボンディング法

## ❷ 特徴（主として，根面アタッチメントの場合）[3-9]

①有害な側方力や回転力が発生しにくい．

②支台歯の歯冠歯根比が改善され，着力点が低くなる．

③着脱方向に厳密な指向性がなく義歯の装着，撤去が容易である．

④維持力（吸引力）がほとんど減少しない．

⑤キーパー付根面板周囲が不潔になりやすい．

⑥MRI検査で，キーパー部分の撤去が必要となる場合がある．

⑦4種類のアタッチメント（歯冠外アタッチメント，歯冠内アタッチメント，根面アタッチメント，バーアタッチメント）のいずれにも応用できる（❼臨床例を参照）．

## ❸ 支台歯の選択基準[3-9]

### （1）適用症例

①歯内療法により適切な保存処置が行われている．

②根面板装着により，臨床的歯冠歯根比が改善される．

③歯周組織の状態が安定した状態である．

　・歯の動揺度が1度（Miller の分類）以下．

　・歯周ポケットの深さが3mm以下．

### （2）適用を避けるべき症例

①歯周組織の状態が不良である．

②口腔清掃が十分に行えない．

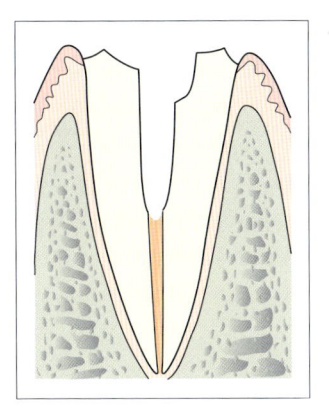

図4 キーパースペースを確保
した支台歯形成

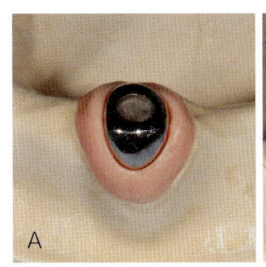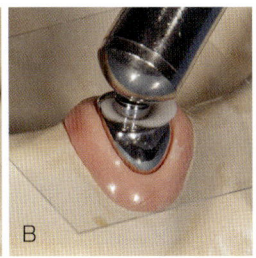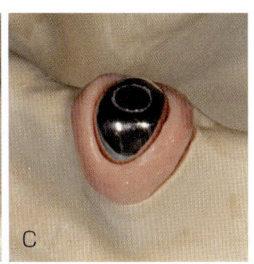

図5 キーパー付根面板の製作
キーパーをキーパーハウジング内に設置後，カバーガラスを介在させ，その上部に
磁石構造体を吸着させる．（大山哲生先生，大谷賢二先生のご厚意による）

③継続的な義歯の管理が行えない．

④対合歯列とのスペースが狭く，義歯床の破折が生じやすい．

⑤全身的な既往から MRI による頭部の検査の頻度が高い．

⑥義歯床用軟質リライン材によるリラインを行っている．

## ❹ 治療術式の要点[3-10)]

### (1) 適切なサイズのキーパーの選択

キーパーの直径の大きさは維持力の大きさを表している．したがって，根面の頬舌的幅径，近遠心的幅径を超えない範囲で，できるだけ大きいサイズのキーパーを選択する．

### (2) キーパースペースを確保した支台歯形成（図4）

支台歯上面はキーパースペース確保のため凹面とし，かつ回転防止溝を付与する．ポスト孔部の深さは5 mm（歯根長の1/2〜2/3）程度とする．

### (3) 全顎での印象採得

磁石による維持力（吸引力）を最大限に有効活用するためには，磁石構造体とキーパーの吸着面が仮想咬合平面と可及的に平行となるように設定することが重要である．そのため，支台歯の印象採得は全顎で採得する必要がある．

### (4) キーパー付根面板の製作（図5）

根面板（金銀パラジウム合金製）を製作後，キーパー収納部（キーパーハウジング，根面板上部）にキーパーを接着する．接着材料（レジン系）でキーパーを根面板に接着する際，キーパーと根面板の間にフィルム（カバーガラスなど）を介し，磁石構造体に吸着した状態で合着する．その結果，キーパーと根面板上面とが同一平面に仕上げることが可能になる．

### (5) 義歯床と磁石構造体の固定（図6）

余剰の常温重合レジンを流出させるための遁路（直径2 mm 程度）を舌側の義歯床研磨面に付与する．磁石構造体を口腔内のキーパー付根面板に吸着させた後，義歯床内の磁石構造体収納スペースに常温重合レジンを満たし，口腔内の所定の位置に義歯を装着し，硬化するまで保持する．

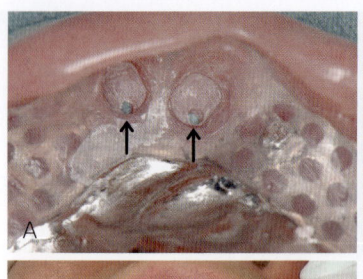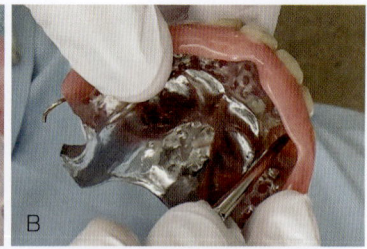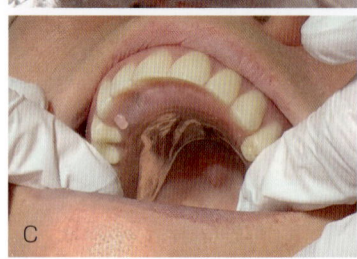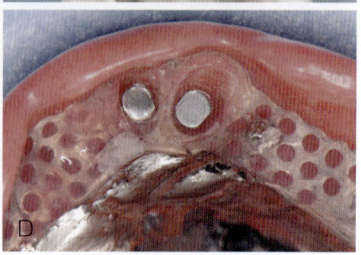

**図6** 磁石構造体の装着
A：余剰の常温重合レジンを流出させるための遁路付与（矢印部）.
B：磁石構造体収納スペースに適量の常温重合レジンを塗布する.
C：口腔内の所定の位置に義歯を装着し，硬化するまで保持する.
D：磁石構造体の装着完了.

## ❺ 設計の基本原則（クラスプ義歯とほぼ同様）[3-9]

①支台歯を多角的に配置する.

②根面板形態のデザインで十分な支持と維持を確保する.

③中心咬合位の採得，咬合平面の修正を行う.

④誘導面の付与など，残存歯による適正な支持・把持を確保する.

⑤両側性の設計とする.

⑥十分なクリアランスを確保する.

　磁性アタッチメントはクラスプとの併用はもとより，分割義歯や顎義歯，エピテーゼなど応用範囲は広く，補綴歯科治療において有用性の高い支台装置である.

## ❻ 患者への注意点[3-9]

①必ず付属の MRI カードの内容を記載し提供する.

②MRI 撮影時の注意事項を患者に十分に説明する.

　　・MRI 撮影時には事前に必ず義歯本体を外す.

　　・キーパー付根面板の温度上昇は 0.2〜0.3℃で，撮影時間が 15 分以内ならば 0.5℃を越えない. したがって，通常の撮影時間では生体への影響はない.

　　・キーパーアーチファクトによる診断への影響は排除できないため，キーパーの撤去が必要となる場合がある.

③ペースメーカー装着者には，左胸ポケットなどペースメーカーの直上に磁性アタッチメント義歯を位置づけないよう十分な指導を行う.

## ❼ 臨床例

　磁性アタッチメントはアタッチメントとしての適用範囲も広く，アタッチメント 4 種類（歯冠外アタッチメント，歯冠内アタッチメント，根面アタッチメント，バーアタッチメント）すべてに応用が可能である（図7〜10）.

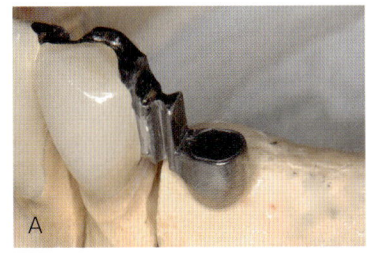
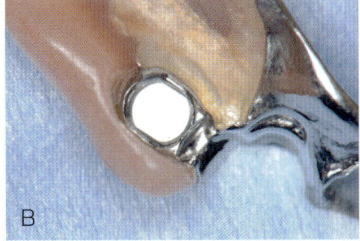
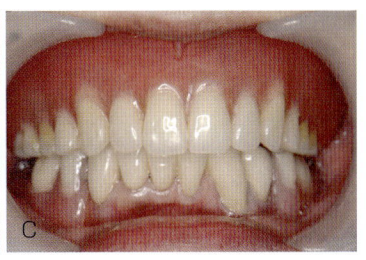

**図7　歯冠外アタッチメント**
A：パトリックス．B：マトリックス．C：義歯装着時の正面観．

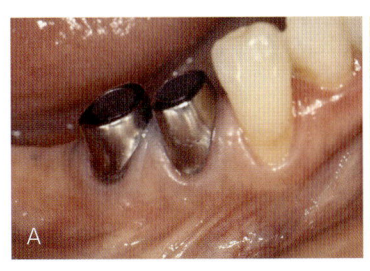
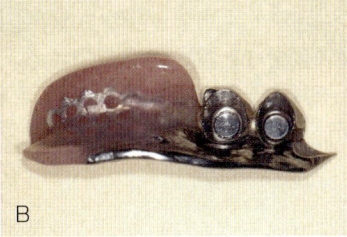
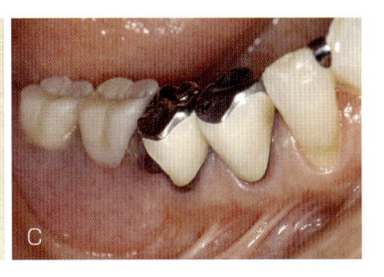

**図8　歯冠内アタッチメント**
A：テレスコープ義歯のパトリックス（⌊5 4⌋キーパー付内冠）．B：テレスコープ義歯のマトリックス（磁石構造体を接着した⌊5 4⌋外冠）．C：テレスコープ義歯装着時の頬側面観．

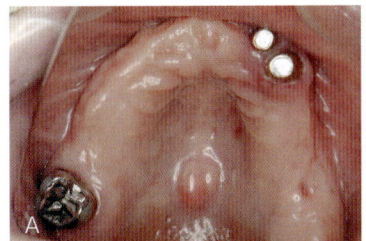
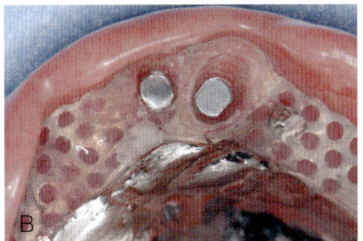
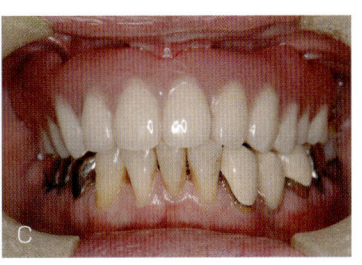

**図9　根面アタッチメント**
A：パトリックス．B：マトリックス．C：義歯装着時の正面観．

**図10　バーアタッチメント**
A：金属ベースにキーパーを鋳接．
B：完成した金属フレームと磁石構造体．
C：義歯の粘膜側．磁石構造体は金属フレームに接着性レジンセメントで合着してある．
D：義歯の口腔内装着．
（小木曽誠先生のご厚意による）

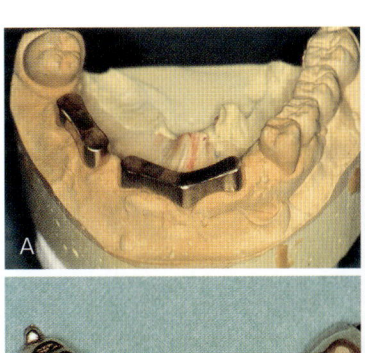
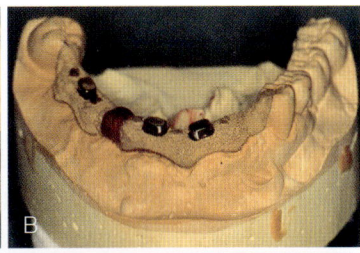
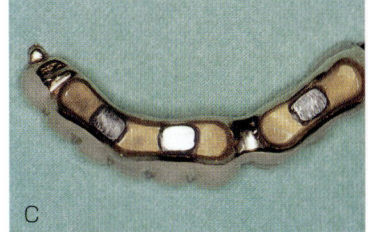
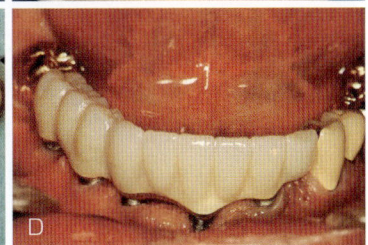

## 第31章

# インプラント補綴

学修の
目標

1 インプラント治療の流れを説明できる.
2 歯列の部分欠損症例におけるインプラント治療の位置づけを説明できる.
3 歯列の部分欠損症例におけるインプラントを応用した義歯［インプラント支持の局部床義歯（部分床義歯）］を説明できる.
4 インプラントを用いた顎補綴治療を説明できる.

インプラントとは，生体組織内に埋め込まれる人工装置の総称をさす．一方，歯科領域においては，歯と顎顔面の欠損部に埋入された生体適合性を有する人工歯根と，これに連結される補綴装置（上部構造）とを含めた治療全体を総称して口腔インプラントあるいは歯科インプラント（デンタルインプラント）という．欠損歯列・無歯顎・顎顔面欠損症例に対してインプラント治療が可能な場合には，インプラント体に支持される補綴装置を装着することにより，形態的・機能的・審美的な改善・回復を図る.

現在，骨内インプラントとしては，優れた生体適合性・安定性を有するチタン製インプラント体が最も多く用いられている．骨組織に埋入されたインプラント体表面では，骨と直接的に接触する状態，すなわち骨との結合を意味するオッセオインテグレーションが獲得されている．オッセオインテグレーションを獲得したインプラント体はオッセオインテグレーテッドインプラント（骨結合型インプラント）とよばれている.

インプラントの基本構造（**図1**）は，骨内部に埋入されるインプラント体（人工歯根部），インプラント体にネジで固定される粘膜貫通部分のアバットメント（支台部），およびアバットメントに固定

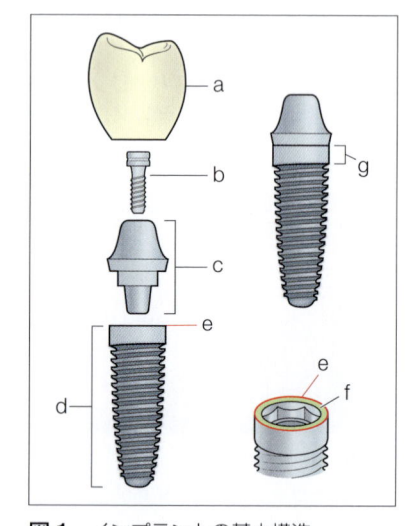

**図1 インプラントの基本構造**
a：上部構造.
b：アバットメントスクリュー.
c：アバットメント.
d：インプラント体.
e：インプラントショルダー.
f：プラットフォーム.
g：インプラントネック.
（よくわかる口腔インプラント学 第4版. p.19. より）

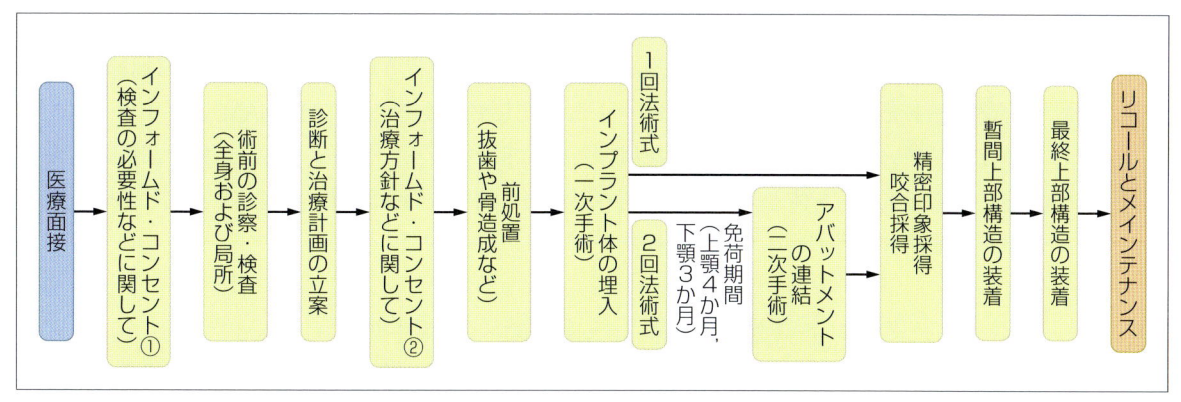

**図2** インプラント治療の流れ（よくわかる口腔インプラント学 第4版. p.10. をもとに作成）

される上部構造（インプラント義歯）の3つである．口腔内ではこれらの基本構造が一体となって咬合圧・機能圧を顎骨で支持する．インプラント上部構造は，アバットメントとの連結方法により，固定式，術者可撤式，患者可撤式の3つに分類される．これらの補綴装置の選択に際しては，患者の全身や局所の状態，患者の主訴，治療に対する希望などを含めて，診察・検査・診断により決定される．

## I — インプラント治療の流れ

インプラント治療の流れを**図2**に示す．インプラントは外科処置を伴い，治療期間も長期にわたることから，各ステップにおけるインフォームドコンセントが重要となる．

### 1）診察・検査

インプラント治療では外科処置を伴うため，全身状態の把握がより重要となる．患者の全身状態は，医療面接時における疾患の既往や服薬の有無（とくに顎骨壊死のリスクファクターとなる薬剤など），各種の臨床検査などにより把握する．患者の局所状態は，口腔内におけるプラークコントロール，残存歯や補綴装置，粘膜や骨組織，口腔周囲筋，下顎運動範囲や顎関節部などについて，口内法エックス線・パノラマエックス線・CT検査，咬合器上の研究用模型検査などにより評価する．

### 2）診断・治療計画

医療面接と診察・検査の結果より得られた情報をもとに，全身および局所状態を総合的に検討し，インプラント治療が適応であるか否かを判断する．加えて，患者の加齢に伴う生理的老化による全身状態の変化についても予測し，ライフサイクルを考慮した治療計画を立案する必要がある．

手術にあたっては上部構造を念頭に，パノラマエックス線所見とCT所見をもとにインプラント体の直径，長さ，本数，方向，埋入予定部位を3次元的に検討する．研究用模型をも

とに製作した診断用テンプレートを口腔内に装着して CT 画像を撮影するが，最近では CT のデジタルデータをもとにしたコンピュータ解析により行う場合が多い．前者では診断用テンプレートをサージカルガイドプレートに改変して，後者では CAD/CAM によりサージカルガイドプレートを製作し，これを用いた埋入手術を行う．このように，最終上部構造を想定してインプラント体埋入手術や関連外科治療に関する治療計画を立案して実施していく治療を「補綴主導型インプラント治療」という．

### 3）インプラント体埋入手術（一次手術，二次手術）

前処置として，必要に応じて骨移植や上顎洞底挙上術，遊離歯肉移植術，結合組織移植術を行う．これを埋入手術の際に併用する場合がある．一次手術では，サージカルガイドプレートを用いて適正な位置と方向にインプラント体を埋入する．インプラント体埋入直後に暫間上部構造として有床義歯を適用する場合には，インプラント体への機能力を最小限にするためインプラント体埋入部位に相当する義歯床粘膜面にティッシュコンディショナーを用いる．二次手術は，2 回法の場合にはオッセオインテグレーションが獲得された後（インプラント体埋入手術の 2 か月後以降）に実施される．

### 4）暫間上部構造の装着

二次手術後，1〜2 週間は周囲粘膜の治癒を待つ．固定式の場合には歯冠補綴装置として，可撤式の場合には義歯床粘膜面を調整した有床義歯としての暫間上部構造を装着する．暫間上部構造では最終上部構造の設計（咬合，歯冠形態），審美性，周囲軟組織との調和，咀嚼・構音機能，清掃性などについて顎口腔系との調和を確認しながら検討する．

### 5）最終上部構造の装着

上部構造をアバットメントに固定する方法には，スクリュー固定式とセメント固定式がある．可撤式には可撤性ブリッジとインプラントオーバーデンチャーがある．インプラントオーバーデンチャーの支台装置としては，根面アタッチメント，バーアタッチメント，磁性アタッチメント，テレスコープクラウンなどがある（第 29 章参照）．

### 6）術後の評価とリコール・メインテナンス

リコール・メインテナンスは非常に重要である．インプラント周囲粘膜と骨レベルの状態，インプラント体の破折，アバットメントや上部構造の固定用スクリューの緩み・破折，上部構造の異常な摩耗や破損，上部構造と対合歯との咬合状態，対合歯の破損，残存歯の齲蝕，口腔衛生状態などについて診察・検査を行う．メインテナンスは上部構造の種類（固定性の歯冠上部構造，可撤性のブリッジ・インプラントオーバーデンチャー）やプラークコントロールの状態など個々の患者の状態によるが，基本的に半年に 1 回行う．エックス線検査は 1 年に 1 回行う必要がある．

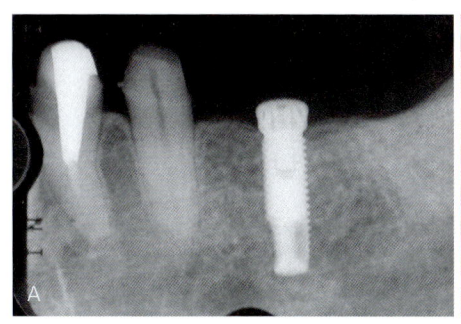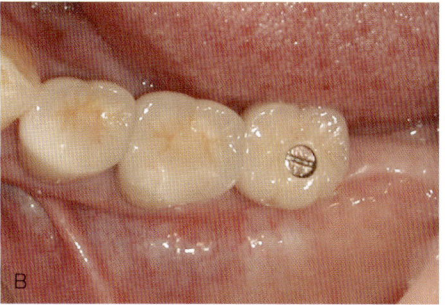

**図3** 6̄7̄ 欠損に対するインプラント体を支台とする固定性補綴装置
6̄部にインプラント体が埋入されている.

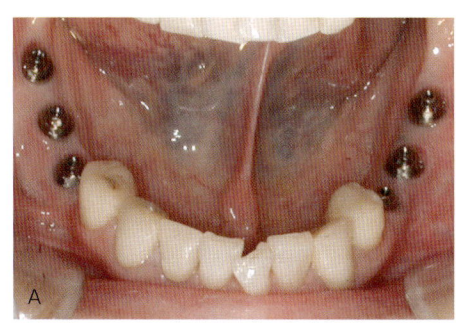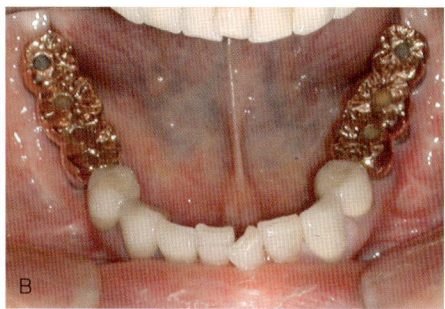

**図4** 7̄〜5̄|5̄〜7̄ 欠損に対する3本のインプラント体を支台とする固定性補綴装置
7̄〜5̄|5̄〜7̄ 部に6本のインプラント体が埋入されている.

## Ⅱ 欠損歯列におけるインプラント治療の位置づけ

　近年，QOL の向上とともにさらなる快適性，審美性，咀嚼満足度が求められ，食物に対する摂取量や栄養に関する関心度が高まってきた．これに応えるべく今日の歯科医療には包括的な臨床が求められ，インプラント治療は有用で予知性の高い補綴歯科治療の1つとして位置づけられている．

　ここで欠損歯列症例に対する補綴歯科治療を考えてみる．6̄のみ欠損で固定性補綴を希望する場合は従来型ブリッジ，接着性ブリッジ，単独歯インプラント補綴，あるいは可撤性局部床義歯が選択される．一方，6̄7̄の2歯欠損ではどうであろうか．後方の支台歯が欠損のため固定性補綴は困難となる．したがって，一般的には可撤性の遊離端義歯，インプラント支台の歯冠補綴装置が選択される（**図3**）．さらに，5̄6̄7̄の3歯欠損では一般的に可撤性遊離端義歯，2ないし3本のインプラント支持の歯冠補綴装置（**図4**），あるいは遊離端欠損部後方に単独埋入されたインプラント体を支持と維持に組み込んだ局部床義歯（部分床義歯，**図5**）が選択される．

　このように，欠損歯列症例に対する補綴歯科治療は欠損歯数が増加するにつれて，固定性補綴装置であるブリッジから，可撤性補綴装置である局部床義歯へと変化していくことが理解できる．一方，インプラントは治療の選択肢として位置づけされつつあり，インプラント

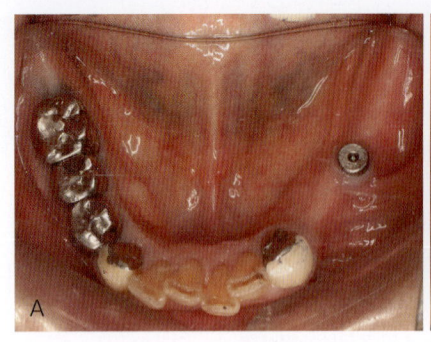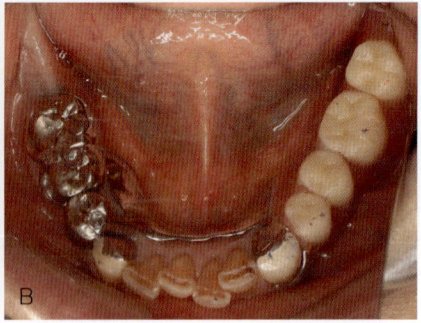

**図5** 遊離端欠損後方に単独埋入したインプラント体を支持に組み込んだ局部床義歯
A：義歯装着前．⌐6 にインプラントが埋入されている．
B：義歯装着後．　　　　　　　　　　　　　　　　　　　　（Nogawa ら，2022.）

支台の固定性あるいは可撤性補綴装置が適用されている．とくに近年では，インプラント支持による局部床義歯が適用されている．この方法は遊離端欠損部の義歯の支持と維持を期待してインプラント体を用いるものであり，顎堤粘膜の被圧縮性を考慮した局部床義歯の支持と維持機能を向上させる（**図5**）．

　超高齢社会を迎えた日本においては，要介護状態となったインプラント患者の健康状態の延伸とともに，インプラントを包括した口腔ケアが非常に重要となってくる．平均寿命と健康寿命の観点から考えると，インプラント治療を受けた患者が虚弱（フレイル）な状態となり ADL（activities of daily living，日常生活動作）が低下してくると，自分で口腔ケアを行うことが困難となる．この場合，看護や介護を行う家族や介護者による口腔清掃が必要である．

　そこでインプラントの上部構造によっては，鼓形空隙を拡大して清掃を容易にする固定性補綴装置への変更や，固定性補綴装置をインプラント支持の局部床義歯（可撤性補綴装置）へ変更するなどの対応が必要となる．このように，インプラント治療においては患者の全身状態や社会的背景などを踏まえて患者が加齢に伴いどのような状態へ変化していくのか，患者のライフサイクルなどその先を見据えた治療計画を立案することが重要になってくる．

## Ⅲ 欠損歯列におけるインプラント体支持の局部床義歯

　上顎では上顎洞底，下顎では下歯槽神経までの垂直的距離が不足している場合には，インプラントのサイズ・本数・埋入位置について解剖学的な制約を受けることになる．また，経済的な制約から複数のインプラント体を埋入できない場合もある．下顎遊離端欠損の場合には，機能時における顎堤粘膜の変位により義歯には回転や沈下が生じ，長期に及ぶ義歯の使用により顎堤や支台歯への為害作用，咀嚼および装着感に影響を与える．

　このような場合，回転や沈下の動きを少なくするため義歯床の支持機能を向上できる位置にインプラント体を埋入し，インプラントを支台とする局部床義歯（インプラントパーシャルデンチャー）とする（**図6**）．しかし，被圧変位性の異なる顎堤粘膜とインプラントでは支持機能が異なることから，長期的な経過観察とメインテナンスが重要である．このように，

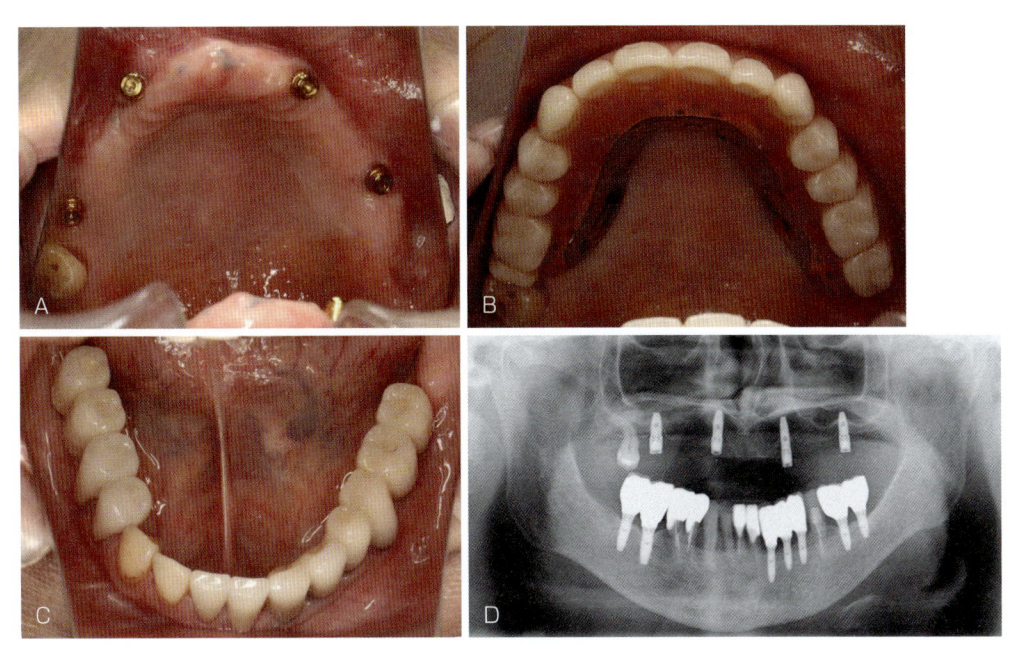

**図6**　すれ違い咬合症例に対する上顎インプラント支持局部床義歯
A：上顎義歯装着前．B：上顎義歯装着後．
C：下顎は固定性インプラント補綴にて対応した．D：パノラマエックス線画像．

可撤性補綴装置としてのインプラントを支台とする局部床義歯の臨床的意義は大きく，本法は侵襲性が少ないこと，清掃が容易であることなどから，著しい超高齢社会のなかでその有効性は高まっている．

## Ⅳ　インプラントを用いた顎補綴治療

　頭頸部および顎口腔領域における腫瘍切除後の患者は，咀嚼，嚥下，構音などの機能に多大な障害を有していることから，QOLの向上や早期の社会復帰を図るうえで症例に応じた顎補綴治療による形態・機能・審美的回復が重要となる．通常，上顎では顎欠損部の閉鎖を目的とした栓塞部が付与された顎義歯が，下顎では外科的再建術と咬合の保持を目的とした顎義歯が応用され，失われた口腔機能と審美性を回復する．

　これらの患者が部分欠損の場合には，局部床義歯は支台装置にて支台歯と連結され，連結子を含めて支持・把持・維持を確保することで義歯の安定を図ることが可能となる．しかし，無歯顎では顎義歯の支持・把持・維持が低下することから，義歯の使用感は大きく損なわれる．上顎欠損症例では顎義歯の維持・安定を得るため，上顎洞底挙上術や骨造成術の後にインプラント体にアタッチメントが付与される場合がある（**図7**）．一方，下顎欠損症例では義歯の維持・安定を得ることが困難な場合が多く，残存骨にインプラント体を埋入しアタッチメントを応用した顎義歯が用いられている．

　インプラントを顎義歯の維持固定源として利用することにより，アタッチメントを用いた

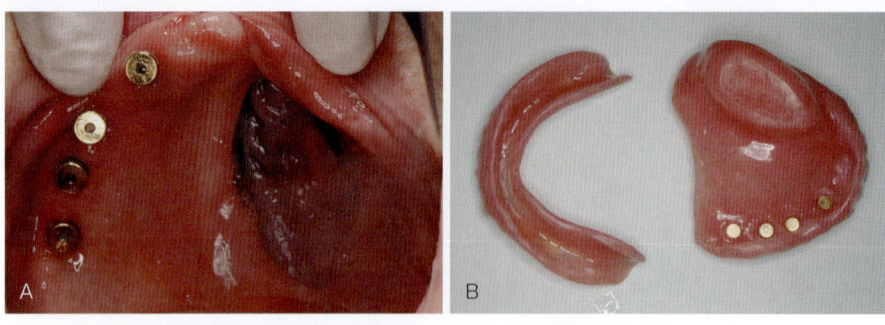

**図 7　磁性アタッチメントを応用した上顎のインプラント顎義歯**
A：上顎右側残存骨に埋入されたインプラント体にはキーパー付根面板が装着されている.
B：上顎義歯の床形態は総義歯（全部床義歯）に準じている．上顎右側粘膜面部に磁性アタッチメ
　　ントが組み込まれている.

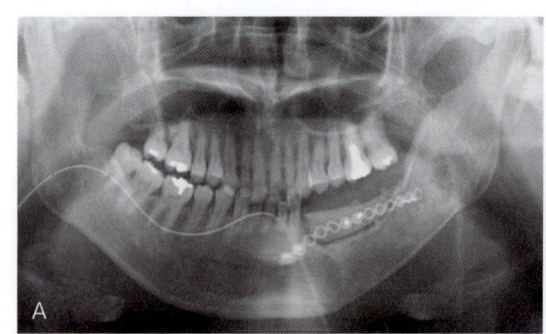
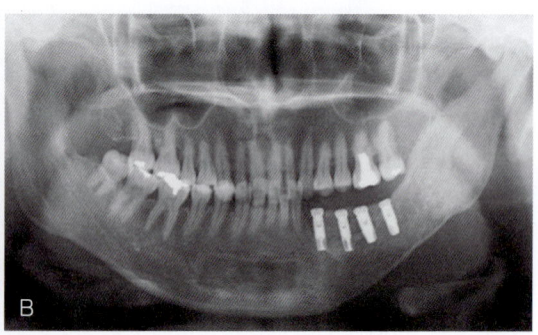
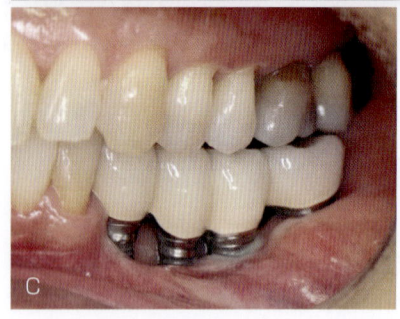

**図 8　インプラントを適用した広範囲顎骨支持型補綴装置**
A：下顎左側歯肉がん術後の自家骨移植による骨造成.
B：チタンプレート除去後にインプラント体を埋入した.
C：インプラント上部構造装着後.
　　（津賀一弘先生，久保隆靖先生のご厚意による）

　可撤性補綴装置あるいは固定性補綴装置として形態・機能・審美的な改善が可能である（**図7**）．咬合・咀嚼機能，審美性の改善を図るための顎骨再建症例においては，インプラントを適用した広範囲顎骨支持型補綴装置（**図8**）が保険適用されている．この適用には材料などの制約はあるが，症例によりブリッジ形態の固定性と有床義歯形態の可撤性の装置が使い分けられる．頭頸部・顎口腔領域の腫瘍切除後における症例においては，インプラントを顎義歯の支持と維持の固定源として用いることで機能性や審美性の大幅な改善を図ることが可能となっている.

## 第32章

# 顎顔面補綴

1　口腔・顎顔面欠損患者の病態と治療方針を説明できる.
2　リハビリテーションにおける顎顔面補綴治療の意義を説明できる.
3　機能障害（咀嚼障害，嚥下障害，構音障害）と審美障害を説明できる.
4　顎顔面補綴装置の目的と具備条件を説明できる.
5　顎顔面補綴装置の種類と適応症を説明できる.
6　顎顔面補綴装置の構成要素を説明できる.
7　顎顔面補綴装置の効果を説明できる.

## I　顎顔面補綴とは

　顎顔面補綴（maxillofacial prosthetics）とは，腫瘍，外傷，炎症，先天性の形成不全などが原因で生じた顔面または顎骨とその周囲組織の欠損部を，非観血的あるいは観血的処置（手術）との併用により補綴装置で修復し，損なわれた機能と形態の回復・改善を図ることをいう．主として顎口腔組織の欠損に対するものを「顎補綴」，顔面組織の欠損に対するものを「顔面補綴」とよんで区別するが，実際にはこれらが複合した症例も多く存在する．とくに顎補綴に用いる義歯を顎義歯とよぶ．

　現在，日本における顎顔面補綴治療の主たる対象は頭頸部腫瘍の患者である．近年の悪性腫瘍に対する治療成績の向上に伴い，リハビリテーションの重要性はますます高まっており，患者一人ひとりの人格を尊重した生きがい（QOL）の向上が求められている．顎顔面補綴は肉体的，精神的健康が大きく損われた厳しい状況に置かれている患者を支え，健康と生きがいを取り戻すうえで大きな役割を果たしている．

　腫瘍切除後に生じる口腔機能障害は手術部位・手術侵襲の程度や再建方法によって異なり，またさまざまな機能障害が複合的に出現する場合もあることから，その障害の内容と程度に応じて「外科的アプローチ」，「機能訓練的アプローチ」，「補綴的アプローチ」の3つを適宜組み合わせて対応する．したがって，多くの職種が協働するチームとして対応し，患者の家族もそのチームの重要な一員として患者本人の精神的なバックアップや摂取しやすい食事形態の工夫，機能訓練の介助などを行うこととなる（**図1**）．顎顔面補綴に携わる歯科医師には，こうしたチームアプローチの基本概念をよく理解し，必要に応じた他職種との情報交換を迅速に行う姿勢が求められる．

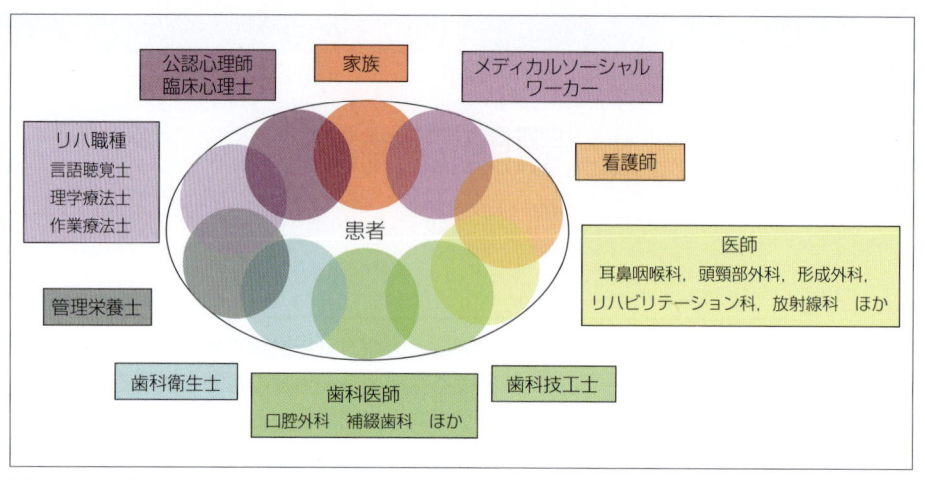

**図1** 顎顔面補綴におけるチームアプローチの概念

## Ⅱ 顎顔面補綴患者の機能障害

### 1）上顎領域の欠損による機能障害

　上顎腫瘍の場合，上顎骨歯槽骨や硬口蓋ならびに軟口蓋の一部を切除することが多く，術後に歯および歯槽部が喪失するとともに口腔と鼻腔・副鼻腔とが交通する（**図2**）．その結果，飲食物が口腔から鼻腔・副鼻腔に侵入し，構音時には呼気が鼻腔へ漏れ出し開鼻声を呈する．さらに口腔内が乾燥しやすく，鼻汁が口腔に侵入しやすい問題も生じる．

　こうした咀嚼・嚥下・構音障害の重症度は欠損の大きさや部位の影響を受け，重篤な場合は経口摂取や言語によるコミュニケーションが不可能となることもある．顎欠損の範囲が大きいほど咀嚼能力の回復度は低く，とくに正中を越える両側性の欠損症例における咀嚼能力の低下は顕著である．軟口蓋に手術侵襲が及んでいる場合には，鼻咽腔閉鎖不全の有無を精査する必要がある．鼻咽腔閉鎖不全は嚥下機能を低下させ，鼻腔への逆流や嚥下圧の不足による咽頭残留の原因となる．また，補綴歯科治療や再建治療が行われた後も開鼻声が残存する原因となる．

　咀嚼筋に手術侵襲が及んだ場合，開口障害が発現しやすいため，食物の取り込みや咀嚼運動が妨げられるだけでなく構音障害の一因となる．また，顎義歯の着脱困難や形状への制約により治療効果が低下する場合もある．

　上顎骨の切除後，口腔と鼻腔との交通を閉鎖するため移植皮弁による再建を行うことがある．筋皮弁の場合，経時的に下垂して固有口腔の容積を減少するためデンチャースペースが不足し，補綴装置が装着できない場合がある（**図3**）．また，移植皮弁は被圧変位性に富んでいるため，義歯の維持・安定を得ることが困難になりがちである．

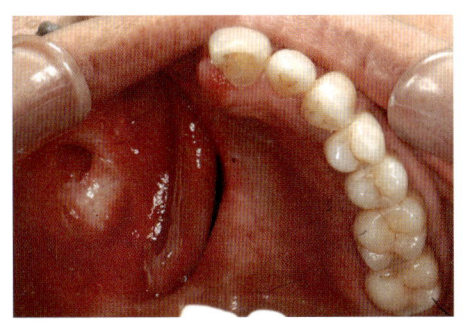

**図2**　上顎骨部分切除の症例
右側上顎骨の部分切除後，口腔と鼻腔ならびに
副鼻腔が交通している.

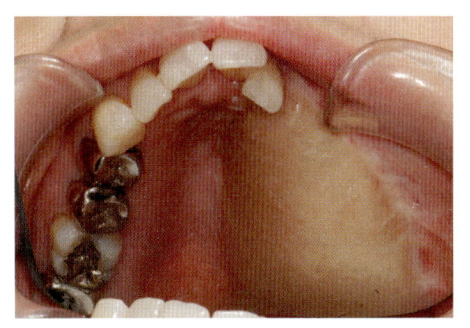

**図3**　皮弁による再建症例
上顎骨の部分切除後，筋皮弁により再建されてい
る.

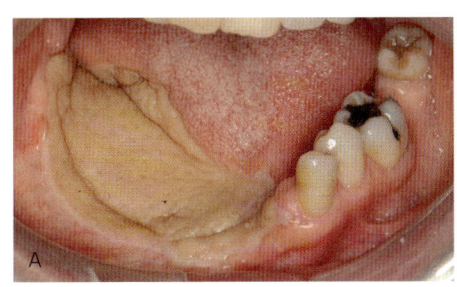
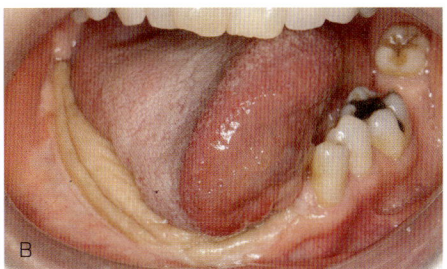

**図4**　皮弁による再建症例
舌の部分切除後，前腕皮弁により再建されている.　A：安静時.　B：舌前突時.

## 2）下顎領域の欠損による機能障害

　下顎領域（下顎骨・舌・口腔底部）には，咀嚼・嚥下・構音に関与するさまざまな筋肉や唾液腺が存在していることから，手術侵襲の程度や再建方法によっては術後に複雑な障害を呈する．また，下顎・舌・口腔底腫瘍症例に対しては，腫瘍切除と同時に硬組織，軟組織の即時再建が行われることが多く，再建後の咀嚼・嚥下・構音機能は下顎位，移植皮弁の体積ならびに可動性（**図4**），口唇や口腔周囲組織の知覚・運動麻痺などによって影響を受ける．

　下顎骨の切除により咬合支持が減少あるいは喪失する．また，下顎骨区域切除の場合には下顎骨自体の偏位や咀嚼筋への手術侵襲により上下顎間の咬合接触関係と咀嚼運動が影響を受け，咀嚼能力が低下する．舌や口腔底部に侵襲が及んだ場合，食物の口腔への取り込み，口腔内での搬送，細分化，食塊の形成，咽頭への送り込み，嚥下反射による咽頭通過など摂食嚥下の各時期（プロセス）で影響を受け，食塊の形成不全，口腔残留，咽頭早期流入・残留などの原因となる（**表**）．また，舌骨上筋群に手術侵襲が加えられた症例では，舌骨・喉頭の挙上が不足して咽頭期の障害が顕著になる．これらの機能障害は口腔や咽頭の感覚障害を伴う場合，誤嚥を引き起こすことが多いので，とくに高齢患者においては注意を要する.

　一方，舌切除後の構音障害の特徴としては，①舌尖および舌背による閉鎖の低下から構音の歪みを生じる，②構音様式では破裂音が摩擦音や破擦音に置換される傾向を示す，③構音点では歯茎音や軟口蓋音が両唇音や声門音に置換される傾向がある，④切除部位（側方か前方か）により異なった特徴を示す，などがあげられる.

| プロセスモデル | 正常な機能 | 舌切除患者の機能障害 |
|---|---|---|
| 第1期輸送<br>stage I transport | 口腔に取り込んだ食物を舌により臼歯部へ運ぶ. | 食物を前歯部から臼歯部に搬送できない.<br>食物が口からこぼれる. |
| 食物破砕<br>processing | 咀嚼により食物を適当な大きさに粉砕し，唾液と混ぜて嚥下に適した食塊を形成する. | 食物の粉砕が進行しない.<br>食片が口腔に停滞する.<br>食塊が形成できない. |
| 第2期輸送<br>stage II transport | 咀嚼中に舌と口蓋との強い接触によって食塊の一部を中咽頭へ送り込む. | 食塊の送り込みができない.<br>食塊が早期に咽頭に入ってしまう. |
| 下咽頭通過<br>hypopharyngeal transit | 嚥下反射によって食塊を口腔・咽頭から食道に送り込む. | 嚥下圧が不足する.<br>舌骨・喉頭挙上が不足する.<br>嚥下後の食物が口腔・咽頭に残留する.<br>誤嚥する. |

### 3）機能検査による診断

　顎口腔顔面領域の欠損を有する患者の咀嚼・嚥下障害は，一般的な補綴歯科治療患者と比較してはるかに重篤である．それゆえ，補綴歯科治療や再建治療が行われない限り，「身体障害者障害程度等級表」における「そしゃく機能の喪失」（2種3級）や「そしゃく機能の著しい障害」（2種4級）に相当する状態となる場合もある．こうした重篤な障害は，患者のQOLを低下させるだけでなく栄養摂取や水分補給の妨げとなり，誤嚥性肺炎や余病の併発など身体的活動性や生命予後に影響を及ぼす.

　したがって，顎顔面補綴治療を行うにあたっては必要な機能検査を行い，障害の程度とメカニズムを客観的に把握する．咀嚼・嚥下機能に関しては各器官の肉眼的観察だけでなく，一定の試験食品を用いた咀嚼能力検査による粉砕能力や混合能力の評価，内視鏡や透視装置を用いた食塊形成・送り込みの評価，残留・誤嚥の有無の確認などを行う．また，構音機能に関しては単音節・単語・会話レベルの明瞭度検査や，内視鏡を用いた鼻咽腔閉鎖機能検査を行う．さらに，補綴装置装着後もこれらの機能検査を行って，治療効果を確認することが重要である.

## Ⅲ　顎顔面補綴装置とその効果

### 1）上顎領域の顎補綴装置

#### （1）病期に応じた適用法

　口腔外科医（医科の場合，耳鼻咽喉科・頭頸部外科医）と補綴医が手術前から連携をとり，術後の機能障害の予測のもとに周術期の補綴歯科治療の計画を立案することで，早期の機能回復を実現できる．上顎腫瘍の術直後の咀嚼・嚥下・構音障害のリハビリテーションにおいては，上顎に補綴装置（単純な形態の閉鎖床）を装着して口腔と鼻腔とを遮断する方法がきわめて有効であり，術後のステージに応じて新たな補綴装置を準備する.

　手術中に装着される閉鎖床をISO（immediate surgical obturator），数日後に装着される閉鎖床をDSO（delayed surgical obturator）という．DSOは手術前に記録された切除される歯

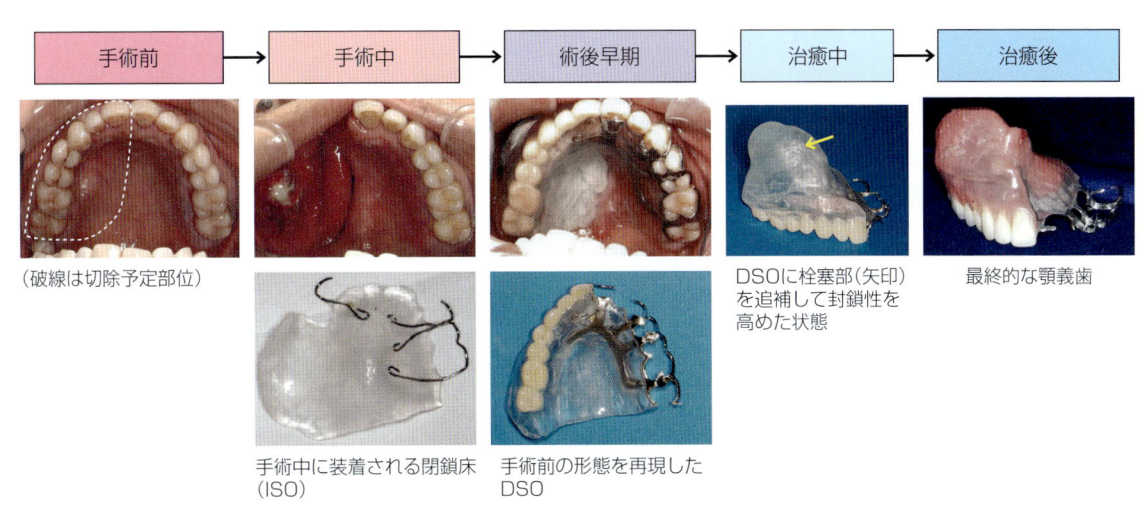

| 手術前 | → | 手術中 | → | 術後早期 | → | 治癒中 | → | 治癒後 |

（破線は切除予定部位）

DSOに栓塞部（矢印）を追補して封鎖性を高めた状態

最終的な顎義歯

手術中に装着される閉鎖床（ISO）

手術前の形態を再現したDSO

**図5**　上顎切除症例の各ステージにおける補綴装置

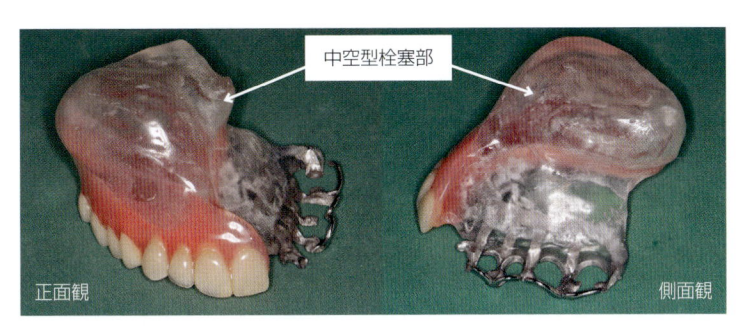

中空型栓塞部

正面観　　　　側面観

**図6**　上顎顎義歯の形態と構造

列，歯槽部および口蓋部の形態を閉鎖床に忠実に再現したものであり，術後の早期に適用すると患者の機能回復と心理的負担の軽減に非常に効果的である．治癒過程において創面を保護するガーゼを除去した後は，さらに封鎖性を高めるため栓塞部を追補するなどの形態修正を行う．

　上顎の創面が安定した時点で，より審美的・機能的な顎義歯に移行する．創面の安定には通常3〜6か月を要し，欠損部の形態が安定するにはさらに長い期間を要する．したがって，術後1年以内は組織の治癒を妨げないよう，また欠損部の変化に迅速に対応できるよう細心の注意を払って調整を繰り返し，欠損部の形態が安定した段階で最終的な顎義歯に移行する（図5）．

## (2) 上顎顎義歯の基本設計

　上顎における顎義歯は，通常の義歯に顎欠損部を補塡し，鼻腔と口腔とを遮断するための栓塞部を付与した形態が一般的である（図6）．栓塞部は口腔側からみて欠損部の外形に適合していることが必須条件であるが，鼻呼吸ができなくなるため欠損腔を完全に満たす必要はない．欠損後縁が可動組織である軟口蓋に及んでいる場合は，構音点や嚥下時の軟口蓋の高さに合わせて栓塞部後端の形態を決定する必要がある．

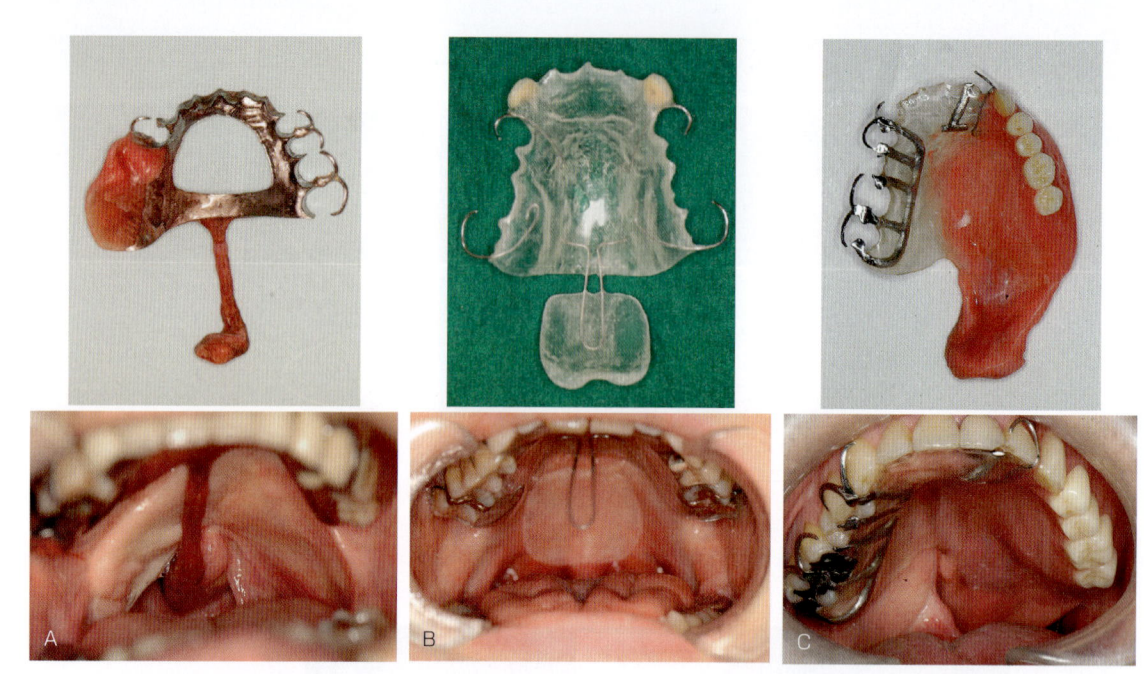

**図7** 鼻咽腔部補綴装置の種類
A：バルブ型．B：軟口蓋挙上子型（palatal lift prosthesis；PLP）．C：栓塞型（顎義歯）．

欠損側に義歯の支持や維持の機能をもたせることは基本的に難しく，上顎顎義歯の支台装置にはクラスプやレストを多用して支台歯への負担を分散することが設計上重要である．欠損側の人工歯は構音機能と審美性の回復や固有口腔の確保に主眼を置いて排列し，機能時の対合歯との接触は基本的に避ける．また，顎義歯全体を軽量化するため，栓塞部を空洞としてその天蓋部を開放する方法や，閉鎖して中空とする方法などがとられている．無歯顎症例の場合は，顎義歯の維持がとくに困難になるため残存顎堤との緊密な適合を図り，瘢痕帯や顎欠損部のアンダーカットを積極的に利用して維持を高める．

### （3）鼻咽腔部の補綴

軟口蓋部の組織欠損あるいは機能障害によって鼻咽腔閉鎖不全がある症例には鼻咽腔部補綴装置（**図7**）が装着される．これには，鼻咽腔閉鎖時に残存した空隙を補い閉塞するバルブ型，神経麻痺による軟口蓋部の運動障害などに適用される軟口蓋挙上子型，硬軟口蓋の破裂あるいは実質欠損をほとんど全域にわたり補填する栓塞型などがある．挙上子型の装置は基本的には構音障害に適用され，嚥下障害には効果が低い．挙上子や栓塞部の形態を付与する際には，咽頭後壁と咽頭側壁の動きを妨げないよう配慮する．

## 2）下顎領域の顎補綴装置

### （1）病態に応じた適用法

下顎領域腫瘍の術後患者に対する補綴歯科治療においては，術前に嚥下障害の有無とその程度を検査して治療計画を立案する（**図8**）．嚥下障害がある場合は，最初から機能回復の目標を咀嚼に設定するのではなく，舌接触補助床（palatal augmentation prosthesis；PAP）を

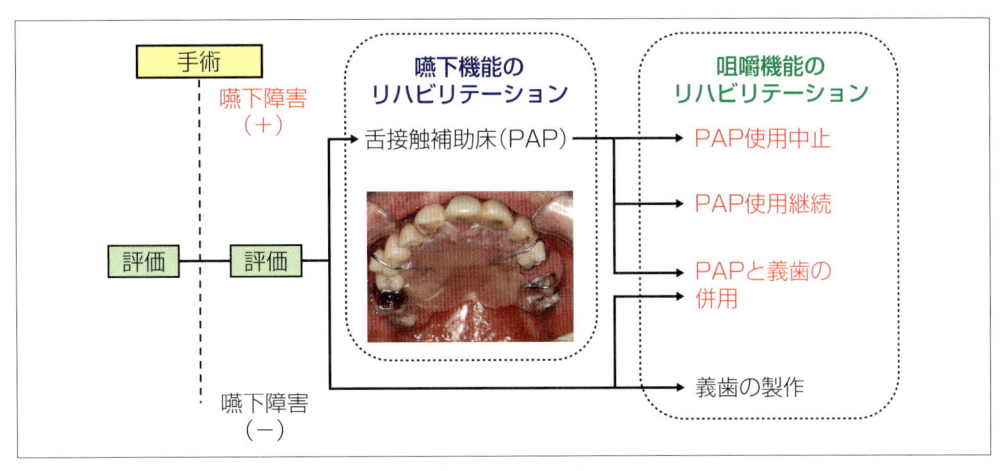

**図8**　下顎領域腫瘍の術後患者の機能障害と補綴歯科治療計画の流れ

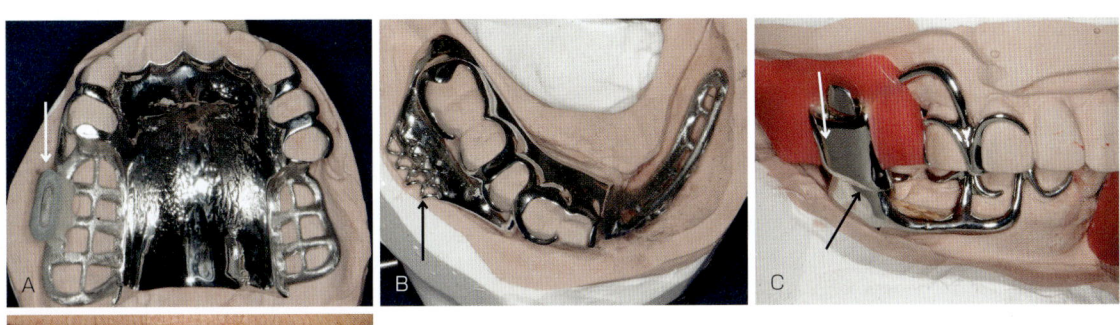

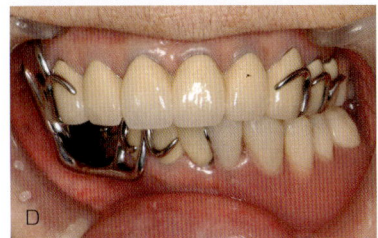

**図9**　咬合滑面板
A：上顎フレームワークの頬側部（白矢印）に鞘を設置.
B：下顎フレームワークの頬側部（黒矢印）に突起を設置.
C：咬合器上で鞘と突起を嵌合させた状態.
D：完成した装置を口腔内に装着した状態. 下顎の偏位を可及的に修正した状態で開閉口が可能となっている.

装着して舌運動訓練を併用しながら，まずは嚥下機能のリハビリテーションを行い，舌の可動性が向上した段階で咀嚼機能回復のための下顎顎義歯を製作する. このとき，顎義歯の装着によって嚥下時の顎間距離が増加し，舌と口蓋との接触圧が低下して嚥下障害が顕在化する場合があるので，咬合高径の設定に注意するとともにPAPと下顎顎義歯の併用についても考慮する.

　下顎骨区域切除後の非再建症例では，残存下顎骨が手術後の瘢痕収縮により偏位し，残存歯同士の咬合接触が失われてしまうことがある. このような残存下顎骨の偏位を防止するため，咬合滑面板（**図9**）を上下顎に装着して一定期間機能訓練を行う. 同様の目的で，咬合時に下顎を咬頭嵌合位に導くように設けた上顎補綴装置の口蓋側に付与する偏位防止板をオ

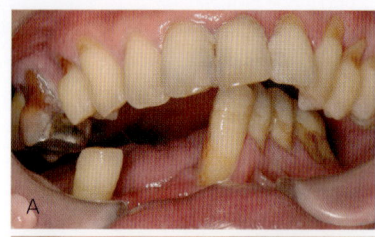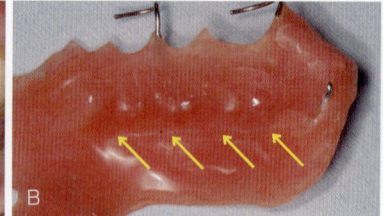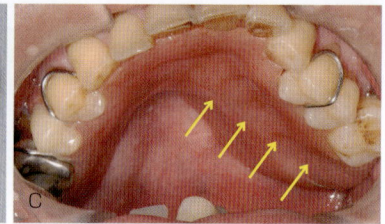
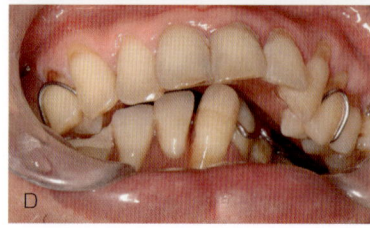

**図 10**　下顎右側区域切除後の非再建症例（オクルーザルランプを設置した）
A：下顎は右側へ偏位している.
B：下顎残存歯を左側に誘導するオクルーザルランプ（矢印）を上顎義歯の口蓋部に設ける.
C：上顎義歯装着時（矢印がオクルーザルランプ）.
D：咬合時（下顎歯列は義歯床口蓋部のオクルーザルランプに噛み込んでいる）.

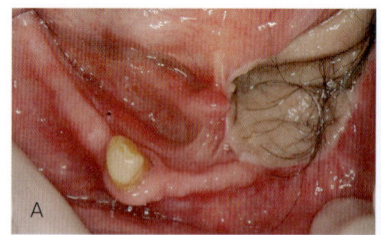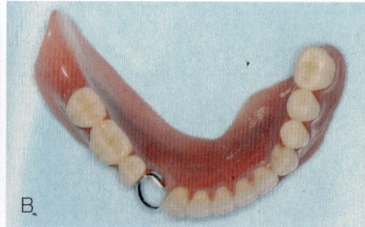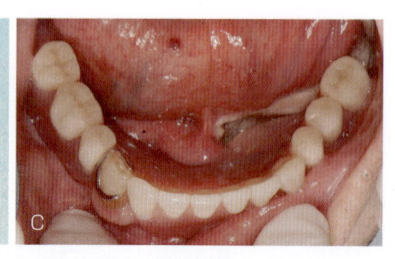

**図 11**　支持組織の形態を考慮した下顎顎義歯
A：可動性の高い皮弁で再建された症例.　B：皮弁を避けた床の設計.　C：装着時（咬合面観）.

クルーザルランプという.　骨区域切除非再建陳旧症例で下顎閉口位の復元が困難な場合は,　上顎にオクルーザルランプを付与したプレートを装着することにより咬合支持を回復する（**図 10**）.

### (2)　下顎顎義歯の特徴

　下顎欠損症例に対する顎義歯は,　構造的には通常の下顎義歯とほとんど同じである.　しかし,　顎義歯の維持・安定性を低下させる要素が多く存在するため,　術前にそれらを十分に把握し,　より注意深い設計と製作が求められる.　とくに,　義歯床で被覆し咀嚼圧を負担させる範囲と床縁の設定位置には細心の注意を要する.　下顎骨辺縁切除症例や自家骨による再建症例では,　粘膜の被圧変位性が少ない場合,　咀嚼圧に対する支持はある程度期待できる.　しかし,　区域切除や半側切除された後にプレートによる再建が行われている場合は,　咬合圧や咀嚼圧を欠損部で負担することはできない.

　また,　移植皮弁は被圧変位性が大きいため補綴装置は動揺しやすく,　支持組織としては不利である.　したがって,　残存歯を最大限に利用して顎義歯の支持・把持・維持を図るとともに,　残存舌や頬部の動きを妨げないようにできるだけニュートラルゾーンに人工歯を排列し,　さらに支台装置と義歯床を連結する（**図 11**）.

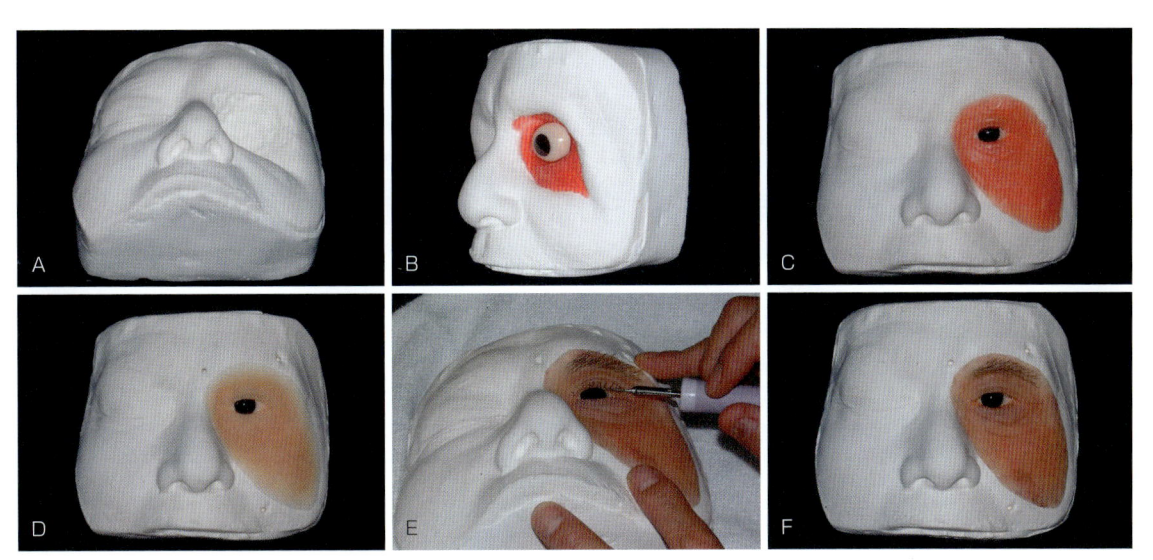

**図 12**　エピテーゼの製作過程
A：顔面印象により製作した顔面模型（左側上・中顔面欠損）．B：眼窩内における義眼の位置づけ．
C：眼窩周囲欠損部のワックスパターン．D：シリコーン重合後，トリミングを行った状態．E：眉毛ならびに睫毛の植毛．
F：外部着色，表面処理を行って完成したエピテーゼ．（山口能正歯科技工士のご厚意による）

### 3）顔面補綴装置

　顔面欠損患者に対する補綴装置をエピテーゼ（epithesis, facial prosthesis, **図 12**）という．エピテーゼの製作材料として，現在はシリコーン系材料が用いられ，製作にあたる専門職種をアナプラストロジスト（anaplastologist）という．エピテーゼには形態的にも色彩的にも高い審美性とともに確実な維持が求められ，専用の接着材の利用，マグネットによる顎義歯との結合，眼鏡などの口腔外維持装置の応用，解剖学的アンダーカットの利用などの方法がとられる．欧米では，頭蓋骨や顔面骨に埋入されたインプラント体を維持源として利用して高い効果をあげている．

　エピテーゼを製作するための顔面印象は可動性の高い皮膚が対象となるため，体位，表情に注意を払い，できるだけ可動性の少ない部分まで印象域を広げて採得する．義眼を含むエピテーゼの場合，試適時に顔面上で視線の方向が不自然にならないように義眼の位置や角度を慎重に調整する．

# 第33章 要支援・要介護高齢者に対する局部床義歯（部分床義歯）補綴

**学修の目標**

1　要支援・要介護高齢者について説明できる.
2　局部床義歯（部分床義歯）治療の課題とその対応を説明できる.
3　舌接触補助床について説明できる.

## I ── 要支援・要介護高齢者とは

　世界に類をみない速さで高齢化が進む日本では，人生100年といわれる時代を迎えている．**図1**は，全国から無作為に抽出された約6,000名の高齢者の生活を20数年間，追跡調査し，その自立度の変化パターンを示したグラフである．風呂に入る，電話をかける，電車やバスに乗って出かけるといった日常生活の動作を，他者や器具の助けなしでできる「自立度」の加齢に伴う変化パターンを男女別に示している．男性では3つのパターンがみられ，2割の男性は70歳になる前に健康を損ねて死亡するか，重度の介護が必要となっている．80〜90歳まで自立を維持する人が1割，大多数の7割は75歳ごろまでは元気だが，徐々に自立度が低下していく．一方，女性では9割が70代半ばから徐々に衰えていく．

　このように，男女ともに多くの

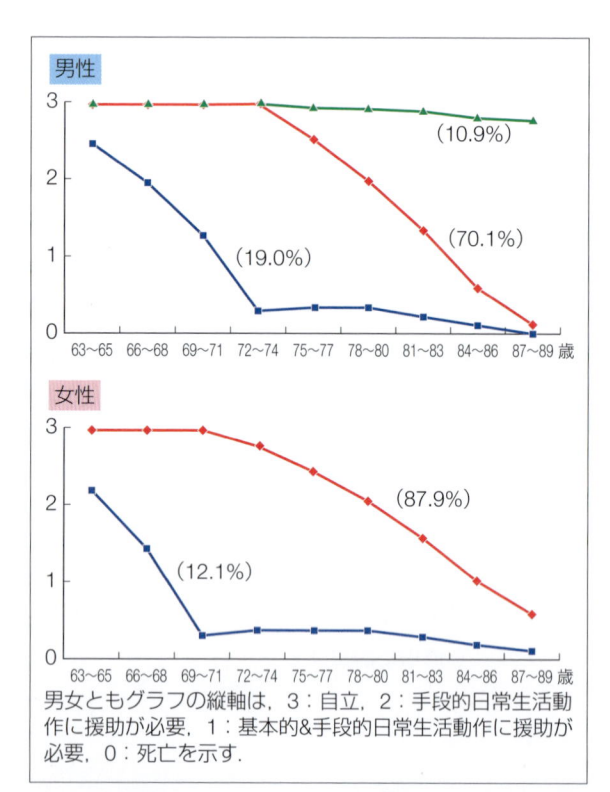

男女ともグラフの縦軸は，3：自立，2：手段的日常生活動作に援助が必要，1：基本的&手段的日常生活動作に援助が必要，0：死亡を示す．

**図1**　自立度の変化パターン──全国高齢者20年の追跡調査（秋山弘子，2010.）
赤：70歳代半ばから徐々に自立度が低下する群．
青：70歳代前半で健康を損ねて死亡するか重度の介護が必要になる群．
緑：80〜90歳代まで自立を維持する群．

高齢者は 70 代半ばぐらいから少しずつ衰え始め，日常生活に支援が必要であったり（要支援），寝たきりや認知症などで常に介護を必要とする状態（要介護）になる．要支援・要介護高齢者の尊厳ある自立した生活に食生活は欠かせないものであり，歯科医療，とりわけ義歯治療の果たす役割は大きい．しかしながら，これまでの義歯治療は要支援・要介護高齢者について十分には想定されておらず，さまざまな問題に直面している現状がある．

## Ⅱ — 要支援・要介護高齢者に対する局部床義歯の問題

　局部床義歯（部分床義歯）では，設計段階で義歯の着脱方向を決定する．この際，義歯の着脱は両手で行うことを基本としているが，要支援・要介護状態になる最大の原因ともいえる脳卒中では主な症状に片麻痺（一側のみ上下肢が麻痺する）があり，患者は両手で安定して義歯を着脱することが難しくなる．脳卒中だけでなく，高齢になると手指の力が弱くなったり，細かい作業が難しくなる場合もあり，また認知症やリウマチなどの疾患でうまく義歯が取り扱えなくなる場合もある（図 2, 3）．

　さらに，より多くの高齢者が要支援・要介護状態となる原因である筋力低下では，上肢をしっかりと持ち上げておくことが難しく，指先の力もなくなったりすることから，義歯の着脱が困難となる場合がある．この原因として「サルコペニア」があり，加齢や疾患に伴う活動低下や低栄養による全身性の骨格筋量および骨格筋力の低下を特徴とする．

　入院に伴う安静や絶食がサルコペニアを招く場合もある．義歯を外したままの状態が継続したり，低栄養を招く可能性もある．このように要支援・要介護高齢者の義歯治療では，栄養摂取として口から食べる意義を強く認識しておく必要がある．また，要支援・要介護の直接的な原因ではないものの，疾患やそれに対する治療で義歯の着脱が困難になる場面もある．たとえば，抗がん薬治療を受けている患者では，副作用の一つとして爪が変形したり薄くなってはがれやすいことがあり，これがスムーズな義歯の着脱を妨げる．このように，要支援・要介護高齢者に装着する局部床義歯では着脱に問題が生じることがあるので義歯の設計を十分に考慮する．

## Ⅲ — 要支援・要介護高齢者に対する局部床義歯治療

　介護予防の基本は，自分でできることは自分で行うことにある．したがって，局部床義歯の着脱も可能な限り自分でできることが望ましい．そのためには，義歯の維持力を考慮しつつ支持と把持を高めることが重要となる．維持力を弱める方法は，クラスプの数を必要最小限にすることである．要支援・要介護高齢者では，咀嚼筋の筋力低下や咀嚼運動の巧緻性の低下が認められることも多く，咀嚼時に側方運動による力があまりかからない場合にはクラスプの維持力を小さくし，支持だけにする設計を検討する．

　義歯の着脱方向は，上顎では残存歯の歯軸方向に沿わせて片手でも外しやすいようにしておく（図 4）．下顎では基本的に着脱方向を咬合平面と垂直とし，場合によっては閉口運動を装着に利用する．さらに，クラスプや床縁に指や爪をかけやすい形態とし，着脱時に義歯に

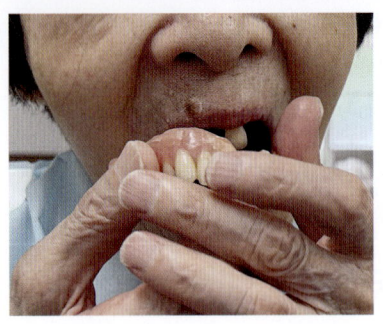

**図2** 認知症患者の義歯の着脱
とくにアルツハイマー型認知症患者では，空間認識障害により義歯の着脱など簡単な操作が困難になる．

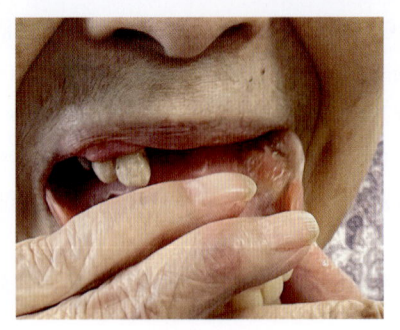

**図3** リウマチ患者の義歯の着脱①
リウマチ患者では手指のこわばりや変形に伴い，義歯の着脱が困難になる．

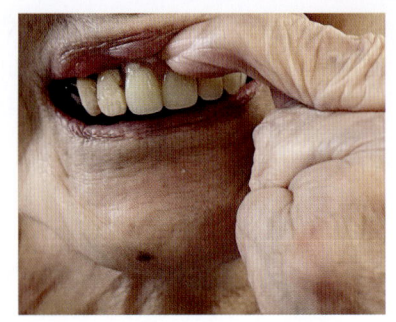

**図4** リウマチ患者の義歯の着脱②
細やかな動作の可能な左側示指にて義歯を着脱してもらうよう，義歯設計に配慮した．

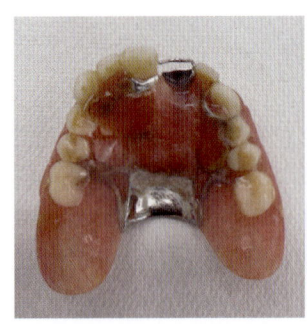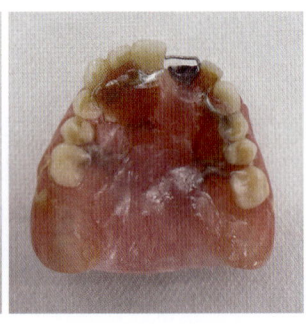

**図5** 義歯の改変
A：繰り返し修理が行われ，口蓋後方部は開放してある．
B：維持力が低下し，開放されていた口蓋後方部を被覆した形態へ改変した．

力をかけやすくすることも大切である．また患者本人だけでなく，将来的には介助者が義歯を脱着したり清掃を行うようになることも想定し，義歯の設計を考えるべきである．

　要支援・要介護高齢者では外来通院による歯科診療が困難な場合もあり，訪問診療が行われる．地域包括ケアシステムのもと，歯科訪問診療の充実も叫ばれている．しかしながら訪問診療の現場は生活の場であり，外来診療の環境よりも安全レベルや衛生レベルが低い．したがって，訪問診療で局部床義歯を製作する場合，切削器具を用いてレストシートを形成することが困難な場面もある．そこで，レストシート形成にかかわる治療時のみ診療室へ搬送し，その後の治療は訪問で行うことを考える．

　また，義歯の安定性を高めるため床面積を可能な限り広くする．上顎の床を馬蹄形にしたり，パラタルバーにして口蓋部を覆わないことで口腔感覚に優れるとされるが，高齢者では口腔感覚が低下している場合も多く，口蓋を覆うことによる違和感や不快感は生じにくい．馬蹄形やパラタルバーを用いた口蓋形態で義歯の安定が不足する場合，まずは口蓋部を被覆し，使用が難しければ後縁の形態を調整していく方法も考える．

　義歯を改変した症例を示す（**図5**）．要介護状態になる前に製作した義歯であったがADL（日常生活動作）の低下が進行し，口腔衛生管理も不十分となって支台歯となっていた前歯部の残存歯も抜歯せざるをえなくなった．義歯が外れないように口の開け方を患者が工夫したり，舌で押さえたりしているからこそなんとか義歯が機能しているような状態であった．しかしながら，要支援・要介護状態が進行するとこの義歯も使用できなくなる．

本症例の場合，重度の歯周病で抜歯せざるをえない歯を抜歯し，増歯やクラスプ追補を行ったうえで，パラタルバーより後端を姑息的に追補した．その後，修理した義歯を使用してもらいながら，義歯を再製した．要支援・要介護高齢者では健常者と同様のプラークコントロールやリコール・メインテナンスを期待することは困難であり，衛生管理も含めて検討することも超高齢社会における局部床義歯補綴学の使命である．さらに，後述のように要支援・要介護高齢者の摂食嚥下障害の改善においては義歯の設計が鍵となる．

## Ⅳ　摂食嚥下障害と舌接触補助床

摂食嚥下障害とは，口から食べる機能の障害である．広義では歯を失って硬いものが食べられなくなることも摂食嚥下障害であるが，歯があっても咀嚼や嚥下といった動作できなければ，やはり食べられなくなる．食べられないことで低栄養を引き起こしたり，食物を誤って気管へ送ってしまう「誤嚥」を生じさせ，肺炎を引き起こしたりする．摂食嚥下障害の原因として最も多いのは脳卒中であるが，高齢者においては基礎疾患に加えて加齢による筋力低下（サルコペニア）や予備能力の低下から摂食嚥下障害を発症する場合も多い．

このようなサルコペニアに伴う摂食嚥下障害は，舌の筋量ならびに筋力低下によるところが大きい．舌が痩せると口腔内容積が広くなり，舌と口蓋との間が広がってしまう．舌は口蓋と接することで食塊形成や食塊の咽頭への送り込みを担っており，舌が痩せることで送り込めなかった食物が口腔や咽頭へ残留したり，空隙を埋めるために一口量が増えて詰め込むような食べ方になってしまう．

そこで，舌と口蓋の接触を補うために上顎の口蓋部を厚くした義歯が舌接触補助床（palatal augmentation prosthesis；PAP，図6）である．舌接触補助床は主に舌がんによる舌切除症例で用いられてきた（第32章参照）が，脳卒中やサルコペニアなどによる摂食嚥下障害の患者でもその有用性が報告されている．したがって，高齢者の義歯治療では，このような口腔機能の変化に対応できるような設計にしておくことも重要である．たとえば，上顎の前歯部欠損の義歯であってもあらかじめ口蓋を覆ったような設計にしておくことで舌接触補助床への改変がより簡単にできるようになる．

## Ⅴ　予後を見据えた局部床義歯治療

上顎義歯では口蓋部を被覆した設計を基本とする．下顎義歯ではリンガルバーではなく，図7で示したようなレジン床による設計を基本とする．これらは，先に述べた舌接触補助床への改変はもちろん，残存歯の新たな欠損にベッドサイドなどで対応するためのものである．

日常生活に制限のない期間（健康寿命）は，2019年時点で男性が72.68年，女性が75.38年となっており，それぞれ2010年と比べて延びている（男性＋2.26年，女性＋1.16年）．さらに，同期間における健康寿命の延びは，平均寿命の延びを上回っている（男性＋0.40年，女性＋0.67年）．国民の健康づくりの一層の推進を図り，平均寿命の延び以上に健康寿命を延ばす（不健康な状態になる時点を遅らせる）ことは，個人の生活の質の低下を防ぐ観点か

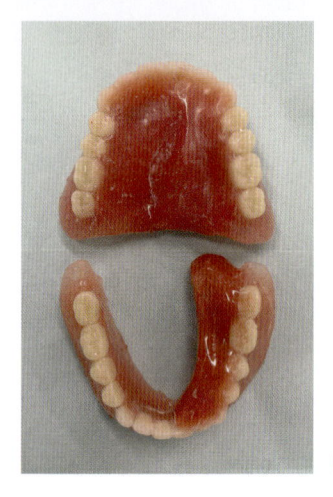

**図6** 舌接触補助床

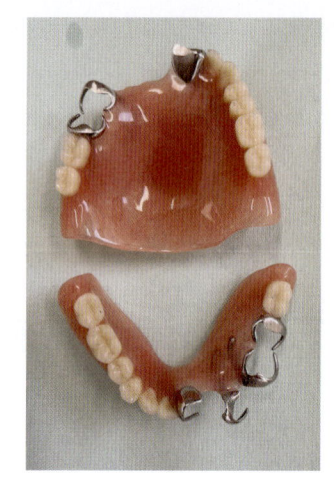

**図7** 要支援・要介護高齢者に対する基本的な局部床義歯
レジン床による設計が基本である.

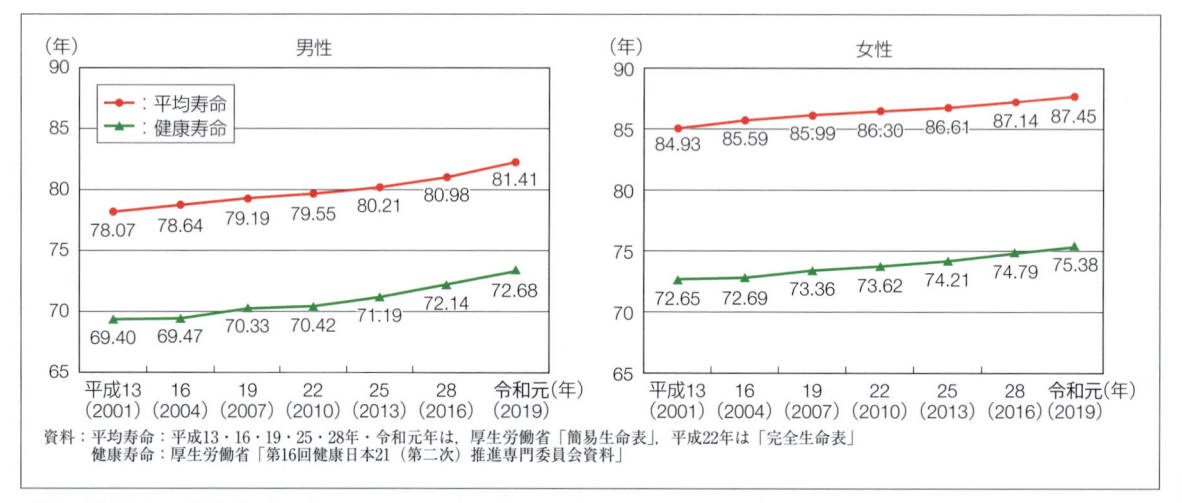

資料：平均寿命：平成13・16・19・25・28年・令和元年は，厚生労働省「簡易生命表」，平成22年は「完全生命表」
　　　健康寿命：厚生労働省「第16回健康日本21（第二次）推進専門委員会資料」

**図8** 平均寿命と健康寿命の推移（令和5年版高齢社会白書，2023）

らも，社会的負担を軽減する観点からも重要である（**図8**）．同時に，現状ではある程度の不健康な期間があることを見越した治療計画が求められることも事実である．

　歯列の部分欠損を有する要支援・要介護高齢者に対し，介護を要する期間中にも義歯を使用しながら生活を送ってもらうためには，修理やリラインのしやすい義歯をあらかじめ設計しておくことや，予後の予測が不良な残存歯を健康なうちにどのように処置しておくかといった計画も求められてくる．患者の意思決定能力の低下にも備えておく必要があり，みずからが希望する医療・ケアを受けるために大切にしていることや望んでいること，どこでどのような医療・ケアを望むかを自分自身で前もって考え，周囲の信頼する人たちと話し合い共有しておくことが大切である．このようなことを医療・ケアチームなどと繰り返し話し合い，それを共有する「アドバンス・ケア・プランニング（ACP）」の取り組みについても，より一層理解する必要がある．

## 参考文献

**第1章**

1) 中山建夫：歯科臨床研究の推進　日本歯学系学会協議会第4回シンポジウムプロシーディング「歯科における臨床疫学研究の推進に向けて」. 2010, 4-20.
2) Fröhlich E et al 著, 藍 稔 訳：欠損歯列の補綴―診断と治療計画. クインテッセンス出版, 東京, 1980.
3) 三谷春保：局部床義歯の現状と将来. 日本歯科評論. 1976；406：31-35, 407：47-52, 408：93-97.
4) 三谷春保 ほか編：咬合に関する社会の認識と歯学の進歩. クインテッセンス出版, 東京, 1994.
5) 小林義典 ほか：咬合と全身の機能との関係. 日歯技誌. 2002；23：15.
6) 赤川安正 ほか編：よくわかる口腔インプラント学, 第4版. 医歯薬出版, 東京, 2023.
7) 平沼謙二 編：生命科学における咬合. 第16期日本学術会議, 咬合学研連シンポジウム記録, 1997.
8) 松尾悦郎, 大木一三 編：最新歯科医学知識の整理補綴科各論／部分床義歯. 医歯薬出版, 東京, 1990.
9) 浅井 賢：インフォームド・コンセント実践学 より良き「医師―患者」関係のすすめ. メジカルビュー社, 東京, 1997.
10) 江藤一洋：歯の健康学. 岩波書店, 東京, 2004.
11) 田村清美 ほか編：歯科医療倫理学, 医歯薬出版, 東京, 2023.

**第2章**

1) 岡本清纓：米欧歯科事情. 医歯薬出版, 東京, 1964.
2) 中川米造：世界の医学教育. 医歯薬出版, 東京, 1970.
3) 中川米造：医学をみる眼. 日本放送協会, 東京, 1971.
4) Bowers JZ 編, 鈴木淳一 ほか監修：新しい世界の医科大学. 医歯薬出版, 東京, 1971.
5) 藤森聞一：欧米諸国の医学教育改革. 医歯薬出版, 東京, 1972.
6) 小林義典 ほか：咬合と全身の機能との関係. 日歯技誌. 2002；23：15.
7) 白数美輝雄：岐路に立つ歯科大学. 金剛出版, 東京, 1973.
8) 赤川安正 ほか：インプラント補綴治療における機能評価. 補綴臨床. 2000；33：480-485.
9) Mitani H et al：The jaw muscle activities during mastication and its relationship to periodontal afferents.(Kubota K et al：Jaw Position and Jaw Movement.) Veb Verlag Volk und Gesundheit, Berlin, 1980.
10) 和田 努：大学歯学部…その人脈と名医たち. 日新報道, 東京, 1986.
11) Yoshikawa M et al：Influence of aging and denture use on liquid swallowing in healthy dentulous and edentulous older people. *J Am Geriatr Soc*. 2006；54：444-449.
12) Kanehisa Y et al：Body weight and serum albumin change after prosthodontic treatment among insti-tutionalized elderly in a long-term care geriatric hospital. *Community Dent Oral Epidemiol*. 2009；37：534-538.
13) 笛木賢治 ほか：部分床義歯のデジタル化に関する文献レビュー. 日補綴会誌. 2022；14：17-24.
14) 田坂彰規 ほか：デジタルデンティストリーのパーシャルデンチャーへの応用―研究・臨床・教育での試み―. 日補綴会誌. 2022；14：10-16.

**第3章**

1) 浅井 賢：インフォームド・コンセント実践学 より良き「医師―患者」関係のすすめ. メジカルビュー社, 東京, 1997.
2) Boucher LJ et al：Treatment of partially edenturous patients. CV Mosby, St. Louis, 1982.
3) Sackett LD et al 著, 久繁哲徳 監訳：根拠に基づく医療―EBMの実践と教育の方法. オーシーシー・ジャパン, 東京, 1999.
4) 覚道幸男：床義歯の生理学. 学建書院, 東京, 1976.
5) McCracken WL：Partial denture construction, 2nd ed. Mosby, St. Louis, 1964.

**第4章**

1) 日本顎関節学会 編：新編 顎関節症, 第3版. 永末書店, 京都, 2024.
2) 長谷川成男 ほか監修：臨床咬合学事典. 医歯薬出版, 東京, 1997.
3) 岩田幸一 ほか編著：基礎歯科生理学, 第7版. 医歯薬出版, 東京, 2020.
4) Bennett W：The Bennett movement. *Bull Acad Gen Dent*. 1965；25-27.
5) Posselt U：Physiology of Occlusion and Rehabilita-tion. Blackwell Scientific Pub, Oxford, 1962.
6) Zarb G ほか編著, 田中久敏 ほか監訳：バウチャー無歯顎患者の補綴治療, 第12版. 医歯薬出版, 東京, 2008.
7) 向井美惠 ほか編著：新版 歯学生のための摂食・嚥下リハビリテーション学. 医歯薬出版, 東京, 2019.
8) Beresin VE ほか著, 柳田尚三 ほか訳：ニュートラルゾーン総義歯学. 医歯薬出版, 東京, 1976.

**第5章**

1) Gerber A：Okkulusionsgestaltung in der totalpro-thetik. *Saarl Arztebl*. 1971；6：1-8.
2) Ramfjord S et al 著, 覚道幸男 ほか訳：オクルージョン, 咬合治療の理論と臨床, 第3版. 医歯薬出版, 東京, 1986.
3) 小林義典：高齢者におけるフル・デンチャーの咬合. 歯科ジャーナル. 1989；30：577-597.
4) 石岡 靖 ほか編：顎口腔機能分析の基礎とその応用. デンタルダイヤモンド社, 東京, 1991.
5) 長谷川成男 ほか監修：臨床咬合学事典. 医歯薬出版, 東京, 1997.
6) Okeson JP 編, 藤井弘之 ほか監訳：口腔顎顔面痛の最新ガイドライン. クインテッセンス出版, 東京, 1997.
7) 保母須弥也 編：新編咬合学事典. クインテッセンス出版, 東京, 1998.

8) 日本顎口腔機能学会 編：よくわかる顎口腔機能. 医歯薬出版, 東京, 2005.
9) 日本顎関節学会 編：顎関節症治療の指針 2020.
10) 日本顎関節学会 編：顎関節症初期治療診療ガイドライン 2023 改訂.

### 第6章
1) Gerber A：Okkulusionsgestaltung in der Totalprothetik. *Saarl Arztebl*. 1971；6：1-8.
2) Ramfjord S et al 著, 覚道幸男 ほか訳：オクルージョン, 咬合治療の理論と臨床, 第3版. 医歯薬出版, 東京, 1986.
3) 小林義典：高齢者におけるフル・デンチャーの咬合. 歯科ジャーナル. 1989；30：577-597.
4) Shiga H et al：Relationship between pattern of masticatory path and state of lateral occlusal contact. *J Oral Rehabil*. 2009；36：250-256.

### 第7章
1) 保母須弥也 編：咬合学事典. 書林, 東京, 1978.
2) 長谷川成男：咬合学序説. 医歯薬出版, 東京, 1988.
3) 長谷川成男 ほか監修：臨床咬合学事典. 医歯薬出版, 東京, 1997.
4) 全国歯科技工士教育協議会 編：顎口腔機能学. 医歯薬出版, 東京, 2016.
5) 志賀 博：下顎運動の記録. 市川哲雄 ほか編：無歯顎補綴治療学, 第4版. 医歯薬出版, 東京, 2022, 180-186.
6) 服部佳功：咬合器. 市川哲雄 ほか編：無歯顎補綴治療学, 第4版. 医歯薬出版, 東京, 2022, 187-196.

### 第8章
1) 令和4年歯科疾患実態調査結果の概要. https://www.mhlw.go.jp/content/10804000/001112405.pdf

### 第9章
1) Miller EL 著, 三谷春保 ほか訳：可撤性局部床義歯学. 医歯薬出版, 東京, 1975.
2) Frlölich E ほか著, 藍 稔 訳：欠損歯列の補綴. クインテッセンス出版, 東京, 1980.
3) 矢谷博文 ほか編：クラウンブリッジ補綴学, 第6版. 医歯薬出版, 東京, 2021.
4) 赤川安正 ほか編：よくわかる口腔インプラント学, 第4版. 医歯薬出版, 東京, 2023.

### 第10章
1) Kennedy E：Partial denture construction. Dental items of interestp pub, New York, 1928.
2) Eichner K：Über eine gruppeneinteilung der lückengebisse für die prothetik. *Dtsch zahnärztl Z*. 1955；10：1831.
3) 市川哲雄 ほか：補綴装置および歯の延命のために Part 6 ―力のコントロール― 力を受ける生体側の観点. 日補綴会誌. 2015；7：357-362.

### 第11章
1) 藍 稔 編：スタンダード部分床義歯補綴学, 第2版. 学建書院, 東京, 2010.
2) Phoenix RD et al：Stewart's clinical removable partial prosthodontics, 4th ed. Quintessence Pub, Chicago, 2008.
3) Kydd WL et al：The biologic and mechanical effects of stress on oral mucosa. *J Prosthet Dent*. 1982；47：317-329.
4) 三浦宏之：機能時における歯の動態に関する診査・診断. 補綴誌. 2002；46：1-11.
5) 市川哲雄 ほか：補綴装置および歯の延命のために Part 6 ―力のコントロール― 力を受ける生体側の観点. 日補綴会誌. 2015；7：357-362.
6) 高見沢 忠：健常永久歯の相対咬合力および個歯咬合力に関する研究. 補綴誌. 1965；9：217-236.
7) 小田 茂 ほか：歯根表面積に関する研究 第一報. 測定方法と歯根表面積. 日歯周誌. 1982；24：285-292.
8) 小出 馨 ほか編：歯科技工別冊 クリニカル・クラスプデンチャー. 医歯薬出版, 東京, 2004.
9) 野首孝祠 ほか：現代のパーシャルデンチャー. クインテッセンス出版, 東京, 2000.
10) Steffel VL：Fundamental principals involved in partial denture design. *J Am Dent Assoc*. 1951；42：534-544.
11) Korber KH 著, 田端恒雄 ほか訳：ケルバーの補綴学 第2巻. クインテッセンス出版, 東京, 1984, 262.
12) Rehm H et al：Biophysikalischer beitrag zur problematik starr abgestutzter freiendprothesen. *Dtsch Zahnärztl Z*. 1962；17：963-975.

### 第12章
1) 大久保力廣 ほか編：パーシャルデンチャーテクニック, 第6版. 医歯薬出版, 東京, 2021.
2) 野首孝祠 ほか編著：新版現代のパーシャルデンチャー. クインテッセンス出版, 東京, 2008.

### 第13章
1) 藍 稔 ほか編：スタンダードパーシャルデンチャー補綴学, 第3版. 学建書院, 東京, 2016.
2) 芝 燁彦 ほか：部分床義歯学入門. 医学情報社, 東京, 2007.

### 第14章
1) Frush JP et al：Introduction to dentogenic restorations. *J Prosthet Dent*. 1955；5：586-595.
2) Frush JP et al：The age factor in dentogenics. *J Prosthet Dent*. 1957；7：3-13.
3) Frush JP et al：How dentogenic restorations interpret the sex factor. *J Prosthet Dent*. 1956；6：160-172.
4) Frush JP et al：How dentogenics interprets the personality factor. *J Prosthet Dent*. 1956；6：441-449.

**第15章**

1) Weed LL：Medical records that guide and teach. *N Engl J Med.* 1968；278：593-600.

2) Weed LL：Medical records, medical education and patient care：The problem-oriented medical record as a basic tool. Press of Case Western Reserve University, Cleveland, 1970.

**第16章**

1) Renner RP et al：Removable partial dentures. Quintessence Pub, Chicago, 1987.

2) Kratochvil FJ：Partial removable prosthodontics. WB Saunders co., Philadelphia, 1988.

3) Carr AB et al：McCracken's removable partial prosthodontics, 11th ed. Elsevier Mosby, St. Louis, 2005.

4) Phoenix RD et al：Stewart's clinical removable partial prosthodontics, 4th ed. Quintessence Pub, Chicago, 2008.

**第17章**

1) Swenson MG et al：Partial dentures. Mosby, St. Louis, 1959.

2) 都留宏道 ほか訳：オズボーンパーシャルデンチャー．医歯薬出版，東京，1973．

3) Grasso JE et al：Removable partial prosthodontics, 3rd ed. Mosby, St. Louis, 1991.

4) Carr AB et al：McCracken's removable partial prosthodontics, 11th ed. Elsevier Mosby, St. Louis, 2005.

**第18章**

1) Carr AB et al：McCracken's removable partial prosthodontics, 13th ed. Elsevier, St. Louis, 2016.

2) Phoenix RD et al：Stewart's clinical removable partial prosthodontics, 4th ed. Quintessence Pub, Chicago, 2008.

**第19章**

1) 宮崎 隆 ほか編：臨床歯科理工学．医歯薬出版，東京，2006．

2) 小倉英夫 ほか編：コア歯科理工学．医歯薬出版，東京，2008．

3) 中嶌 裕 ほか編：スタンダード歯科理工学，第7版．学建書院，東京，2023．

**第20章**

1) Jagger R：咬合器とスタディモデルの評価．Klineberg I et al 編著，菅野太郎 監訳：オクルージョン＆クリニカルプラクティス．医歯薬出版，東京，2007，69-79．

2) Zarb G et al 編著，田中久敏 ほか監訳：バウチャー 無歯顎患者の補綴治療，原著第12版．医歯薬出版，東京，2008，274-279．

3) 細井紀雄 ほか編：コンプリートデンチャーテクニック，第5版．医歯薬出版，東京，2004，73-91．

4) 古谷野 潔 ほか：入門咬合学．医歯薬出版，東京，2005．

5) 古谷野 潔 ほか編：歯科技工別冊 目で見る咬合の基礎知識．医歯薬出版，東京，2002．

6) 河野正司：下顎運動の記録と咬合器装着．細井紀雄 ほか編：無歯顎補綴治療学，第1版．医歯薬出版，東京，2004，156-172．

7) 横山正典：口腔内情報のトランスファー．鈴木 尚 ほか編：DENTAL CLINICAL SERIES BASIC 5 小外科手術，はじめてのMTM，補綴物のチェックと調整，口腔内情報のトランスファー，EBM時代の情報整理．医歯薬出版，東京，2003，101-133．

8) 加藤敏明 ほか編：歯科技工別冊 症例から見た咬合器の選び方・使い方．医歯薬出版，東京，1995．

9) 保母須弥也 編：咬合学事典．書林，東京，1978．

**第21章**

1) 藍 稔 ほか編：スタンダードパーシャルデンチャー補綴学，第3版．学建書院，東京，2016，133-150．

2) Stratton RJ et al 著，五十嵐順正 訳：パーシャル・デンチャー設計アルバム．クインテッセンス出版，東京，1989．

3) 五十嵐順正 ほか編：パーシャルデンチャーテクニック，第5版．医歯薬出版，東京，2012，75-88．

4) 旗手 敏 ほか編：カラーアトラス歯科補綴の臨床〔II〕パーシャルデンチャー編．医歯薬出版，東京，1991，41-45．

5) 守川雅男：パーシャルデンチャー その考え方と臨床．クインテッセンス出版，東京，1995．

6) 中沢 勇：部分床義歯学，増補版．永末書店，京都，1981，248-312．

7) 村田比呂司 ほか：義歯調整update．歯界展望．2017；129：444-470．

8) Öwall B：Design of removable partial dentures and dental technician education. *Swed Dent J.* 1974；67：21-32.

9) Graber G et al：Partielle prothetik. Rateitschak KH ed：Farbatlanten der Zahnmedizin. Georg thieme verlag, Stuttgart, New York, 1986.

**第22章**

1) 中嶌 裕 ほか編：スタンダード歯科理工学，第6版．学建書院，東京，2016，173-174．

2) 五十嵐順正 ほか編：パーシャルデンチャーテクニック，第5版．医歯薬出版，東京，2017，101-108．

**第23章**

1) Gysi A：Handbuch der Zahnheilkunde. Urban & Schwarzenberg, Berlin, 1929, 1-171.

2) Brill N et al：The dynamic nature of the lower denture space. *J Prosthet Dent.* 1965；15（3）：401-418.

3) 河邊清治：臨床総義歯学．永末書店，京都，1972，194-328．

4) Beresin VE et al：The neutral zone in complete dentures. *J Prosthet Dent.* 1976；36（4）：356-367.

5) 尾花甚一 ほか編：パーシャルデンチャーの臨床．医歯薬出版，東京，1977，482-504．

6) Carl OB et al 著，松本直之 ほか訳：コンプリート

デンチャー，第7版．医歯薬出版，東京，1981，352-512．

7) Robert PR et al 著，野首孝祠 ほか訳：レンナーとバウチャーの部分床義歯の臨床．クインテッセンス出版，東京，1993，309-322．

8) 市川哲雄 ほか編：無歯顎補綴治療学，第4版．医歯薬出版，東京，2022，219，261．

## 第24章

1) Mcraken 著，橋本京一 訳：マクラッケンパーシャルデンチャー．医歯薬出版，東京，1982，423-432．

2) 松尾悦男 ほか編：標準パーシャルデンチャー．医学書院，東京，1990，147-151．

3) 守川雅男：パーシャルデンチャー その考え方と臨床．クインテッセンス出版，東京，1995，402-419．

4) 藍 稔 編：スタンダード部分床義歯補綴学，第1版．学建書院，東京，2006，204-210．

5) 野首孝祠 ほか編：パーシャルデンチャーテクニック，第4版．医歯薬出版，東京，2006，123-132．

## 第25章

1) Bates JF：Retention of partial dentures. *Br Dent J.* 1980；149：171-174.

2) 日本補綴歯科学会医療問題検討委員会 編：有床義歯咀嚼機能検査の指針，2017．

## 第26章

1) Saito M et al：Complications and failures in removable partial dentures：a clinical evaluation. *J Oral Rehabil.* 2002；29：627-633.

2) 後藤忠正：長期経過からみたパーシャルデンチャー．医歯薬出版，東京，1996，1-9．

3) Ishida K et al：Prognosis of double crown-retained removable dental prostheses compared with clasp-retained removable dental prostheses：a retrospective study. *J Prosthodont Res.* 2017；61：268-275.

4) 佐藤文彦 ほか：可撤性部分床義歯装着が残存歯周組織状態に及ぼす影響．日補綴歯会誌．2009；1：130-138．

5) Yamada R et al：Comparison of the prognosis of the remaining teeth between implant-supported fixed prostheses and removable partial dentures in partially edentulous patients：A retrospective study. *Clin Implant Dent Relat Res.* 2022；24：83-93.

## 第27章

1) 日本補綴歯科学会教育問題検討委員会 編：歯科補綴学教育基準，改訂2006．日補綴歯会誌．2007；51：101-150．

2) 日本補綴歯科学会 編：リラインとリベースのガイドライン．日補綴歯会誌．2007；51：153-181．

## 第28章

1) Zarb G et al 編著，田中久敏 ほか監訳：バウチャー無歯顎患者の補綴治療，原著第12版．医歯薬出版，東京，2008，125-126．

2) Swenson MG：Complete denture, 2nd ed. CV Mosby, St. Louis, 1947, 22-23.

3) 中沢 勇：全部床義歯学．永末書店，京都，1964，97-98．

4) 兒玉直紀：エビデンスに基づいた咬合挙上の実践．デンタルダイヤモンド．2018；43（3）：25-48．

## 第29章

1) Crum RJ et al：Alveolar bone loss in over-dentures：a 5-year study. *J Prosthet Dent.* 1978；40：610-613.

2) Yang TC et al：Effects of different root coping materials for abutment teeth on secondary caries and periodontal conditions：a retrospective study. *Int J Prosthodont.* 2012；25：63-65.

3) Gonda T et al：Effect of reinforcement on overdenture strain. *J Dent Res.* 2007；86（7）：667-671.

4) Gonda T et al：Fracture incidence in mandibular overdentures retained by one or two implants. *J Prosthet Dent.* 2010；103（3）：178-81.

5) 前田芳信 ほか：オーバーデンチャーに対する評価の変遷．日補綴歯会誌．2014；6：223-232．

6) Yang TC et al：Attachment systems for implant overdenture：influence of implant inclination on retentive and lateral forces. *Clin Oral Implants Res.* 2011；22：1315-1319.

7) Gonda T et al：Five-year multicenter study of magnetic attachments used for natural overdenture abutments. *J Oral Rehabil.* 2013；40：258-262.

8) 田中貴信 編：新・磁性アタッチメント．医歯薬出版，東京，2016．

## 第30章

1) 髙田雄京：歯科用磁性アタッチメントの国際標準化を目指して．日磁歯誌．2020；29：20-26．

2) 大川周治：磁性アタッチメントを応用した補綴歯科治療が保険収載される意義について．日磁歯誌．2021；30：1-4．

3) 細井紀雄：磁性アタッチメントの魅力．日磁歯誌．2009；18：1-13．

4) 田中貴信 編：新・磁性アタッチメント．医歯薬出版，東京，2016．

5) 石上友彦：磁性アタッチメントの臨床．口腔保健協会，東京，2017．

6) 日本磁気歯科学会 編：磁性アタッチメントの診療ガイドライン．2018．

7) 大久保力廣：磁性アタッチメントの正しい術式と考え方．日磁歯誌．2022；31：1-6．

8) 大山哲生 ほか：新しく保険導入された磁性アタッチメントの基礎と臨床．日歯医会誌．2022；74（12）：1115-1123．

9) 日本歯科医学会：磁性アタッチメントを支台装置とする有床義歯の診療に対する基本的な考え方．2022．

10) 日本磁気歯科学会：「磁性アタッチメント」研修動画．2022．

11) 田中貴信：磁性アタッチメント．医歯薬出版，東京，1992，165．

## 第31章

1) 武部 純 ほか：クリニカル欠損歯列症例における
パーシャルデンチャーの基本的事項と設計．日歯医
会誌．2017；**70**（8）：636-644．

2) 赤川安正 ほか編：よくわかる口腔インプラント学，
第4版．医歯薬出版，東京，2023，1-25．

3) 大久保力廣 ほか編：パーシャルデンチャーテク
ニック，第6版．医歯薬出版，東京，2021，162-
165．

4) Carr AB et al：McCracken's Removable Partial
Prosthodontics, 13th ed．Elsvier, St. Louis, 2016．

5) Kumar VV et al：Implants in free fibula flap sup-
porting dental rehabilitation—Implant and peri-
implant related outcomes of a randomized clinical
trial. *J Craniomaxillofac Surg*. 2016；**44**（11）：1849-
1858.

6) 日本口腔インプラント学会 編：口腔インプラント
治療指針2020，第3版．医歯薬出版，東京，2020．

7) 赤川安正 ほか編：歯学生のパーシャルデンチャー，
第6版．医歯薬出版，東京，2018，291-297．

8) 日本顎顔面補綴学会 ほか編：顎顔面補綴診療ガイ
ドライン2009年度版．

9) 日本顎顔面補綴学会：顎顔面補綴診療ガイドライン
2019.

10) 市川哲雄 ほか編：無歯顎補綴治療学，第4版．医歯
薬出版，東京，2022，304-310．

11) Brånemark PI et al：Tissue-Integrated Prostheses.
Quintessence Pub, Chicago, 1985.

12) Nogawa T et al：The impact of an additional implant
under the saddle of removable partial dentures in
Kennedy Class Ⅱ edentulism on oral health-
related quality of life and oral function：a case
series report. *Int J Implant Dent*. 2022；**8**（1）：60.

## 第32章

1) 本田公亮 ほか：舌切除後の口腔機能回復における
補綴装置の応用．顎顔面補綴．1996；**19**：110-116．

2) 小野高裕 ほか：上顎部分切除症例に対する早期顎
補綴．顎顔面補綴．1997；**20**：79-88．

3) 熊倉勇美：口腔器官の器質的異常に伴う言語障害．
音声言語医学．1998；**29**：208-211．

4) 日本嚥下障害臨床研究会 編：嚥下障害の臨床/リハ
ビリテーションの考え方と実際．医歯薬出版，東京，

1998.

5) 小野高裕 ほか：補綴治療を行った口腔腫瘍術後患
者の摂食機能に影響を及ぼす因子（第1報）．摂食時
における問題点．顎顔面補綴．1999；**22**：7-17．

6) 小野高裕 ほか：補綴治療を行った口腔腫瘍術後患
者の摂食機能に影響を及ぼす因子（第2報）．食品摂
取能力について．顎顔面補綴．2000；**23**：87-97．

7) 溝尻源太郎 ほか編著：口腔中咽頭癌のリハビリ
テーション．医歯薬出版，東京，2000．

8) 小野高裕 ほか：高齢上顎癌患者のリハビリテー
ションにおけるチームアプローチの一例．顎顔面補
綴．2001；**24**：11-19．

9) 小野高裕 ほか：当科における口腔腫瘍患者に対す
る補綴治療システムの運用に関する検討．顎顔面補
綴．2002；**25**：16-23．

10) 大山喬史ほか編著：顎顔面補綴の臨床．医学情報社，
東京，2006．

11) Ono T et al：Masticatory performance in postmax-
illectomy patients with edentulous maxillae fitted
with obturator prostheses. *Int J Prosthodont*. 2007；
**20**：145-150.

12) 伊谷康弘 ほか：上顎腫瘍術後患者における早期顎
義歯の有効性．顎顔面補綴．2014；**37**：51-59．

13) 城下尚子 ほか：下顎・舌・口底腫瘍術後患者の術後
の嚥下能力の回復に影響を及ぼす因子．顎顔面補
綴．2009；**33**：67-78．

14) 堀 一浩 ほか：顎顔面補綴のノウハウを一般歯科
治療に活かす 周術期口腔機能管理や摂食嚥下機能
療法における顎顔面補綴的ストラテジー．日補綴歯
会誌．2017；**9**：175-180．

15) 小野高裕 ほか監著：成人〜高齢者向け咀嚼機能
アップBOOK．クインテッセンス出版，東京，2018．

## 第33章

1) 秋山弘子：長寿時代の科学と社会の構想．科学．
2010；**80**：59-64．

2) 日本老年歯科医学会 ほか編：摂食・嚥下障害，構音
障害に対する舌接触補助床（PAP）の診療ガイドラ
イン．2020．

3) 荒井秀典：サルコペニアとフレイル．医薬ジャーナ
ル社，大阪，2015．

4) 日本老年歯科医学会学術委員会 編：高齢期におけ
る口腔機能低下．老年歯学．2016；**31**：81-99．

【原著者略歴】

三谷春保

1920年　京都府に生まれる
1941年　大阪歯科医学専門学校卒業
1967年　大阪歯科大学教授
1987年　大阪歯科大学名誉教授

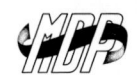

【編者略歴】

志賀博

1979年　同志社大学工学部電子工学科卒業
1986年　日本歯科大学歯学部卒業
1990年　日本歯科大学大学院歯学研究科修了
2004年　日本歯科大学歯学部（現 生命歯学部）教授
2023年　日本歯科大学名誉教授

横山敦郎

1984年　北海道大学歯学部卒業
1988年　北海道大学大学院歯学研究科修了
2005年　北海道大学大学院歯学研究科教授
2017年　北海道大学大学院歯学研究院教授
2024年　北海道大学名誉教授

前川賢治

1994年　岡山大学歯学部卒業
1998年　岡山大学大学院歯学研究科修了
2022年　大阪歯科大学歯学部教授

本書の内容に訂正等があった場合には，弊社ホームページに掲載いたします．
下記 URL，または二次元コードをご利用ください．
URL：https://www.ishiyaku.co.jp/corrigenda/details.aspx?bookcode=456880

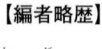

歯学生のパーシャルデンチャー　第7版　ISBN978-4-263-45688-0

1979 年 9 月 25 日　第 1 版第 1 刷発行
1988 年 4 月 10 日　第 2 版第 1 刷発行
1999 年 3 月 25 日　第 3 版第 1 刷発行
2004 年 3 月 20 日　第 4 版第 1 刷発行
2009 年 2 月 10 日　第 5 版第 1 刷発行
2018 年 8 月 10 日　第 6 版第 1 刷発行
2025 年 1 月 20 日　第 7 版第 1 刷発行

原著者　三　谷　春　保
編　者　志　賀　　　博
　　　　横　山　敦　郎
　　　　前　川　賢　治
発行者　白　石　泰　夫
発行所　医歯薬出版株式会社
〒 113-8612　東京都文京区本駒込 1-7-10
TEL.（03）5395-7638（編集）・7630（販売）
FAX.（03）5395-7639（編集）・7633（販売）
https://www.ishiyaku.co.jp/
郵便振替番号　00190-5-13816

乱丁，落丁の際はお取り替えいたします　　　　印刷・三報社印刷／製本・明光社
© Ishiyaku Publishers, Inc., 1979, 2025. Printed in Japan